Les micros-unités informelles de santé au Cameroun

Collection « Études africaines »

dirigée par Denis Pryen et son équipe

Forte de plus de mille titres publiés à ce jour, la collection « Études africaines » fait peau neuve. Elle présentera toujours les essais généraux qui ont fait son succès, mais se déclinera désormais également par séries thématiques : droit, économie, politique, sociologie, etc.

Dernières parutions

Paul JOBIN, *L'archéologie en Côte d'Ivoire. Histoire et fonctionnement de la recherche*, 2018.
Yves-Junior MANZANZA et Justin MONSENEPWO MWAKWAYE (Dir.), *Droit, bonne gouvernance et développement durable, Mélanges en l'honneur du professeur Jean-Michel Kumbu Ki Ngimbi*, 2018.
Patrick WAFEU TOKO, *Le hasard et la nécessité en droit constitutionnel*, 2018.
Ardo M. DIA, *La sécurité et la politique des Etats-Unis d'Afrique*, 2018.
Demindoyee N. Denise KAKO, *Le rôle professionnel des journalistes dans la crise post-électorale de 2010 en Côte d'Ivoire. Les journalistes de la RTI, instigateurs de la crise ou victimes d'un système ?*, 2018.
Pierre LOUEYI, *Système comptable OHADA par l'application, Ouvrage de cours et d'applications pratiques conforme au nouveau programme, Tome 2*, 2018.
Pierre LOUEYI, *Système comptable OHADA par l'application, Ouvrage de cours et d'applications pratiques conforme au nouveau programme, Tome 1*, 2018.
Louis -Roger BICKOUTAH, *Pour une révolution militaro-sociopolitique dans le bassin du Congo. Lettre aux officiers et sous-officiers de nos armées*, 2018.
Amos Yao Sani, *Bénin, investir dans l'avenir, L'impératif d'une éducation innovante*, 2018.
Ahmad TABOYE, *Émergence de la production de la littérature en langue française au Tchad*, 2018.
Kossi FANAGNO, *Essai d'ethnopsychiatrie, Psychiatrie et psychologie avec les traditions des peuples*, 2018.
Dédé WATCHIBA, *Evaluation systémique de la politique publique en matière de lutte contre le sida en RDC*, 2018.
Sidy BA, *Le péril de la pollution sur le fleuve Niger*, 2018.
Bernard-Gustave TABEZI PENE-MAGU, Justin KYANGA ASSUMANI & Augustin ASSANI NZOGU, *Evaluation des enseignants par les étudiants en RD Congo, Est-ce la remise en cause*
de la liberté académique ?, 2017.
Sariette et Paul BATIBONAK (dir.), Marché médiatique de la guérison divine au Cameroun, 2017.

Elvire MENDO

Les micros-unités informelles de santé au Cameroun

L'Harmattan

5-7, rue de l'École-Polytechnique, 75005 Paris

http://www.editions-harmattan.fr

ISBN : 978-2-343-13296-9
EAN : 9782343132969

Remerciements

Cet ouvrage s'appuie sur ma thèse de doctorat, qui a abouti grâce au soutien de plusieurs personnes que je tiens une fois de plus à remercier. Je souhaite d'abord exprimer ma plus vive gratitude à mes directeurs de thèse, M. Bruno Boidin et M. Fondo Sikod, respectivement Maître de conférence/HDR à l'université Lille 1 et Professeur à l'université de Yaoundé 2. Leur rigueur scientifique et leurs qualités humaines ne m'ont pas fait défaut pendant mes années de thèse. Je remercie M. Boidin d'avoir accepté de m'encadrer au sein du laboratoire Clersé. Je le remercie également pour sa bienveillance depuis ma première inscription à l'université Lille 1. Je tiens à remercier également M. Francis Kern, M. Nicolas Vanecloo, M. Francis Koum et M. Georges Kobou pour avoir accepté d'être membre de mon jury de soutenance.

Dans le cadre de la rédaction de ma thèse, j'ai bénéficié de formations méthodologiques et d'un appui financier de l'African Population Health Research Center (APHRC) en partenariat avec le Centre de Recherche et de Développement International (CRDI) - Canada. Ce financement m'a permis de mener mes enquêtes de terrain au Cameroun. Je remercie donc ces organismes. J'adresse également mes remerciements à l'ensemble du corps enseignant de la Faculté des Sciences Economiques et Sociales de l'université Lille 1 et aux membres du Clersé pour leurs remarques constructives lors de mes différentes présentations en séminaire et en collège doctoral. Je remercie également les enseignants de l'université de Yaoundé 2 pour leurs encouragements.

Aussi, j'adresse mes remerciements à mes collègues doctorants pendant la rédaction de ma thèse, en particulier Hermann Donfouet pour ses conseils dans le domaine de l'analyse quantitative en économie. Je n'oublie pas tout le soutien de ma famille et de mes amis, qu'ils trouvent ici toute ma reconnaissance.

« De même que les administrations fonctionneraient de façon satisfaisante s'il n'y avait pas le public, de même les théories économiques seraient relativement faciles à établir sans la présence de cet insupportable gêneur qu'est l'homme. ». **Alfred Sauvy**

Sommaire

Liste des acronymes

ACM : Analyse des Correspondances Multiples
AES-SONEL : Société Nationale d'Electricité du Cameroun
AFRISTAT : Observatoire Economique et Statistique d'Afrique Subsaharienne
AIR : Armée Industrielle de Réserve
AMCs : Advanced Market Commitments
ANIF : Agence Nationale d'Investigation Financière
APD : Aide Publique au Développement
BIT : Bureau International du Travail
BM : Banque Mondiale
C2D : Contrat de Désendettement pour le Développement
CAMTEL MOBILE : Société Camerounaise de Téléphonie Mobile
CDC : Cameroon Development Corporation
CEMAC : Communauté Economique et Monétaire des Etats de l'Afrique centrale CHU : Centre Hospitalier Universitaire
CINPHARM : Cameroun Pharmaceutical Industries Trading
CIST : Conférence Internationale des Statisticiens du Travail
CONAC : Commission Nationale Anti-corruption
CMA : Centre Médical d'Arrondissement
COSA : Comité de Santé
COSADI : Comités de santé du district
CS : Centre de Santé
CSA : Centre de Santé d'Arrondissement
CSI : Centre de Santé Intégré
CSP : Catégorie Socioprofessionnelle
CS-PRO: Census and Survey Processing System
DIE : Droit International de l'Environnement
DIS : Droit International de la Santé
DNS : Droit National de la Santé
DNSI : Direction Nationale de la Statistique et de l'Information du Mali
DPM : Direction de la Pharmacie et du Médicament
DSCE : Document de Stratégie pour la Croissance et l'Emploi
DSRP : Document de Stratégie de Réduction de la Pauvreté
ECAM : Enquête Camerounaise auprès des Ménages
EESI : Enquête sur l'Emploi et le Secteur Informel

ELECAM : Elections Cameroon
FASR : Facilité d'Ajustement Structurelle Renforcée
FCFA : Franc de la Communauté Financière Africaine
FED : Réserve Fédérale des Etats-Unis
FMI: Funds Moneta ire International
GAVI: Global Alliance for Vaccines and Immunization
GHK : Geweke, Hajivassilion et Keane
GIC : Groupement d'Intérêt Collectif
GTZ: Gesellschaft für Technische Zusammenarbeit
HACI: Hope for African Children Initiative
HD : Hôpitaux de District
HEVECAM : Société des Hévéas du Cameroun
IADM : Initiative pour l'Annulation de la Dette Multilatérale
IBE : Infirmier Breveté d'Etat
IW : Institutions de Bretton Woods
IDE : Investissements Directs Etrangers
IDE : Infirmier Diplômé d'Etat
IDH : Indice de Développement Humain
IFFIM : Facilité Internationale de Financement pour la Vaccination
IIA : Hypothèse d'Independence des Etats non Pertinents
INS : Institut National de la Statistique
IPPTE : Initiative Pays Pauvres Très Endettés
ITIE : Initiative de Transparence des Industries Extractives
LM : Logit Multinomial
MAS : Micro-Assurance Santé
MCD : Modèle à Choix Discret
MS : Mutuelle de Santé
MSA : Mutualité sociale agricole
MSP : Ministère de la Santé
MUSI : Micro-Unité de Santé Informelle
NML : Logit Multinomial Emboité
NTIC : Nouvelles Technologies de l'Information et de la Communication
OCDE : Organisation de Coopération et de Développement Economique
OHADA : Organisation pour l'Harmonisation en Afrique du Droit des Affaires
OIT : Organisation Internationale du Travail
OMD : Objectifs du Millénaire pour le Développement

OMS : Organisation Mondiale de la Santé
ONG : Organisme Non Gouvernemental
ONUSIDA : Organisation des Nations-Unies chargée du SIDA
OR : Odds Ratio
PAS : Plan d'Ajustement Structurel
PAS : Programme d'Ajustement Structurel
PED : Pays en Développement
PETS : Enquête sur le suivi des dépenses publiques et la satisfaction des bénéficiaires dans les secteurs de l'éducation et de la santé
PEV : Programme Elargi de Vaccination
PIB : Produit Intérieur Brut
PM : Probit Multinomial
PMA : Paquet Minimum d'activités
PMI : Probit Multinomial Indépendant
PNUD : Programme des Nations Unies pour le Développement
RCA : la République Centrafricaine
RDPC : Rassemblement Démocratique du Peuple Camerounais
REGIFERCAM : la société camerounaise de chemin de fer
RNB : Revenu National Brut
SDF : Social Democratic Front
SDN : Société Des Nations
SIDA : Syndrome d'Immunodéficience Acquis
SNH : Société Nationale des Hydrocarbures du Cameroun
TVA : Taxe sur la Valeur Ajoutée
UDEAC : Union douanière et économique de l'Afrique centrale
UNICEF : Fonds des Nations Unies pour l'Enfance
USD : United States Dollar
VIH : Virus de l'Immunodéficience Humaine
ZD : Zone de Dénombrement

Introduction générale

L'accès universel aux soins de santé reste encore aujourd'hui un idéal à atteindre en Afrique et au Cameroun en particulier. Pourtant, après les indépendances, la plupart des gouvernements africains, conscients des effets des progrès sanitaires sur le développement économique, ont investi considérablement dans ce domaine et ont mis en place la gratuité des soins. L'objectif était de garantir l'accès aux soins à toutes les populations et de permettre leur participation efficace aux activités économiques. Cette ambition a été jumelée avec la déclaration d'Alma Ata initiée par l'Organisation Mondiale de la Santé (OMS) en 1978 qui promouvait l'accès aux soins pour toutes les couches sociales dans le monde. La politique des soins de santé primaire (SSP) appliquée actuellement en Afrique en découle. Son but est d'améliorer les indicateurs de santé et de rendre équitable l'accès aux soins en réduisant les prix.

Le Cameroun a ratifié cette charte d'Alma Ata qui était basée sur un financement et une régulation par l'Etat du système de santé. Mais la crise des économies africaines dans les années 1980 a compromis l'objectif de « santé pour tous » d'Alma Ata. Cette crise était due entre autres à la baisse des cours des matières premières destinées à l'exportation, aux chocs pétroliers de 1973 et 1979 et à de mauvais choix politiques d'allocations des ressources. Cela a été à l'origine de la dégradation du système de santé, le budget de l'Etat étant devenu insuffisant pour financer ce secteur.

Pour sortir de cette situation, les pays africains ont mis en place à partir de 1987 une politique de recouvrement des coûts en collaboration avec l'OMS et le Fonds des Nations Unies pour l'enfance (UNICEF). Le but de cette politique était de compenser le retrait des dépenses publiques par l'instauration ou l'augmentation de la participation des usagers. Le paiement direct des soins par les populations devait permettre de générer des ressources, de garantir une meilleure allocation de ces ressources et donc d'améliorer la qualité des soins. Mais cet objectif n'est pas encore atteint aujourd'hui au Cameroun.

Dans cette introduction, nous partons d'un constat : le développement de l'informel dans le système de santé camerounais. Ensuite, nous présentons la problématique que cela soulève, puis le cadre théorique et la démarche méthodologique mobilisés pour appréhender cette question dans notre travail. Enfin, nous exposons le plan adopté.

1. Le constat : un développement de l'informel dans le domaine de la santé

La troisième enquête camerounaise auprès des ménages permet de constater que le problème d'accès aux soins de santé se pose encore avec acuité et que 70,9% de la population a recours au système de santé informel (INS/ECAM 3, 2007) qui se développe depuis la fin des années 1980 dans les quartiers défavorisés en milieu urbain. L'une des formes prise par l'informel dans le domaine de la santé est la prolifération de petits centres de santé largement non répertoriés par les pouvoirs publics que l'on nomme dans cet ouvrage « les micro-unités informelles de santé (MUSI) ». Ces MUSI se sont développées au Cameroun entre autres après l'arrêt du recrutement automatique dans la fonction publique des diplômés du domaine médical et suite à la baisse des salaires des employés de la fonction publique dans les années 1980-1990. Ces mesures entrent dans le cadre de l'application des programmes d'ajustement structurel (PAS) initiés par le Fonds monétaire international et la Banque mondiale. De nombreux travaux ont porté sur les activités informelles traditionnelles dans les pays en développement (PED) telles les petits commerces de rue (De Soto, 1994 ; Charmes, 1997 ; Noiseux, 2000 ; Attanasio et al, 2002 ; Lautier, 2004 etc.). Mais l'informel dans le domaine de la santé n'a pas bénéficié, de la part de la recherche académique ou scientifique, d'une grande attention. De nombreux auteurs ont certes analysé la place des conventions qui fondent notamment les comportements des acteurs dans le système médical et dans l'informel traditionnel des pays développés (Béjean, 1994 ; Gomez, 1995 ; Dupuy et al, 1989 ; Batifoulier et Larquier, 2001 ; Lautier, 2004 etc.), alors que de telles analyses n'ont pas été conduites dans les PED. Pourtant, des structures telles les MUSI sont omniprésentes au Cameroun et dans d'autres PED parallèlement aux initiatives formelles mises en place pour garantir l'accès aux soins des populations vulnérables (notamment la politique des soins de santé primaire prônée par l'OMS). Ce sujet mérite donc un plus grand intérêt de la part des chercheurs travaillant sur les pays en développement (PED).

2. Problématique de ce travail

Les MUSI connaissent aujourd'hui un succès indéniable auprès des populations vulnérables. L'objectif de ce livre est donc de comprendre ce phénomène. Nous allons tenter de répondre à la question suivante : en quoi les MUSI répondent-elles mieux à certains besoins sanitaires des populations défavorisées en milieu urbain camerounais que les autres services de santé ?

Dans ce travail, nous fondons notre raisonnement sur deux hypothèses principales concernant les comportements des offreurs et des demandeurs de soins :

- Premièrement, la prolifération des MUSI est essentiellement une conséquence de la baisse des salaires des fonctionnaires et du rationnement des recrutements des diplômés du domaine médical par la fonction publique depuis la crise des années 1980. Ces politiques ont été mises en place dans le cadre des programmes d'ajustement structurel (PAS). Nous postulons donc que l'économie médicale informelle occupe en partie la place de l'Etat en matière d'offre d'emploi dans le domaine de la santé.
- Deuxièmement, la demande de soins dans les MUSI résulte du recouvrement des coûts dans les formations sanitaires formelles. Comme les populations limitées financièrement ne peuvent plus payer les prix qui découlent de cette politique, elles s'orientent vers les MUSI qui proposent des prix adaptés à leurs besoins de base, accroissant ainsi la demande dans ces structures.

Ce livre porte également sur la question des perspectives d'intégration des MUSI dans une politique de santé plus inclusive.

3. Cadre théorique

Pour déterminer notre cadre théorique, nous avons choisi d'envisager plusieurs approches théoriques et d'analyser leur place respective : la théorie néoclassique en économie de la santé qui accorde une place prépondérante aux mécanismes marchands, la théorie néoclassique étendue, l'approche par les « capabilités » et l'économie des conventions. L'approche par les « capabilités » nous intéresse surtout du point de vue du comportement des demandeurs de soins alors que les autres concernent l'ensemble des acteurs de la santé. Demandeurs et offreurs de soins interagissent dans le micro-marché informel de soins, mais nous analysons séparément le comportement des deux côtés du marché pour des raisons de bonne compréhension des caractéristiques respectives de l'offre et de la demande. Toutefois, les interactions entre offreurs et demandeurs apparaissent dans les deux parties de notre travail, notamment pour montrer comment s'établit la coordination des décisions de ces acteurs. Cela prouve qu'il est naturellement difficile d'étudier séparément le comportement des offreurs de ceux des demandeurs. Il nous a également paru indispensable de mobiliser les travaux empiriques relatifs à la demande de soins dans les PED qui nous semblent pertinents pour extraire les variables susceptibles d'influer sur la demande de soins dans les MUSI.

➢ Les places respectives des mécanismes marchands et des conventions

Nous cherchons à montrer que les hypothèses de recherche de profit et de rationalité « substantielle » ou « substantive »[1], calculatrice et individualiste, qui guideraient les comportements des acteurs sont insuffisantes pour décrire leur comportement dans le mico-marché informel de soins. Batifoulier (1997) avait déjà montré que l'éthique médicale levait l'hypothèse néoclassique de rationalité substantielle du professionnel. Ces acteurs ne peuvent pas non plus réaliser des calculs probabilistes de leur gain futur puisqu'ils sont dans un environnement incertain dans lequel l'information est limitée autant pour l'offreur que pour le demandeur de soins. Nous souhaitons ainsi montrer que la coordination exclusivement marchande des décisions individuelles ne correspond pas vraiment au contexte informel dans lequel opèrent les MUSI. Ainsi, de nombreux éléments soulignent au contraire la place centrale des conventions.

Dans ce livre, les conventions sont entendues au sens de Dupuy et al (1989). Il s'agit d'un ensemble de repères auxquels des individus confrontés à des situations incertaines se réfèrent pour décider des comportements qu'ils vont adopter. Ces repères sont des comportements réguliers qui se fondent sur les interactions sociales. Selon Batifoulier et Larquier (2001, p. 13), les conventions se caractérisent par le fait qu'elles sont arbitraires parce qu'il existe d'autres possibilités de se coordonner. La connaissance éventuelle de leur histoire est sans effet sur leur application et il n'existe pas de menaces explicites de sanctions pour les individus qui dérogeraient à ces conventions.

Les conventions sont souvent utiles pour décrire le comportement des acteurs dans le domaine médical. On peut citer par exemple l'éthique médicale respectée par les professionnels[2]. Les conventions

---

[1] *Le comportement est substantivement rationnel quand il est en mesure d'atteindre des objectifs donnés à l'intérieur des limites imposées par les conditions et les contraintes données (Gould et Kolb, 1964, p. 573-574).*

[2] *Cette éthique les conduit par exemple à ne pas surfacturer les prestations en médecine libérale et limite de ce fait les éventuels effets pervers du pouvoir discrétionnaire du professionnel qui dispose de compétences exclusives en matière de diagnostic et de prescription de traitements aux patients.*

peuvent découler de l'incertitude à laquelle font face les acteurs. Elles peuvent engendrer une rationalité procédurale de ceux-ci. Plusieurs indices nous amènent à penser qu'il existe des conventions supplémentaires dans le micro-marché informel de la santé du Cameroun et des PED.

En effet, étant donné que nous sommes dans l'informel, l'Etat ne réglementant et ne régulant pas les activités des MUSI, il existe d'autres outils ou procédures de coordination des décisions des acteurs propres à ce contexte. Leurs comportements se réfèrent à d'autres repères, différents de ceux du domaine médical formel, qui prévalent dans le micro-marché dans lequel opèrent les MUSI.

Les comportements réguliers (par exemple en matière de fixation des prix, d'appréhension de la qualité etc.) des acteurs dans un contexte où les normes formelles n'existent pas nous permettent de penser que les conventions y jouent un grand rôle. Il est question d'extraire ces conventions dans le contexte des MUSI au Cameroun. Cela permet de montrer que les motivations des acteurs ne sont pas uniquement marchandes. Par ailleurs, on peut postuler un lien étroit entre les conventions existant dans les MUSI et les « capabilités » chez le demandeur de soins.

➢ L'articulation des « capabilités » avec les conventions

En effet, nous avons également retenu les « capabilités » parce qu'elles semblent pertinentes pour expliquer le comportement des demandeurs de soins. Les « capabilités » représentent l'ensemble des fonctionnements potentiels que l'individu peut réaliser et représentent la liberté de fonctionner de l'individu. Pour Sen (1992, p. 66), « la capabilité est, par conséquent, un ensemble des vecteurs de fonctionnements, qui indique qu'un individu est libre de mener tel ou tel type de vie ». On peut envisager que l'environnement ou les connaissances des demandeurs dans les MUSI pourraient leur donner la possibilité de faire les meilleurs choix thérapeutiques et d'améliorer leurs conditions de vie. Ainsi, leurs « capabilités » pourraient orienter leurs choix, leur perception de la qualité des services qu'ils reçoivent, leur comportement et par conséquent les conventions respectées par ces derniers dans les MUSI.

Nous mobilisons donc l'économie des conventions et l'approche par les « capabilités » car elles semblent pertinentes pour expliquer les comportements des offreurs et des demandeurs de notre terrain d'analyse dans la mesure où le micro-marché informel de soins se caractérise par la présence d'un certain nombre de repères sur lesquels les acteurs se basent pour prendre des décisions. Ces conventions elles-mêmes se fondent sur des « capabilités ».

- **La nécessité de prendre en compte les travaux empiriques relatifs à la demande de soins dans les PED**

Nous mobilisons également, dans ce travail, des études empiriques relatives à la demande de soins dans les PED (Mwabu et al, 1991 ; Mariko, 2003 ; Commeyra et Ndo, 2005 ; Kouadjo, 2005 ; Ridde et Blanchet, 2009 etc.) afin d'appréhender les déterminants socio-économiques, culturels, institutionnels et environnementaux du choix des demandeurs s'orientant vers les MUSI. En effet, la littérature montre que le comportement des demandeurs est multidéterminé. Les déterminants du choix des demandeurs, en amont, se combinent aux conventions du micro-marché informel d'une manière que nous essayons d'éclaircir dans cet ouvrage.

4. Démarche méthodologique

Pour aborder ce sujet, il a tout d'abord été nécessaire de comprendre le système de santé camerounais, les MUSI qui s'y développent et les particularités de cette activité informelle de santé. Comme il existe peu de littérature et de statistiques à propos de l'informel médical au Cameroun et plus généralement en Afrique, il était indispensable de mener une enquête de terrain sur les MUSI, concernant tant l'offre que la demande de ces services. Notre enquête a été conduite en août et septembre 2011. Nous avons choisi la ville de Yaoundé comme terrain d'enquête car c'est l'une des villes dans lesquelles se développent les MUSI au même titre que Douala. Les moyens dont nous disposions nous ont en effet contraints à choisir une seule de ces deux villes. Notre choix s'est porté sur Yaoundé, ville que nous connaissons mieux. L'enquête quantitative a porté sur un échantillon de 100 MUSI et 500 ménages de quartiers défavorisés issus de zone de dénombrement de la troisième enquête camerounaise auprès des ménages. Nous avons également mené une enquête qualitative dans un sous - échantillon du précédent échantillon (20 MUSI et 40 ménages). Cette enquête qualitative permet de compléter l'analyse quantitative. Elle permet notamment de cerner les comportements des offreurs de soins dans les MUSI et de confronter nos résultats à nos choix de cadre d'analyse, dans le but d'expliquer la coexistence des motivations marchandes et de conventions.

Cette enquête nous a également permis d'analyser les motifs de la création des MUSI et les déterminants du choix des demandeurs. Cela a rendu possible une réflexion sur la question de la place éventuelle que pourrait occuper ces MUSI dans le système de santé camerounais, dans la perspective d'améliorer l'accès à des soins de qualité pour les populations qui se tournent vers ces structures.

Il nous a paru approprié de présenter les résultats de cette enquête dans les chapitres 2 et 5. Le chapitre 2 fait appel aux résultats de l'enquête relative à l'offre de soins dans les MUSI et permet de dégager les caractéristiques et les motivations des offreurs. Le chapitre 5, quant à lui, présente notamment les résultats liés au comportement des demandeurs et aux caractéristiques de cette demande. Ces deux chapitres présentent donc notre étude empirique sur les MUSI à Yaoundé et permet de montrer comment les conventions mises en évidence dans les chapitres 3 et 4 sont extraites de notre terrain d'enquête.

5. Plan de l'ouvrage

Nous consacrons notre première partie à l'étude du système de santé camerounais et à la place des MUSI dans ce contexte. Pour commencer (chapitre 1), nous présentons l'évolution du système de santé camerounais, qui a souvent été contraint d'adapter ses fondements à l'évolution économique, mais également sanitaire nationale et internationale. Nous dégageons ainsi les carences humaines, financières et infrastructurelles que connait ce système et qui jouent un rôle dans le développement des petits prestataires informels. Ensuite (chapitre 2), nous présentons les caractéristiques de ces petits prestataires en termes de taille, de financement et de recrutement, au volet de notre enquête de terrain relatif à l'offre de soins des MUSI. Notre enquête fournit également des éléments nous permettant de réaliser une analyse socio-économique des MUSI (chapitre 3). Nous mettons en exergue la spécificité des MUSI comparativement aux activités informelles traditionnelles et nous examinons la place des conventions implicites dans les comportements des acteurs du micro - marché informel de soins.

Dans la seconde partie, nous étudions le comportement des demandeurs, les déterminants de cette demande et l'articulation éventuelle des MUSI avec le système de santé camerounais. Nous procédons d'abord (chapitre 4) à une analyse théorique mettant en évidence les conventions implicites qui fondent également les comportements des demandeurs de soins dans les MUSI et la coordination de leurs décisions avec celles des offreurs. Puis, la présentation de notre étude empirique à Yaoundé (chapitre 5) nous fournit des éléments liés aux comportements des demandeurs et à leurs interactions avec les offreurs de soins. Cette enquête nous permet également de déterminer les facteurs influant sur la demande de soins dans les MUSI. Pour achever notre travail, il nous a semblé intéressant (chapitre 6) de réfléchir sur l'articulation des MUSI avec le système de santé formel camerounais. Considérant le rôle de levier que pourraient jouer les MUSI en termes d'offre d'emplois et de développement de l'offre de SSP, nous examinons les politiques pouvant être mise en œuvre par la Ministère de la santé pour valoriser ces MUSI.

En amont de ces différents chapitres, il est important de situer le contexte camerounais sur le plan économique, politique et sanitaire. A cet effet, nous commençons cet ouvrage par un préambule.

Préambule : Le contexte économique, politique et sanitaire du Cameroun

Ancienne colonie allemande, le territoire camerounais a été placé sous la tutelle de la Société Des Nations (SDN) à la fin de la première guerre mondiale et confié à l'administration de la France et du Royaume-Uni. Pays d'Afrique Centrale, la République du Cameroun est située entre le Nigeria à l'ouest, le Tchad au nord et nord-est, la République Centrafricaine à l'est, le Congo au sud-est, le Gabon et la Guinée Equatoriale au sud. Il est doté d'une façade maritime de plus de 300 kilomètres qui donne sur l'Océan Atlantique. Il s'étend sur une superficie de 475 650 km² comptant 465 402 km² de terre ferme et 9 598 km² de superficie en eau contenue dans les embouchures, les criques et les lacs. Sa population est estimée à 19 406 100 d'habitants (INS/PETS, 2010). En raison de sa position géographique et de son relief varié, il se découpe en quatre zones distinctes qui sont : la zone sahélienne, la zone du plateau central, la zone des hauts plateaux et la zone maritime avec respectivement les climats sahélien, soudanien et équatorial (pour la zone des hauts plateaux et la zone maritime). Le Cameroun est subdivisé en régions, départements et arrondissements. Ce pays compte aujourd'hui 10 régions, 58 départements, 306 arrondissements, 54 districts administratifs et 339 communes. Les langues officielles sont l'anglais et le français. Pour analyser la situation sanitaire au Cameroun, il convient de présenter au préalable le contexte économique et politique de ce pays.

1. Une économie confrontée à un climat des affaires défavorable

L'économie camerounaise a connu deux étapes majeures dans son évolution : la période de 1960 à 1985 qui s'apparente à une phase de décollage et la période après 1986 caractérisée par la crise et la mise en place des Politiques d'Ajustement Structurel (PAS).

1.1. Le décollage économique postindépendance

Depuis l'indépendance du Cameroun en 1960, son économie a connu de nombreuses fluctuations. De 1960 à 1976, elle a eu une croissance modérée[3], puis elle est passée à une période de forte croissance, entre 1978 et 1985, grâces à la découverte et l'exploitation du pétrole. Tout au long de cette phase de décollage, son PIB réel par tête, augmente en moyenne de plus de 15% par an, le plaçant dans la catégorie des pays à revenu intermédiaire selon la classification de la Banque Mondiale (Aerts et al, 2000). Outre les recrutements massifs dans la fonction publique, des investissements importants sont également effectués par l'Etat, les stratégies de développement étant impulsées à cette époque par ce dernier. C'est à cette période que la majorité des entreprises et des hôpitaux publics ont été créés, le financement des projets de développement étant facilité par la présence massive des pétrodollars et par les banques qui prêtaient sans véritables garanties. Les pétrodollars provenaient des pays exportateurs de pétrole qui les plaçaient à court terme dans les banques des pays industrialisés, lesquels, à leur tour, prêtaient ces liquidités aux pays sous-développés. Entre 1970 et 1980, l'encours de la dette des pays du tiers-monde est passé de 60 milliards de dollars à 450 milliards de dollars (Nguena, 2005). Mais à partir de 1986, le Cameroun, comme la plupart des pays africains, plonge dans une longue phase de crise économique qui va provoquer un retournement de situation.

---

[3]*Malgré le premier choc pétrolier qu'a connu l'économie mondiale en 1974.*

Figure 1 : Carte du Cameroun

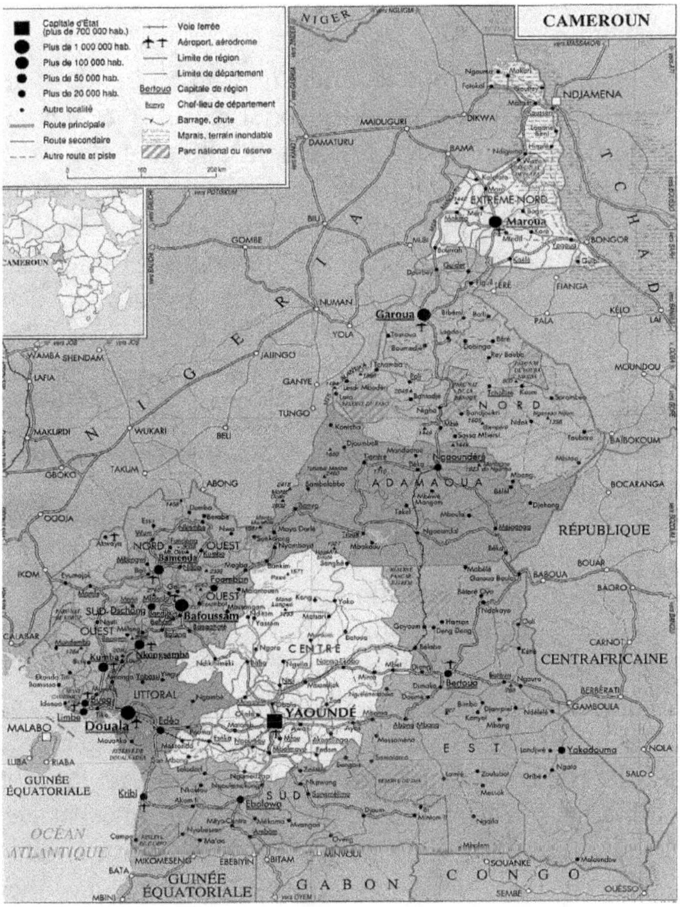

Source :
http://www.izf.net/upload/Documentation/Cartes/Pays/supercartes/cameroun.png

1.2. De la crise des années 1980 à la reprise économique à partir de 1994

La crise économique qu'a connue le Cameroun dans les années 1980 est due à différents facteurs externes et internes. Parmi les facteurs externes, nous retenons essentiellement le second choc pétrolier et ses corol laires : la baisse des recettes pétrolières, la dépréciation du dollar américain, la chute des cours des produits agricoles de base et l'alourdissement de la dette extérieure. Quant au niveau interne, nous constatons la faiblesse des investissements étrangers, ainsi que de fortes tensions de trésorerie dans les caisses de l'Etat et des entreprises liées à leur mauvaise gestion (Touna, 2007).

Concernant les facteurs externes, le second choc pétrolier, survenu au début des années 1980, a eu pour conséquence une instabilité des prix. Afin de lutter contre l'inflation, la Réserve Fédérale des Etats-Unis (FED) décide alors de faire grimper les taux d'intérêt (à 20% en 1981).

Ceci entraîne la hausse du dollar et le renchérissement des prêts. Certains pays occidentaux copient ainsi l'action des Etats-Unis et adoptent des politiques anti-inflationnistes. La hausse du dollar est suivie, au milieu des années 1980, par une baisse qui engendre la réduction des recettes d'exportation des pays d'Afrique subsaharienne. L'arrimage du franc CFA au franc français aggrave la situation car, concomitamment à la baisse du dollar, s'en suit une hausse du franc français[4]. Cette situation entraîne les pays africains, membres de la zone Franc, vers une perte de compétitivité et une incapacité à s'acquitter de leurs dettes auprès des partenaires extérieurs. La crise économique que traverse le Cameroun se traduit par un manque de fonds pour honorer sa dette, mais également par un déséquilibre des comptes macro-économiques, en particulier des finances publiques.

Dans le but de sortir de cette impasse, le gouvernement camerounais s'est engagé, dès 1987, dans une politique d'ajustement appuyée par un programme autonome, sans intervention des institutions internationales de Bretton Woods (la Banque Mondiale et le Fonds Monétaire International). Ce programme avait pour but de

---

[4] *La convertibilité du franc CFA est garantie par le Trésor français.*

réduire les dépenses de l'Etat. Ces mesures se sont toutefois avérées insuffisantes pour juguler la crise. Le gouvernement a adopté, en 1988, un accord de confirmation du FMI et un crédit d'ajustement structurel de la Banque Mondiale. Cette politique s'est traduite par la liquidation des entreprises déficitaires et la privatisation de celles réalisant des bénéfices. C'est ainsi que des entreprises comme la société des hévéas du Cameroun (HEVECAM), la société nationale d'électricité (AES-SONEL), la société camerounaise de téléphonie (CAMTEL MOBILE), la société camerounaise de chemin de fer (REGIFERCAM), la société camerounaise de thé « Cameroon Development Corporation (CDC) »[5] et bien d'autres entreprises étatiques ont été privatisées. Les dépenses sociales, notamment d'éducation et de santé, ont été comprimées. Les fonctionnaires ont connu des baisses importantes de leurs salaires, de l'ordre de 50 et 60%, intervenues en janvier et novembre 1993 (Fambon et al, 2001). Ces PAS n'ont cependant pas donné les résultats escomptés. Nous avons, au contraire, constaté une forte baisse des exportations, provoquant un fléchissement de la balance courante, et des recettes fiscales collectées en deçà des objectifs. Le pays a également connu une stabilisation du solde négatif des avoirs extérieurs au lieu de son accroissement, une accentuation de la situation débitrice du gouvernement à l'égard du secteur monétaire et, pour finir, une accumulation de ses arriérés intérieurs et extérieurs.

En 1994, le Cameroun connaît une reprise économique qui affiche des taux de croissance de l'ordre de 5% par an[6]. Depuis cette reprise, les taux de croissance des indicateurs sont positifs (hormis dans le secteur secondaire et dans celui des investissements), mais ils n'atteignent plus le niveau de 1978-1985. L'équilibre des finances publiques retrouvé permis d'atteindre les objectifs du premier programme économique et financier triennal, signé avec le FMI et la BM, et réalisé entre 1997 et 2000. Néanmoins, en 2000, le Cameroun

---

[5] *La SONEL a été privatisée en 2001, la compagnie américaine AES SIROCCO LTD a été désignée comme adjudicataire de la SONEL. CAMTEL MOBILE a été privatisé en 2000, la REGIFERCAM en 1999. La REGIFERCAM a été cédée à la société SAGA du groupe Bolloré. La CDC a, quant à elle, été privatisée en 2002 et cédée à la société sud-africaine BROBON FINEX.*

[6] *Notamment 3,3% en 1994/1995 ; 5% en 1995/1996 ; 5,1% en 1996/1997 ; 5% en 1997/1998 et 4,4% en 1998/1999/2000 (Touna, 2007)*

a bénéficié des retombées de la construction de l'oléoduc tchado-Camerounais qui ont permis une bonne tenue des investissements. La croissance du PIB a, en conséquence, été relativement forte (aux alentours de 5,3% en 2000/2001) malgré la désorganisation des filières d'agriculture d'exportation (cacao et café) et de la forêt (DSRP/INS, 2003).

Le climat des affaires constitue une des causes internes de la crise économique qu'a connue le Cameroun. En effet, les opérateurs économiques déplorent un climat des affaires peu favorable au développement de leurs activités au triple plan administratif, juridique et financier (Nguena, 2005). Les obstacles les plus cités, par ordre d'importance, sont : la fiscalité, la corruption[7], l'accès au crédit, la lourdeur des formalités administratives, la concurrence déloyale, le manque d'infrastructures, le coût de financement et l'insuffisance du dialogue entre secteurs privé et public. L'autre grand obstacle cité est la mauvaise gestion des entreprises étatiques et les détournements de fonds par les gérants de ces entreprises (Pigeaud, 2011). Ces obstacles sont peut-être la résultante de l'inertie politique à laquelle fait face le Cameroun (manque d'alternance à la tête de l'Etat). L'idée ici est que le manque d'alternance à la tête de l'Etat condamne le pays aux mêmes options politiques et économiques, d'où l'absence d'une nouvelle dynamique économique et la persistance des fléaux tels la corruption, fléau défavorable aux investissements directs étrangers.

Confrontées à ces problèmes, les autorités ont engagé un programme de réformes structurelles et institutionnelles visant à améliorer le cadre des affaires et la compétitivité générale de l'économie. Ces mesures portent sur : la restructuration et la privatisation des entreprises publiques, la promotion de la transparence et l'amélioration de la gouvernance, la réforme du secteur financier et l'assainissement des finances publiques. Un nouveau code de procédure pénale est ainsi entré en vigueur en 2007 (INS/ECAM, 2007). L'Agence Nationale d'Investigation Financière (ANIF) et la Commission Nationale Anti-Corruption (CONAC) sont opérationnelles. Le gouvernement a régulièrement publié les rapports trimestriels d'exécution du budget de l'Etat, les comptes

---

[7] *Le Cameroun a été reconnu comme étant le pays le plus corrompu du monde en 2006 par Transparence International.*

d'exploitation trimestriels de la Société Nationale des Hydrocarbures (SNH) et les agrégats financiers des principales entreprises publiques. Il a, par ailleurs, adhéré à l'Initiative de Transparence des Industries Extractives (ITIE) et mis en œuvre, de manière satisfaisante, les principes édictés par cette initiative. Malgré cela, le Cameroun a perdu 19 places dans le classement du rapport *Doing Business* 2010 de la Banque Mondiale, passant du 152e au 171e rang sur 183 pays évalués de 2009 à 2010. En outre, l'Initiative Pays Pauvres Très Endettés (IPPTE) constitue un appui financier aux stratégies de désendettement[8], de développement et d'attrait des investissements étrangers au Cameroun. Cette initiative a été lancée en 1996 au sommet du G7 à Lyon conjointement par la Banque Mondiale et le FMI et renforcée en 1999 lors de la conférence du G7 à Cologne.

Son investissement dans le deuxième programme économique et financier triennal, au titre de la Facilité d'Ajustement Structurelle Renforcée (FASR), a permis au Cameroun d'atteindre, en octobre 2000, le point de décision de l'IPPTE[9]. Cette performance favorise le regroupement des conditions requises pour enfin accéder au point d'achèvement et bénéficier, par ricochet, d'un allègement substantiel de sa dette extérieure[10].

Le 28 avril 2006, ce point d'achèvement est atteint, malgré la faible croissance enregistrée en 2005 et 2006, avec respectivement 2,8% et 4,3% de taux de croissance du PIB. La production totale a également augmenté dans tous les secteurs, de 2003 à 2007, notamment dans le secteur tertiaire. Dans le secteur primaire, elle est passée de 1 594,1 à 2 066 milliards de francs CFA. Les productions totales des secteurs secondaire et tertiaire sont passées respectivement de 2 247,6 à 2

---

[8] *L'objectif de cette initiative est de ramener le service de la dette à un niveau soutenable ou raisonnable, afin de permettre la croissance et le développement des économies africaines et donc de lutter contre la pauvreté.*

[9] *L'Initiative Pays Pauvres Très Endettés (PPTE, HIPC Heavily Indebted Poor Countries en anglais) vise à assister les pays les plus pauvres du monde en rendant leurs dettes internationales « soutenables ». Ce programme fut lancé par l'action conjointe du Fonds monétaire International (FMI) et de la Banque mondiale en 1996. Il a subi une révision et une réforme en 1999 (Initiative PPTE renforcée). La réduction de la dette est normalement fonction des efforts dans la lutte contre la pauvreté des pays concernés.*

[10] *Le stock de la dette extérieure (% du RNB) en 2009 est de 13,6% (BM, 2009) dans ce pays.*

748,8 et de 2 815,5 à 3 537,4 milliards de francs CFA (cf. Tableau 1) pendant cette période. Selon Touna (2007), avec l'atteinte du point d'achèvement de l'initiative en faveur des pays pauvres très endettés, le Cameroun doit pouvoir envisager sérieusement son décollage économique, pour devenir un pays émergeant en une quinzaine d'années.

En outre, une bourse des valeurs mobilières a vu le jour à Douala et de nombreuses institutions financières et établissements de micro finance fonctionnent à travers le pays. Le secteur privé du Cameroun est l'un des plus développés d'Afrique centrale, avec 93 969 entreprises en activité en 2009. Les villes de Douala et de Yaoundé concentrent près des deux tiers des entreprises. Ces entreprises emploient au plus cinq personnes et exercent essentiellement dans le secteur tertiaire. Neuf entreprises sur dix sont des entreprises individuelles. Mais, dans ces entreprises, l'utilisation des Nouvelles Technologies de l'Information et de la Communication (NTIC) reste modeste avec moins d'une entreprise sur deux connectée à Internet, et une proportion plus faible, à peine une entreprise sur quatre, équipée d'un réseau intranet. De même, très peu d'entreprises investissent de façon significative dans l'innovation technologique qui pourrait pourtant être un vecteur de croissance.

Tableau 1 : Répartition du PIB aux prix courants par secteur d'activité de 2003 à 2007 (en milliards de francs CFA)

Année	2003	2004	2005	2006	2007
Secteur primaire	*1 594,1*	*1 580,4*	*1 665,6*	*1 816,4*	*2 066,0*
Agriculture des produits vivriers	*1 058,2*	*1 033,6*	*1 127,9*	*1 214,9*	*1 305,4*
Agriculture industrielle et d'exportation	*146,1*	*143,6*	*135,8*	*123,2*	*104,8*
Elevage, chasse	*194,6*	*180,2*	*194,9*	*218,7*	*271,5*
Sylviculture et exploitation forestière	*98,9*	*132,8*	*98,4*	*98,4*	*268,9*
Pêche	*96,2*	*90,2*	*108,7*	*124,6*	*115,4*
Secteur secondaire	*2 247, 6*	*2 367,6*	*2 588,7*	*2 871,7*	*2 748,8*
Industries extractives	*499,1*	*554,8*	*747,7*	*966,3*	*957,6*
Dont Extraction d'hydrocarbures	*486,3*	*541,4*	*734,0*	*954,6*	*942,1*
Industries Agro-alimentaires	*557,4*	*533,1*	*536,4*	*565,3*	*586,3*
Autres industries manufacturières	*926,8*	*956,1*	*973,2*	*970,6*	*813,1*
Electricité, gaz et eau	*50,3*	*75,8*	*78,0*	*95,5*	*98,5*
BTP	*213,6*	*247,7*	*253,4*	*273,9*	*293,4*
Secteur tertiaire	*2 815,5*	*3 068,3*	*3 104,5*	*3 240,7*	*3 537,4*
Commerces, restaurants hôtels	*1 578,9*	*1 798,3*	*1 798,6*	*1 852,4*	*2 006,3*
Transports, entrepôts communications	*505,0*	*502,2*	*479,8*	*535,4*	*595,2*
Banques et organismes financiers	*99,8*	*104,6*	*102,0*	*78,1*	*76,3*
Autres services marchands	*683,5*	*721,2*	*782,5*	*833,8*	*906,4*
SIFIM	*-51,7*	*-57,8*	*-58,4*	*-59,1*	*-46,8*
Total valeur marchande	*6 656,7*	*7 016,4*	*7 358,8*	*7 928,8*	*8 352,2*
BNM des APU	*584,6*	*633,6*	*636,6*	*616,1*	*660,2*
BNM des ISBL	*27,3*	*28,0*	*28,3*	*29,7*	*30,1*
BNM des services domestiques	*60,9*	*63,1*	*63,8*	*67,1*	*67,8*
Total valeur non marchande	*672,8*	*724,7*	*728,7*	*713,0*	*758,1*
Total des valeurs ajoutées	*7 329,5*	*7 741,1*	*8 087,5*	*8 641,7*	*9 110,3*
Impôts et taxes nets des Subventions	*587,4*	*592,8*	*662,0*	*745,7*	*771,6*
PIB hors pétrole	*7 430,7*	*7 792,5*	*8 015,5*	*8 432,9*	*8 939,8*

Source : INS/ECAM (2007)

Toutefois, pendant la période 2000-2010 (cf. figure 2), le PIB du Cameroun est plus élevé que celui des autres pays de la zone CEMAC[11]. Ce PIB représente plus d'un tiers de celui de la CEMAC. Il a atteint son niveau le plus élevé en 2008 (23,73 512 829 milliards de dollars US).

Le Cameroun et la Guinée équatoriale sont les deux pays qui ont enregistré les taux de croissance annuel les plus faibles de leur PIB en 2010. Le Cameroun a eu un taux de croissance de 2,6% et la Guinée Equatoriale de 0,95%. Le Congo, le Tchad, la RCA et le Gabon ont connu des taux de croissance respectifs de 8,75%, 4,30%, 3,30%, et 5,66% (Perspective Monde, 2012).

En outre, le PIB par habitant[12] du Cameroun (709 dollars) est plus faible que ceux de la Guinée Equatoriale, du Gabon et du Congo (qui sont respectivement de 8 650, 4 176 et 1 253 dollars) en 2010. Par contre le PIB par tête du Tchad et celui de la RCA sont plus bas que celui du Cameroun (ils sont respectivement de 276 et 240 dollars).

Selon l'institut national de la statistique, le Cameroun a enregistré un taux de chômage de 13,1% en 2010 (INS/EESI, 2010). Le secteur informel est le principal pourvoyeur d'emploi, il représente 90% de l'emploi en ville et en campagne (53% dans l'informel agricole et 37% dans l'informel non agricole). Les secteurs public et privé formels comptent respectivement 6% et 4% des travailleurs.

---

[11] *La Communauté économique et monétaire de l'Afrique centrale (CEMAC) est une organisation internationale regroupant plusieurs pays d'Afrique centrale, créée pour prendre le relais de l'Union douanière et économique de l'Afrique centrale (UDEAC). Le traité instituant la CEMAC a été signé le 16 mars 1994 à Ndjamena (Tchad) et est entré en vigueur en juin 1999. Les pays membres de la CEMAC sont : le Cameroun, le Congo, la République Centrafricaine, le Tchad, le Gabon et la Guinée Equatoriale.*

[12] *Cet indicateur est parfois utilisé pour mesurer approximativement le revenu par individu.*

Figure 2 : Evolution du PIB aux prix courants des pays de la CEMAC (en milliards de dollars)

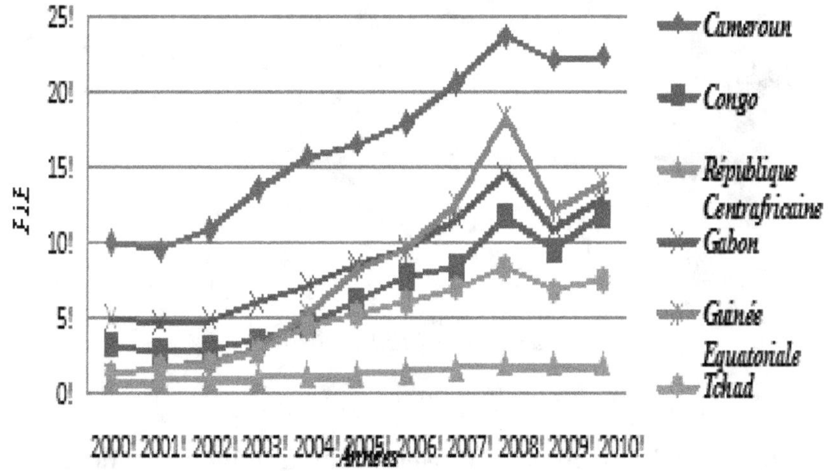

Source :http://perspective.usherbrooke.ca/bilan/servlet/BMTendanceStatPays?langue=fr&codePays=CMR&codeTheme=2&codeSta

Beaucoup plus d'enfants se retrouvent économiquement actifs en milieu rural (51,1% des enfants) qu'en milieu urbain (17,9%), sans aucune rémunération pour la plupart. Au regard de la pauvreté monétaire, le rapport d'ECAM 3 met en évidence le fait que 50,5% de la population était considérée comme pauvre en 1996, contre 40% en 1984. Depuis 2014, le pourcentage de pauvres est de 37,5% (INS/ECAM, 2014).

Figure 3 : Structure de l'emploi au Cameroun

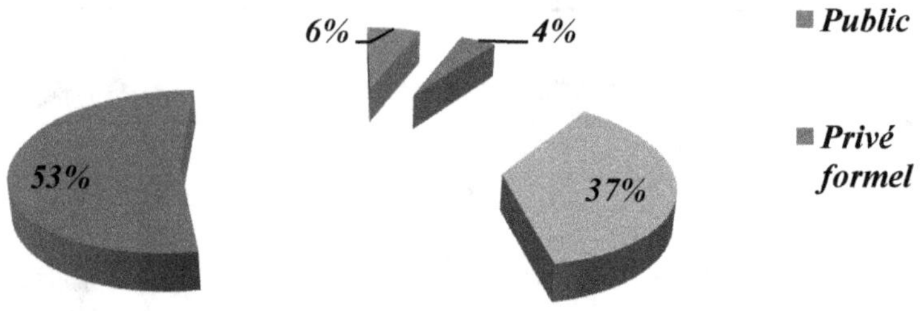

Source : INS/EESI 2, 2010

Le taux annuel moyen de croissance démographique est de 2,6% de 2005 à 2010. Il s'agit d'une population majoritairement composée de femmes (environ 60%). En termes de milieu de résidence, la population urbaine du Cameroun en 2010 est de 10 091 172 habitants contre une population rurale de 9 314 928 habitants. Cette population urbaine est fortement concentrée à Douala (environ 1,6 million d'habitants) et Yaoundé (environ 1,4 million d'habitants). La taille moyenne du ménage est de 4,4 personnes en 2007 (INS/ECAM, 2007). Plus de 4 personnes sur 10 vivent dans un ménage nucléaire ou unipersonnel. La population, en 2010, reste caractérisée par son extrême jeunesse. L'âge médian de la population est de 17,7 ans et l'âge moyen se situe à 22,1 ans. La situation économique camerounaise a émergé dans un contexte politique qu'il convient d'appréhender.

2. Un climat d'inertie politique

Il sera question de présenter les acteurs politiques (le gouvernement et les partis politiques), les perspectives gouvernementales de développement, la sécurité interne et externe du pays.

2.1. Le Cameroun face au manque d'alternance à la tête de l'Etat

Dans la constitution, la souveraineté nationale appartient au peuple qui l'exerce soit par l'intermédiaire du Président de la République et des membres du Parlement (Assemblée Nationale), soit par voie de référendum. Mais dans les faits, la population participe faiblement au processus politique et dispose de moyens limités pour obliger le gouvernement à rendre des comptes.

Le Cameroun est dirigé depuis 1982 par le président Paul Biya qui a succédé à Ahmadou Ahidjo. Cela met en évidence le manque d'alternance à la tête de l'Etat qui est selon Pigeaud (2011) à l'origine de l'inertie politique et du retard économique que connaît le Cameroun. En outre, la révision en avril 2008 de la constitution consacre la suppression de la limitation du mandat présidentiel. Le Cameroun est une République de type présidentialiste. Le pouvoir exécutif est concentré autour du président[13] et du premier ministre qui est nommé par le président. Ce dernier procède également à la nomination des ministres. Cependant, on note une instabilité gouvernementale : il y a remaniement ministériel en moyenne tous les deux ans dans le but de donner un nouveau souffle au gouvernement et réaliser les objectifs gouvernementaux.

Le pouvoir judiciaire est exercé par la Cour Suprême, les Cours d'Appel, les Tribunaux. Il est indépendant du pouvoir exécutif et du

[13] *Il est chargé d'exécuter les lois et de définir les règles nécessaires à leur application.*

pouvoir législatif. Il comprend trois Chambres : Judiciaire, Administrative et de Compte.

Le pouvoir législatif, quant à lui, est, selon la constitution de 1996, exercé par deux chambres : une Assemblée comptant 180 députés et un Sénat ayant 100 sénateurs[14]. Même si 260 partis politiques sont légalisés, 5 seulement sont représentés à l'Assemblée Nationale. Le Rassemblement Démocratique du Peuple Camerounais (RDPC)[15] en compte près de 150, le Social Democratic Front (SDF), le principal parti d'opposition, en compte 18 et certains partis d'opposition n'ont qu'un seul député. Le scrutin présidentiel au Cameroun est un scrutin à un tour. La dernière élection présidentielle date de 2011. Le dernier amendement (en 2008) de la constitution de 1996 prévoit la suppression de la limitation du mandat présidentiel. L'organisme actuel de gestion des élections est Elections Cameroon (ELECAM). Le cadre politique camerounais ne connaît pas d'alternance : le RDPC est le parti au pouvoir depuis 1982. De nombreux freins s'opposent à cette alternance, à savoir : le chef de l'Etat incarne - dans les faits - les pouvoirs exécutif, législatif et judiciaire, les partis politiques de l'opposition évoluent en rangs dispersés et des fraudes sont régulièrement décriées pendant les élections présidentielles et législatives[16]. C'est dans ce cadre que sont initiées les perspectives gouvernementales de développement et de sécurité qui feront l'objet de la prochaine sous-section.

2.2. Les perspectives gouvernementales de développement et de sécurité

Les perspectives de développement sont orientées vers l'émergence économique et industrielle du Cameroun à l'horizon 2030-2035 (INS/ECAM, 2007). La mise en œuvre des projets de développement se décline en quatre étapes : diminuer la pauvreté de moitié à l'horizon

---

[14] *Le Sénat a été mis effectivement en place en 2013.*

[15] *Le parti au pouvoir.*

[16] *Ces fraudes pourraient être expliquées par un système électoral obsolète (l'inscription n'est pas biométrique comme dans certains pays africains).*

2017, jeter les bases d'une économie moderne et éradiquer l'essentiel de la pauvreté à l'horizon 2022. Il s'agit également d'accéder à l'émergence économique et industrielle, à partir de 2023, et de la consolider dès 2028 (OMS, 2009). La première étape, dont la mise en œuvre a été prévue pour la période allant de 2009 à 2013, est exécutée à travers un Plan National de Développement Intermédiaire en attendant la mise en place du plan national proprement dit.

Bien que le cadre législatif garantisse les droits de l'homme, dans les faits, la corruption et les défaillances du système de contrôle (judiciaire, douanier etc.) limitent le respect de ces droits les plus élémentaires (santé, éducation, accès à l'eau potable etc.). La corruption qui y prévaut, ainsi que les lourdeurs administratives, constituent des obstacles au développement et nuisent de façon significative au climat des affaires (absence de transparence au niveau des procédures budgétaires et administratives). Selon Nguena (2005), la corruption constitue l'un des facteurs les plus néfastes à l'attractivité des investissements directs étrangers (IDE)[17] au Cameroun[18]. La réalisation des projets de développement initiés par le gouvernement passe nécessairement par l'éradication de la corruption. L'idée est que cette éradication de la corruption permettra d'attirer les IDE qui compléteront l'épargne et permettront de réaliser des investissements importants et de générer ainsi des gains de productivité et une hausse des revenus.

Sur le plan de la sécurité interne et externe, le Cameroun est un pays stable depuis une vingtaine d'années. Néanmoins, ce pays connaît quelques éléments ponctuels d'insécurité comme le phénomène des coupeurs de route au Nord, les émeutes de la faim en février 2008 et le conflit entre le Cameroun et le Nigéria sur la péninsule de Bakassi[19].

---

[17] *Pour Nguena (2005), les autres facteurs qui limitent l'attractivité des IDE au Cameroun sont : l'instabilité gouvernementale, l'iniquité du système judiciaire, la faiblesse des infrastructures et l'insécurité relative.*

[18] *Le Cameroun a été classé premier pays corrompu en 1998 et 1999 à travers l'indice de perception de la « Transparency International Corruption ».*

[19] *Il s'agit d'une presqu'île regorgeant de pétrole, rétrocédée au Cameroun par la Cour Internationale de Justice le 10 octobre 2002.*

3. Evolution du système de santé, situation sanitaire et émergence de « l'informel »

Dans cette section, nous présenterons comment a évolué le système de santé depuis les années 1970 et comment cette évolution a débouchée sur l'émergence actuelle de l'informel au Cameroun.

3.1. Evolution du système de santé depuis les années 1970

Depuis les années soixante-dix, sous l'inspiration de l'Organisation Mondiale de la Santé (OMS) et de la Banque Mondiale, le Cameroun est engagé dans un processus de réforme permanente de son système de santé. Ce pays a ratifié la Charte de développement sanitaire de l'Afrique issue de la conférence d'Alma Ata en 1978 (Gruenais, 2002). Cette Charte fait des soins de santé primaires, la stratégie essentielle en vue d'atteindre l'objectif de la « Santé pour tous en l'An 2000 ». L'objectif poursuivi est surtout de garantir un accès, gratuit si nécessaire, des populations aux services sanitaires publics. Ce choix s'explique, en partie, par le fait que les systèmes de l'époque étaient inaccessibles, du point de vue géographique ou en termes de prix, à une importante couche de la population (Tizio et Flori, 1997). Le second élément d'explication de cette nouvelle orientation est la promesse politique (indépendance oblige) d'assurer à toutes les couches sociales un accès aux soins de santé. Mais les résultats obtenus vers la fin des années 1980 étaient en dessous des attentes.

La crise des économies africaines dans les années 1980 a poussé à la réduction des dépenses publiques de santé au Cameroun, elles sont passées d'environ 5% du budget national en 1994 à moins de 3% les années suivantes (INS/ECAM, 2007). Le système de santé s'est dégradé, la qualité des soins a été décriée.

Pour pallier cela, la Banque Mondiale (BM), l'OMS et le Fonds des Nations unies pour l'enfance (UNICEF) proposent aux Etats africains d'adopter une politique de recouvrement des coûts (BM, 1978). L'idée est de compenser le retrait des dépenses publiques par l'instauration, ou l'augmentation, de la participation privée des usagers. Pour les promoteurs de cette politique, le paiement direct, par les consommateurs de soins, d'une partie du coût des prestations permettra une meilleure allocation des ressources, donc une meilleure qualité des soins (Jimenez, 1995). D'autres auteurs vont souligner le caractère inéquitable, voire discriminant, de cette politique de recouvrement. Comme le souligne Dumoulin (2001), cette politique de recouvrement des coûts constitue un obstacle à la demande de soins par les plus pauvres dans les pays en développement (PED). En effet, ces derniers ne disposent pas de moyens financiers suffisants pour solliciter des soins dans les structures de santé. Les inégalités d'accès aux soins modernes se sont renforcées dans ces PED. Au Cameroun, à peine 29,1% de la population bénéficient des soins de santé modernes formels, alors que 70,9% des habitants demandent des soins dans le secteur informel (INS/ECAM, 2007).

Afin de réduire ces inégalités d'accès aux soins, le Cameroun a ratifié d'autres Chartes issues de différentes conférences, notamment la conférence de Lusaka (1985) sur le « Renforcement des Systèmes de santé pour l'Equité et le Développement » et sur le statut de la médecine traditionnelle en Afrique[20], mais également celle d'Harare en 1987 sur la réorganisation des soins de santé primaires. La politique actuelle de réorganisation des Soins de Santé Primaire, officiellement adoptée en 1992 au Cameroun, vise donc à restructurer le système de santé national à partir du district de santé[21]. Pour la période de 1998 à 2008, le Ministère de la Santé Publique (MSP) a ainsi mis sur pied un Plan National de Développement Sanitaire (PNDS) validé par l'ensemble des partenaires sanitaires en octobre 2001. Les principales orientations stratégiques retenues sont :

[20] *Il s'agissait de trouver la meilleure façon d'intégrer la médecine traditionnelle dans le système de santé africain.*

[21] *Le District de santé est l'unité géographique opérationnelle pour l'offre des services de santé de base aux populations. Les premiers districts de santé ont été créés en 1995 au Cameroun. Ce pays compte actuellement 143 districts de santé (MSP, 2009).*

diminuer d'un tiers la morbidité et la mortalité des groupes les plus vulnérables, mettre en place une structure sanitaire délivrant le Paquet Minimum d'Activités (PMA)[22] à une heure de marche pour 90% de la population, pratiquer une gestion efficace et efficiente des ressources dans 90% des structures sanitaires.

Les secteurs sociaux camerounais, notamment la santé, bénéficient également de nombreuses opportunités de financement pour garantir l'équité dans l'accès aux soins, à l'instar du Contrat de Désendettement pour le Développement (C2D) [23]et de l'Initiative pour l'Annulation de la Dette Multilatérale (IADM)[24]. Par ailleurs, on assiste à l'émergence de mécanismes innovants de financement de la santé dont la Facilité Internationale de Financement pour la Vaccination (IFFIM), l'Advanced Market Commitments (AMCs), le Fonds Mondial de lutte contre le SIDA, la Tuberculose et le Paludisme, l'Alliance GAVI (Global Alliance for Vaccines and Immunisation), etc.

3.2. Situation sanitaire

Si la population camerounaise est passée de 7,4 à 17, 9 millions d'habitants entre 1975 et 2007 (ECAM 3, 2007), les indicateurs de santé, quant à eux, restent bas. L'espérance de vie à la naissance est de 51,34 ans en 2011 (BM, 2012). Le Cameroun compte 0,07 médecins

---

[22]*Le PMA sera analysé au chapitre 1.*

[23]*Le C2D est un mécanisme progressif et spécifique d'annulation du solde des créances publiques que la France continuait de détenir sur les PED après l'intervention du Club de Paris. Ce mécanisme prévoit que le pays bénéficiaire signe avec la France un Contrat de Désendettement Développement (C2D) au terme duquel les remboursements qu'il effectue au titre des prêts concernés lui sont reversés pour financer des programmes de lutte contre la pauvreté.*

[24]*L'Initiative d'Allégement de la Dette Multilatérale (IADM) vise l'annulation intégrale des créances admissibles de trois institutions multilatérales sur un ensemble de pays à faible revenu. Ceci afin d'aider ces pays à progresser sur la voie des* Objectifs du Millénaire pour le Développement (OMD) *des Nations Unies, dont le but essentiel est de réduire de moitié, à l'horizon 2015, le nombre de personnes vivant dans la pauvreté.*

généralistes et 0,44 infirmiers pour 1 000 habitants. Cette dotation est insuffisante si l'on se base sur les minima exigés par l'OMS, à savoir, 20 médecins, 100 infirmiers et 228 aides-soignants pour 1 000 habitants (OMS, 2009). Le taux de mortalité brut, pour sa part, est de 15,3%, le taux de prévalence du VIH/SIDA de 5,5%. En 2011, le PNUD, dans son tableau d'Indice de Développement Humain (IDH), classait le Cameroun à la 150ème place sur 187. S'il est aisé de cerner les dépenses effectuées par l'Etat, les ménages, les assurances et les bailleurs de fonds (s'inscrivant généralement dans le cadre d'un appui budgétaire aux projets gouvernementaux), cela l'est moins pour le secteur privé ; le financement par les organismes non gouvernementaux, souvent non centralisé, est généralement méconnu. Le tableau 2 nous permet de constater l'évolution budgétaire du Ministère de la Santé de l'exercice 2000-2001 à celui de 2007-2008.

En valeur nominale, on observe que le budget de l'Etat n'a cessé d'augmenter sur la période 2001-2008. Mais on note que la part accordée à la santé a diminué de presque moitié entre 2001 et 2008, passant de 7,2% à 3,9%. Par rapport à 2001, le budget du Ministère de la Santé a, quant à lui, augmenté en valeur absolue de près de 131%. En outre, beaucoup reste à faire pour lutter contre la mauvaise gestion des structures publiques, en vue d'améliorer l'accueil des usagers, et de garantir une dispensation des soins de meilleur rapport qualité/prix à toutes les couches sociales.

Tableau 2 : Evolution du budget du MSP et part dans le budget de l'Etat (montant en millions de FCFA)

Exercice	***2000/2001***	***2001/2002***	***2006/2007***	***2007/2008***
Budget de l'état	*527 870*	*622 298*	*2 251000*	*2 276 000*
Budget du Ministère de la Santé	*38 018*	*51 707*	*96 266*	*87 629*
Part du Budget du Ministère de la Santé dans le budget de l'Etat (%)	*7,2*	*8,3*	*4,3*	*3,9*

Source : Annuaire Statistique du MSP (2008)

A l'instar de la plupart des PED, le Cameroun se trouve dans une phase de transition épidémiologique avec l'augmentation des maladies non transmissibles, la réapparition de certaines maladies infectieuses, la pandémie de l'infection VIH/SIDA etc.

Pour l'ensemble du pays, le poids des dix principales maladies déclarées par les individus enquêtés est de 80%. Il s'agit, par ordre d'importance, du paludisme (49%)[25], des infections respiratoires, de la diarrhée, des céphalées, des douleurs abdominales[26], des caries dentaires, des troubles gastriques, des maladies de la peau, des blessures et des maux d'yeux. Le tableau 3 présente les différents indicateurs de santé au Cameroun.

Tableau 3 : Indicateurs de santé

Indicateurs	*Deux sexes*	*Homme*	*Femme*	*Source et année*
Espérance de vie à la naissance	*51,36 ans*	*50,37 ans*	*52, 36 ans*	*Perspective Monde (2011)*
Taux de mortalité infantile	*15,4%*			*BM (2008)*
Taux de prévalence du VIH/ SIDA (15-49 Ans)	*5,5%*	*4, 1%*	*6,8%*	*ONU/SIDA (2011)*
% de la population ayant accès à l'eau Potable	*52%*			*BM (2010)*

Sources : Perspective Monde (2011), INS/PETS (2010)

L'espérance de vie au Cameroun (51,36 ans) est plus basse que celle du Gabon (62,80 ans), du Congo (57,35 ans), mais elle est plus élevée que celle de pays tels (cf. tableaux 3 et 5) : la Guinée Equatoriale (51,14 ans), le Tchad (49,39 ans) et de la RCA (48,28 ans). Cependant, la dépense totale de santé en pourcentage du PIB (cf. tableau 4) est plus élevée au Tchad (7%) qu'au Cameroun (5,6%), au

[25]*Il est à noter que dans la population générale, la fièvre est d'emblée assimilée au paludisme.*

[26]*Même si plus de la moitié de la population camerounaise a accès à l'eau potable (69,4%).*

Gabon (3,5%), au Congo (3%), en Guinée Equatoriale (3,9%) et en RCA (4,3%)[27].

Tableau 4 : Dépenses totales consacrées à la santé en % du PIB dans les pays de la CEMAC

Pays	*Dépenses de santé (en % du PIB)*
Cameroun	*5,6*
Congo	*3*
Gabon	*3,5*
Guinée Equatoriale	*3,9*
République Centrafricaine	*4,3*
Tchad	*7%*

Sources *: OMS (2009)*

Tableau 5 : Espérances de vie dans les pays de la CEMAC (années)

Pays	*Espérance de vie*
Cameroun	*51,34*
Congo	*57,35*
Gabon	*62,80*
Guinée Equatoriale	*51,14*
République Centrafricaine	*48,28*
Tchad	*49,39*

Source *: Perspective Monde (2011)*

[27] *Le Cameroun, le Gabon, le Congo, la Guinée Equatoriale, le Tchad et la République Centrafricaine (RCA) sont des pays membres de la Communauté des Etats de l'Afrique Centrale (CEMAC). La carte de la CEMAC se trouve en annexe 1.*

En ce qui concerne le taux de mortalité infantile (cf. tableau 6) pour 1000 naissances vivantes, il est de 84 au Cameroun, il est de ce fait inférieur à celui du Gabon (53,53), du Congo (60) et de la Guinée Equatoriale (79). Par contre les taux de mortalité infantile en Afrique Centrale sont plus élevés en Centrafrique (105) et au Tchad (98).

Tableau 6 : Taux de mortalité infantile (pour 1000 naissances) dans la CEMAC

Pays	*Taux de mortalité infant 1000 naissances*
Cameroun	*84*
Congo	*60*
Gabon	*53,53*
Guinée Equatoriale	*79*
République Centrafricaine	*105*
Tchad	*98*

***Source** : Perspective Monde (2011)*

La prévalence du VIH/SIDA pour les personnes âgées de 15 à 49 ans est quant à elle plus élevée au Cameroun (cf. tableau 7) que dans les autres pays de la CEMAC (5,3%), à savoir : le Gabon (5,2%), la Guinée Equatoriale (5%), le Tchad (3,4%), la RCA (4,7%) et le Congo (3,4%)[28].

[28] *Ces données proviennent de l'analyse de la situation du VIH/SIDA par pays de l'ONUSIDA.*

Tableau 7 : Taux de prévalence du VIH/SIDA des personnes âgées de 15-45 ans dans la CEMAC (en %)

Pays	*Taux de prévalence du VIH/SIDA*
Cameroun	*5,3*
Congo	*3,4*
Gabon	*5,2*
Guinée Equatoriale	*5*
République Centrafricaine	*4,7*
Tchad	*3,4*

Source : Perspective Monde (2011)

Le taux de prévalence de la sous-alimentation est plus bas au Cameroun (22% de la population) qu'au Tchad (39% de la population) et en RCA (40% de la population), mais il reste plus élevé que les taux de prévalence de la sous-alimentation au Gabon (5% de la population) et au Congo (13% de la population).

Première partie : Le système de santé camerounais et la place de l'offre de santé informelle

Introduction de la Première partie

L'OMS (1978) définit la santé comme : « un état complet de bien-être physique, mental et social ». Il ne s'agit donc non pas uniquement de l'absence de maladie ou d'infirmité. Pour l'OMS, la santé constitue également un droit fondamental de l'être humain, elle n'est pas un bien négociable. Santé et croissance s'influencent mutuellement (Boyer, 2002), c'est pourquoi, la santé a toujours été considérée comme instrument essentiel de la politique économique. Dans le même ordre d'idées, la Commission des déterminants sociaux de l'OMS considère la santé comme un bien commun et non comme un produit commercial et recommande de faire de la santé, et de l'équité en santé, la préoccupation centrale des pouvoirs publics (OMS, 2009). Cela devrait permettre de garantir l'accès[29] de toutes les populations à des soins de santé de qualité et par conséquent générer une meilleure participation au processus de production. Cependant, au Cameroun, l'équité en matière d'accès aux soins reste un idéal à atteindre. Une partie importante des populations éprouve des difficultés pour bénéficier des soins dans le système de santé formel. L'informel semble être la solution adéquate pour répondre à leurs

---

[29] *Cet accès serait basé sur trois points essentiels qui constituent les principes d'action de l'OMS (OMS, 2009) :*

- *Améliorer les conditions de vie quotidienne des populations (c'est-à-dire les circonstances dans lesquelles les individus naissent, grandissent, travaillent et vieillissent pour garantir l'équité dès le départ), contribuer au développement d'un environnement salubre pour une population en bonne santé et assurer la protection sociale tout au long de l'existence. En effet, au moins 2 000 millions d'enfants dans le monde ne se développent pas pleinement et cette perte de potentiel a d'énormes conséquences sur leur santé et sur l'ensemble de la société.*
- *Lutter contre les inégalités dans la répartition du pouvoir, de l'argent et des ressources. C'est-à-dire, les facteurs structurels dont dépendent les conditions de vie quotidienne, au niveau mondial, national et local.*
- *Mesurer le problème de l'accès aux soins, c'est à dire l'analyser et évaluer l'efficacité de l'action mise en place pour venir à bout de celui-ci. Il s'agit d'étendre la base des connaissances, de se doter d'un personnel formé à l'action sur les déterminants sociaux de la santé et de sensibiliser l'opinion aux questions des déterminants sociaux de la santé.*

attentes en matière de santé. Cette partie a pour objectif d'appréhender la place de l'informel et notamment des micro-unités de soins (MUSI) dans ce système de santé.

Pour ce faire, il nous a semblé judicieux de présenter d'abord l'état des lieux et les fondements du système de santé camerounais (chapitre 1), ensuite d'analyser l'environnement dans lequel se développent les MUSI et les caractéristiques de ces structures (chapitre 2), et enfin de réaliser une analyse socio-économique des MUSI (chapitre 3).

Chapitre 1 : Etat des lieux et fondements du système de santé camerounais

Un système de santé peut être défini comme « un ensemble de moyens mis en œuvre pour atteindre un objectif de politique de santé ». Selon Majnoni d'Indignano (2001), il s'agit d'un ensemble plus ou moins cohérent de moyens de financement, d'information, de prévention et/ou de retraitement organisé en vue de maintenir ou d'améliorer la santé. Analyser un système de santé suppose donc de distinguer les acteurs qui interviennent dans ce système, leurs fonctions et leurs modes d'intervention dans un pays donné, selon un mode de coordination précis (marchand ou non marchand)[30]. Ceci implique également une quantification des flux qui transitent dans le système. Cet exercice est cependant difficile dans les pays en développement, et en particulier au Cameroun, du fait de l'absence d'enregistrement des données sanitaires ou d'un archivage souvent limité lorsque ces données existent. Les informations disponibles sur le nombre de ces acteurs, et sur leur rôle dans le système de santé, sont généralement détenues par les organisations internationales. Certaines données ne sont donc que des estimations, faites à partir des résultats des études épidémiologiques, le plus souvent initiées par ces mêmes institutions internationales.

Ce chapitre analyse l'organisation du système de santé camerounais en mettant en exergue le fait que son évolution est essentiellement influencée par des mesures imposées de l'extérieur issues des conférences internationales et des programmes des organismes internationaux. Il est également question de mettre en évidence le dualisme qui prévaut dans ce système (cohabitation entre secteur formel et informel) afin d'appréhender les fondements de l'offre informelle de soins.

---

[30] *La coordination marchande implique que les interactions entre les individus sont régies principalement par les prix et accessoirement par des règles ; alors que la coordination non marchande ou organisationnelle implique que ces interactions sont régies principalement par des règles et accessoirement par des prix (Béjean, 1994).*

1. Evolution du système de santé camerounais et confrontation aux modèles de référence

Nous montrons l'évolution du système camerounais qui a été stimulée par les politiques internationales. Nous présentons également les fondements de ce système.

1.1. Une évolution sous influence internationale

Audibert et Mathonnat (2003) présentent une évolution des systèmes de santé africains autour de trois grands modèles : la gratuité des soins, la contribution financière des usagers et le développement des mécanismes assurantiels. Dans cet ouvrage, nous mobilisons ces paradigmes qui permettent de décrire l'évolution du système de santé camerounais. Cette évolution a été impulsée par la charte d'Alma Ata sur « la santé pour tous en l'an 2000 », les PAS et l'initiative de Bamako, qui sont des politiques proposées par les organismes internationaux.

1.1.1. Application de la « santé pour tous » d'Alma Ata

Après son accession à l'indépendance en 1960, le Cameroun, comme la plupart des pays Africains, adopte la gratuité des soins comme cela était déjà le cas pendant la période coloniale. Le financement de la santé par l'Etat devait ainsi garantir l'accès aux soins de santé à toutes les couches sociales, et donc permettre aux populations bien portantes de participer efficacement à la production, ceci afin d'amorcer le décollage économique du pays. La santé dans sa globalité, est perçue, à cette époque, comme un service public, donc à la charge de l'Etat. C'est le règne de « l'Etat Providence » qui est renforcé par le boom pétrolier que le pays connaît.

Mais dès 1973, le premier choc pétrolier va créer des déséquilibres macroéconomiques dans les PED et en particulier au Cameroun. Les termes de l'échange se détériorent, les ressources financières se raréfient, entraînant un recours massif aux emprunts. Le fardeau de la dette se constitue ainsi progressivement. Cependant, dans le domaine de la santé, il est toujours question de garantir l'accès aux soins de santé à toutes les populations malgré les difficultés financières émergentes. Dans cette optique, se tient en 1978 la conférence d'Alma Ata dont le but est de réduire les inégalités importantes d'accès aux soins entre pays développés et PED.

a) Principes de la politique des « soins de santé pour tous »

Pouvoir garantir les soins de santé primaires aux populations pauvres est considéré comme « la clé pour atteindre un niveau acceptable de la santé à travers le monde dans un avenir prévisible, dans le cadre du développement social et dans l'esprit de service social … » (OMS, 1978). L'adoption des soins de santé primaires (SSP)[31] vise donc un meilleur résultat pour les indicateurs de santé (morbidité et mortalité), l'équité, la satisfaction de tous les usagers et le moindre coût des soins en Afrique. L'équité de l'accès aux soins devient une priorité au Cameroun (il s'agit d'un modèle d'inspiration socialiste et keynésien). A ce niveau, les soins offerts sont généralistes, globaux, continus, accessibles à toute la population et intègrent des services sanitaires nécessaires à d'autres niveaux de soins. Les principes qui fondent la Déclaration d'Alma Ata sont donc l'accès universel aux soins, la couverture sanitaire en fonction des

[31] *Les SSP sont des soins de première nécessité, correspondant au niveau d'entrée du système de santé (soins de première ligne).*

besoins des populations, l'engagement à garantir l'équité en matière de santé dans le cadre d'un développement orienté vers la justice sociale, la participation communautaire à la définition et à l'exécution des programmes de santé, l'adoption d'approches intersectorielles de la santé[32].

La déclaration d'Alma Ata est basée sur une régulation par l'Etat qui vise une efficience économique et sociale. La santé est considérée ici comme un droit fondamental, et afin de garantir l'accès de tous aux soins, elle est financée par l'Etat. Le Cameroun, comme tous les autres pays africains, a ratifié la Charte d'Alma Ata. Cette Charte met en avant les limites de la médecine curative, le concept des soins de santé primaires accordant une place importante à la médecine préventive. La prévention permet aux familles de limiter leurs cas de maladie et leur permet de recourir aux structures de santé quand cela est vraiment nécessaire.

Des campagnes préventives contre certaines maladies courantes sont menées dans certaines régions du pays. Plusieurs structures de santé sont construites pour permettre l'accès de toutes les couches sociales aux soins. Au sommet de la pyramide sanitaire au Cameroun il y a des hôpitaux généraux et centraux, puis un échelon intermédiaire qui compte des formations sanitaires régionales, puis enfin, un niveau plus bas qui comprend des structures périphériques chargées d'offrir des soins primaires. Mais les résultats de l'application des orientations d'Alma Ata sont en dessous des attentes (Okalla, 2006). Il convient d'expliquer pourquoi ces orientations ont connu un échec au Cameroun.

---

[32] *Basées sur la coordination du dialogue secteur public/secteur privé.*

b) Comment expliquer l'échec des mesures adoptées à Alma Ata ?

Selon Tanti-Hardouin (2009), l'échec des mesures adoptées à Alma Ata est lié aux modèles macroéconomiques développementalistes et marxistes, utilisés après les indépendances, qui ont en commun une vision évolutionniste de l'histoire sociale et du développement[33]. Voilà pourquoi l'orientation des investissements, essentiellement dans les domaines de l'exportation et de la restructuration d'industries industrialisantes, pénalise ainsi le domaine social au Cameroun (la santé et l'éducation).

L'échec de l'application des mesures d'Alma Ata trouverait également une explication dans la mauvaise répartition des richesses, la captation de la rente par les classes privilégiées au Cameroun et la corruption. Mais également dans les appropriations des richesses par les entreprises transnationales puissantes et dans les politiques fiscales qui ne garantissent pas à l'Etat la réappropriation des recettes fiscales, contributrices à l'amélioration des conditions de vie des populations.

Avec l'arrivée de la crise dans les années 1980, le problème de financement des activités économiques se pose plus encore. C'est dans ce contexte que les PAS sont imposés aux Etats africains par les institutions de Bretton-Woods.

1.1.2. De l'ajustement structurel au recouvrement des coûts

La crise des années 1980 a limité la capacité de financement du gouvernement et provoqué la dégradation des services sociaux. Pour venir à bout de cette crise, la mise en place des PAS est imposée par le FMI et la BM. Ils correspondent à un modèle économique basé sur la libéralisation des échanges, la prédominance des forces du marché et la redéfinition des interventions de l'Etat dans l'activité économique.

---

[33] *Il faut franchir des étapes pour prétendre à la croissance et au développement économique comme l'a prédit Rostow.*

C'est dans un contexte de crise, d'endettement croissant, de détérioration continue des termes de l'échange et de déficit budgétaire récurrent, qu'un ajustement est identifié comme nécessaire par le FMI et la BM[34].

L'objectif principal de l'application des PAS en Afrique, et au Cameroun en particulier, est le rétablissement de la croissance perdue à cause de la crise des années 1980. Ainsi, la première génération de PAS (1981 à 1984) se concentre sur le rétablissement de l'équilibre macroéconomique, la seconde génération (1984 à 1986) prend plus en compte la dimension sociale de l'ajustement et la troisième génération (1987-1997) incorpore la réduction de la pauvreté comme objectif fondamental des efforts d'ajustement, au même titre que la relance de la croissance.

Les PAS se caractérisent au Cameroun, entre autres, par le gel des recrutements dans la fonction publique, la baisse des salaires (de 50 à 60% en 1993) et, de fait, la baisse du pouvoir d'achat des patients. Cette baisse du pouvoir d'achat des usagers a pour conséquence la réduction de la demande de soins, ceux-ci devant arbitrer entre plusieurs dépenses. Cette situation confine la population dans une trappe de pauvreté. La réduction du budget de l'Etat, dans tous les domaines, a aggravé la situation. Elle est à l'origine de la relégation au second plan des secteurs sociaux ainsi celui de la santé, jugé « non productif ». On assiste à l'abandon progressif de la maintenance des infrastructures et équipements hospitaliers. C'est pour sortir de cette impasse que le Cameroun va ratifier la Charte de Bamako en 1987, initiée par l'OMS, l'UNICEF et les gouvernements des pays d'Afrique Centrale et de l'Ouest. L'Initiative de Bamako consacre ainsi l'abandon du modèle Keynésien au profit des mécanismes du marché dans le secteur de la santé.

[34] *Le FMI et la BM interviennent en Afrique dans le cadre de leur mission qui consiste à veiller au développement harmonieux des échanges internationaux et au maintien des équilibres des balances des paiements internationaux.*

a) Les fondements du transfert du financement de la santé de l'Etat aux ménages

Dans ce contexte, et afin de dynamiser le secteur de la santé, le Cameroun adhère aux résolutions de la conférence de Bamako en 1987. Il s'agit du recouvrement des coûts, de l'accès de toutes les couches sociales aux soins de santé primaires (SSP), de la décentralisation de la prise de décision dans les districts de santé notamment en ce qui concerne la gestion des soins de santé primaires et de la décentralisation de la gestion financière du système de santé afin que les ressources produites localement soient gérées par les communautés concernées. Il s'agit également du respect des principes relatifs au financement communautaire des services de santé à tous les niveaux du système de santé, de l'apport d'une contribution substantielle aux SSP, de l'intégration du concept de médicament essentiel dans la politique nationale de santé, de la prise de mesures telles que l'exonération et les subventions pour garantir l'accès des couches sociales les plus défavorisées aux soins et la définition claire d'objectifs intermédiaires et d'indicateurs de progrès (OMS, 2009).

Ainsi, le recouvrement des coûts vise le retrait, partiel de l'Etat de la sphère sanitaire et le recours au financement par les patients. Il a également pour but d'instaurer des unités de soins de proximité, de pallier au problème de paupérisation du système de santé publique et d'assurer la disponibilité des médicaments génériques essentiels et une meilleure qualité des soins de santé.

Des études sur la relation entre la demande de soins et le recouvrement des coûts sont menées dans les PED après l'instauration de cette politique de recouvrement des coûts. Ces études rentrent dans la problématique de l'équité et de l'accès aux soins des pauvres. Les recettes engendrées par le recouvrement des coûts doivent surtout supporter certaines dépenses locales de fonctionnement comme les médicaments, les outils de gestion et le salaire du gestionnaire de cette politique. Les autres dépenses, comme les investissements et les salaires du personnel de santé, doivent être couvertes par les budgets de l'Etat.

Le recouvrement des coûts doit permettre d'assurer la disponibilité permanente des médicaments de bonne qualité au niveau des formations sanitaires pour le bien des populations. La participation communautaire se traduit, sur le terrain, par l'existence d'un comité de gestion qui gère les recettes engendrées par le recouvrement des coûts. Cette gestion communautaire est supposée garantir une parfaite transparence de l'utilisation des fonds pour les populations et crédibilise le système. Ce comité de gestion est choisi au sein du comité de santé du dispensaire. Ce dernier définit les orientations en matière de politique sanitaire et représente tous les villages concernés par sa zone. Outre la participation communautaire, le recouvrement des coûts impose une rationalisation des coûts[35].

En 1997, le gouvernement camerounais s'est engagé dans un programme économique et financier à moyen terme en vue de rétablir les équilibres macroéconomiques et financiers du pays. Le Cameroun devient alors éligible à « l'initiative d'allègement de la dette des pays pauvres très endettés » et c'est dans ce contexte, que sont élaborées des stratégies sectorielles dans les secteurs de la santé, de l'éducation, de l'agriculture et des infrastructures.

Les allègements consentis doivent, en effet, être consacrés aux réformes structurelles et au développement des secteurs sociaux afin de rendre les administrations des secteurs concernés plus opérationnelles, notamment dans la gestion des ressources humaines, matérielles et financières. Les trois principaux objectifs du Plan national de développement sanitaire 1999-2008 sont :

- rendre les districts de santé fonctionnels et performants ;
- maîtriser la progression de l'infection à VIH/sida à travers un programme de lutte centré sur le district de santé ;
- développer et mettre en place, au niveau des districts, des mécanismes décentralisés de financement des soins de santé ainsi qu'un système performant de mutualisation du risque maladie.

L'hypothèse économique sur laquelle est basée la politique de recouvrement des coûts est que les populations sont capables de payer

[35] *C'est-à-dire l'utilisation des Médicaments Essentiels Génériques à coût nettement inférieur à la qualité, par rapport aux spécialités, de par leur forme, leur conditionnement et surtout leur achat au cours mondial au travers d'une centrale nationale (appel d'offre). Cela ne devrait pas limiter la demande de soins dans toutes les couches sociales.*

des soins de santé (Jimenez, 1995). En revanche, la critique apportée à cette politique est que ces mesures libérales s'appliquent davantage aux populations bénéficiant d'un niveau de vie élevé, de revenus fixes et constants, et d'une bonne couverture maladie (Tanti-Hardouin, 2009). Si ces conditions ne sont pas remplies, le système de santé s'expose à une « trappe de pauvreté ». Depuis 1987, le paiement à l'acte (recouvrement des coûts) est appliqué au Cameroun et le financement privé (par les patients) représente plus de la moitié des financements du système de santé. Cette orientation présente également des modalités qu'il convient d'analyser.

b) Les modalités du recouvrement des coûts

On peut distinguer trois modalités de mise en œuvre du recouvrement des coûts :

- Le paiement des différentes prestations : Le patient paie sa consultation et les actes médicaux prescrits par le professionnel de santé, ainsi que les médicaments.
- Le paiement forfaitaire : Il est basé sur le paiement d'un prix unique pour tout type de consultation. Il tient compte du prix des actes médicaux et du prix des médicaments délivrés. Il permet ainsi la distribution du coût des soins entre les malades.
- La cotisation périodique : C'est un mécanisme semblable à celui des mutuelles. Les populations cotisent pendant une période donnée (généralement annuelle) et bénéficient de soins gratuits ou à tarifs préférentiels. Ce mode de financement dépend néanmoins de la qualité des soins offerts dans les structures de santé.

Au Cameroun, le paiement des différentes prestations est pratiqué. Mais les populations vulnérables éprouvent des difficultés à payer ces prestations compte tenu de leur revenu limité, ce sont pourtant elles qui vivent le plus souvent dans des milieux favorables à la prolifération des maladies.

Pour garantir les soins de santé primaires (SSP) aux populations, l'initiative de Bamako va également lancer la politique de décentralisation des systèmes de santé en Afrique (initiée lors de la conférence d'Alma Ata). C'est cette politique qui est théoriquement appliquée par le Cameroun depuis 1992, et qui détermine l'organisation de son système de santé. Le Ministère de la Santé Publique (MSP) a également mis sur pied un Plan National de Développement Sanitaire (PNDS) de 1998 à 2008. Les grandes orientations stratégiques retenues sont la réduction d'un tiers de la mortalité et de la morbidité des groupes les plus vulnérables, la création de structures de santé délivrant le Paquet Minimum d'Activités (PMA) à une heure de marche pour 90% de la population, et la pratique d'une gestion efficace des ressources dans 90% des structures sanitaires jusqu'en 2008 (Okalla, 2006).

La nécessité de décentraliser le système de santé camerounais vient de la volonté du gouvernement de restructurer ce secteur qui s'est avéré sous-utilisé, depuis la crise des années 1980, en raison de son délabrement, des ressources humaines insuffisantes et d'une faiblesse institutionnelle, notamment en matière d'exécution des crédits d'investissement inscrits au budget, mais également pour changer les attitudes des ménages, en matière de consommation de santé. Puisque ces derniers optent, depuis la crise, en majorité pour le secteur informel. La constitution du Cameroun de 1996 consacre le principe de décentralisation[36] avec l'organisation du pays en collectivités territoriales décentralisées (régions et communes). Chaque région est donc censée être compétente pour organiser son développement économique, social, sanitaire, éducatif, culturel et sportif.

Selon Médard (2001), l'insuffisance de régulation et d'encadrement du secteur de la santé au Cameroun conduit à une faible disponibilité du médicament essentiel de qualité. Le Ministère de la santé doit développer, dans le cadre de la décentralisation sanitaire, des outils de régulation et en particulier une politique tarifaire des médicaments essentiels génériques (MEG). Il doit également développer une assurance de qualité, puisque l'instance de concertation multisectorielle existante a été, jusque-là, peu productive. En outre, la décentralisation sanitaire envisagée par le gouvernement vise une meilleure offre de soins qui tient compte des réalités économiques du

[36] *La décentralisation sanitaire correspond au transfert des compétences sanitaires de l'Etat vers les collectivités territoriales (communes, départements, régions).*

secteur de la santé au Cameroun, ce qui devrait garantir un accès aux soins de qualité aux ménages. Cette décentralisation et les SSP rentrent également dans le cadre des chartes internationales ratifiées par le Cameroun.

c) Place de la décentralisation et des SSP dans les chartes internationales signées par le Cameroun

Tout en respectant cet objectif de décentralisation, l'Organisation de l'Unité Africaine (OUA) s'est également dotée de compétences sanitaires en Afrique. Sa charte (1963) se réfère à la notion de bien-être (alinéa 9 du préambule). L'article 2 prévoit que « les Etats membres coordonneront et harmoniseront leurs politiques générales, en particulier dans les domaines suivants : santé, hygiène et nutrition », et l'article 20 porte sur la création de la commission de l'éducation, de la science, de la culture et de la santé. Le Cameroun a ratifié cette charte. Le droit à la santé a également été reconnu dans la charte africaine des droits de l'homme et des peuples (art. 16) adoptée au sommet de l'OUA à Nairobi en 1981 (et entrée en vigueur en 1986). La charte africaine des droits et du bien-être de l'enfant issue du sommet de l'OUA à Addis-Abeba en 1990, consacre son article 14 à la santé et aux services médicaux. Il convient également de tenir compte des compétences sanitaires détenues par les organisations sous-régionales africaines. Le traité d'Abuja de 1991 établit une base juridique spécifique pour des actions en Afrique dans le domaine de la santé. L'article 73, stipule, en effet, que « les Etats membres conviennent de promouvoir et de renforcer leur coopération dans le domaine de la santé ». A cette fin, ils s'engagent à coopérer en vue notamment de développer les soins de santé primaires, et de promouvoir la recherche médicale et plus particulièrement dans le domaine de la médecine traditionnelle et de la pharmacopée africaine ».

Le droit africain de la santé se définit donc comme étant l'ensemble des règles juridiques établies par les organisations internationales et les autorités étatiques nationales, applicables en Afrique aux actions de santé, en vue de la protection des droits de la personne humaine et du développement. Le droit africain de la santé est un droit essentiellement déclaratoire au plan international, dont la mise en œuvre dépend de la bonne volonté des Etats. La liaison entre santé et développement est importante dans le cadre de ce droit « tiers-mondiste de la santé ». Mais ce droit est fortement influencé par les activités de la région africaine de l'OMS, malgré le fait que le préambule de la constitution de l'OMS stipule que les compétences de base, en matière sanitaire, appartiennent aux Etats. Le mouvement de décentralisation mondiale de la santé, en pleine généralisation actuellement en Afrique, est préconisé par l'OMS.

Ce mouvement de décentralisation est mis en place dans le respect des clauses de la première conférence internationale pour la promotion de la santé (Ottawa, 1986). Cette dernière a adopté une charte qui considère que les actions de promotion de la santé consistent à : élaborer une politique favorable à la santé, créer des milieux favorables, renforcer l'action communautaire, développer les aptitudes individuelles, réorienter les services de santé.

En outre, les clauses d'Ottawa et la stratégie de santé pour tous (SPT) d'ici 2000 traduisent (OMS, 2009), en grande partie, des orientations prises par le droit international de la santé. Cette stratégie a été adoptée par l'OMS en 1979, puis par l'ONU en 1981 (dans le cadre de la troisième décennie des nations unies pour le développement).

L'élément central de la SPT en 2000 est constitué par le programme de soins de santé primaires. Ce programme a été élaboré lors de la conférence d'Alma Ata (ex-URSS, aujourd'hui Kazakhstan) organisée en 1978 par l'OMS et le FISE/UNICEF. Le concept de soins de santé primaires (SSP) est général. Il est mis en œuvre, non seulement dans les PED, mais également dans les pays industrialisés (conférence de Bordeaux). La réunion de Riga, organisée en 1988 par l'OMS, pour le dixième anniversaire de la déclaration d'Alma Ata, a réaffirmé les principes de base des SSP. Les SSP sont considérés comme globaux, mais à partir de 1982, des SSP sélectifs (comme les vaccinations pour les enfants et les femmes enceintes) ont été privilégiés. L'OMS a fait admettre aux Organismes Intergouvernementaux (OIG) et ONG, intervenant dans le domaine de la santé, de participer à la réalisation des SSP. La théorie des SSP est fondée sur le principe de la décentralisation médicale. Il s'agit de soins de santé essentiels, universellement accessibles par des moyens acceptables pour leurs destinataires[37].

La technique principale, utilisée dans le cadre des SSP au Cameroun, est la vaccination. De nombreux PED (comme le Cameroun) ont suivi les recommandations de l'OMS en lançant des campagnes nationales de vaccination (dans le cadre des PEV). L'OMS a mis en œuvre, à partir de 1974, programme élargi de vaccination (le PEV) afin d'assurer la vaccination de tous les enfants contre six maladies : coqueluche, diphtérie, poliomyélite, rougeole, tétanos et tuberculose. Cela facilite l'accès gratuit des ménages à ces vaccins pour leurs enfants, d'où la demande accrue dans le domaine de la vaccination. En 1982, les PEV ont été introduits dans la stratégie des SSP. L'OMS a édité des normes en matière de vaccination (des délais de validité ont été codifiés). Le système de santé camerounais a été restructuré. Au sommet de la pyramide sanitaire se trouvent désormais les services centraux, le niveau intermédiaire comprend les hôpitaux régionaux et le bas de la pyramide regroupe les structures de santé périphériques (districts de santé, hôpitaux de district, centres médicaux d'arrondissement et centres de santé intégrés). A côté du secteur public, il y a le secteur privé. Pour appréhender le système de santé camerounais, il convient également d'analyser l'organisation de la rencontre de l'offre et la demande au sein de ce système et son mode de régulation. S'agit-il d'un modèle de santé importé ou d'un système de santé propre au Cameroun ?

1.2. Le système de santé camerounais au miroir des modèles de référence

Pour appréhender le modèle de santé camerounais, nous allons analyser l'adéquation de l'offre et de la demande de soins, mais également le mode de régulation et de financement de ce système.

[37] *Cf. 8ème rapport sur la situation dans le monde, 1993, p. 49.*

1.2.1. Adéquation de l'offre et de la demande

L'Organisation Mondiale de la Santé (OMS) assigne trois objectifs aux systèmes de santé : améliorer et maintenir l'état de santé de la population, assurer la réactivité du système et garantir une contribution équitable de la part de la société (OMS, 2009). Pour cela, il doit mobiliser toutes les ressources nécessaires (financements suffisants, investissements et formations du personnel sanitaire, contrôles administratifs de bon fonctionnement des structures de santé, etc.). Le modèle de santé est conçu ici comme un système de santé connu, basé sur une philosophie précise (universalité, libéralisme et/ou modèle professionnel ou bismarckien[38]). Généralement, les systèmes de santé des pays africains se fondent sur les politiques sanitaires héritées de la colonisation et importent des modèles de système de soins qui ne tiennent pas compte des réalités locales. Cette partie étudie le modèle de santé camerounais à travers l'appréhension de la rencontre entre offre et demande de soins. Pour cela, il sera question d'analyser le passage du besoin de soins à la demande, ainsi que l'offre et le financement des soins.

a) Besoin et demande de soins au Cameroun

Il est important d'analyser les besoins en santé pour une meilleure orientation des politiques publiques, mais également pour réduire les inégalités d'accès aux soins au travers d'une allocation efficace des ressources. La définition du besoin en santé revêt deux perspectives : microéconomique (individuelle) et macroéconomique (populationnelle)[39].

Au Cameroun, comme ailleurs, en cas de maladie, l'individu éprouve le besoin de se soigner pour recouvrer la santé puisqu'il s'établit un écart entre l'état de santé observé et l'état de santé désiré. Pour atteindre cet objectif, le premier choix des individus en milieu

[38] *Se référer à l'annexe 4 pour une présentation des différents systèmes de santé.*
[39] *Cf. annexe 8 pour une définition du besoin, de la demande et de l'offre en santé.*

urbain camerounais est généralement le recours à la médecine moderne (INS/ECAM, 2007).

L'influence de la culture européenne et du christianisme se fait au détriment des techniques de guérison traditionnelle. En effet, herbes, plantes, écorces et autres matériaux de la pharmacopée locale sont pratiquement abandonnés depuis l'époque coloniale, au profit de la médecine moderne. Le plus souvent, pour les ménages aisés, le malade est directement conduit dans une formation sanitaire agréée[40]. Mais les ménages moins riches et démunis n'adoptent pas le même comportement.

Le recouvrement des coûts limite le recours de ces populations démunies aux soins, comme c'est le cas dans d'autres pays africains tels que le Tchad et le Kenya (Wyss et al, 1999), même si d'autres études (Audibert et Mathonnat, 2000 ; Chawla, et al, 2000) ont démontré que le recouvrement des coûts a eu un impact positif, en matière d'accès à certains services sanitaires[41]. Pour les ménages démunis du Cameroun, le recours à un centre de santé agréé n'est pas tout à fait immédiat. Ils pensent, ou espèrent, en général qu'il s'agit d'une maladie passagère qui ne nécessite pas un important investissement en santé. Ils assimilent d'abord toute apparition de fièvre au paludisme qui est une maladie répandue au Cameroun et dont le remède est connu (INS/ECAM, 2007). Un traitement est préalablement entrepris à domicile ou dans une MUSI. Si la situation n'évolue pas, le malade est alors envoyé dans une structure de santé moderne formelle. Lorsque l'accès aux hôpitaux ou aux cliniques s'avère impossible, il est fréquent que le personnel médical oriente le malade dans une structure traditionnelle.

Toutefois, de nombreuses mesures sont mises en place par le gouvernement pour soutenir la demande de soins : la gratuité de certains examens médicaux (par exemple les consultations prénatales) ou des traitements tels celui de la tuberculose, du VIH/SIDA, la dialyse etc. Après avoir analysé le besoin et la demande de soins au Cameroun, il est important d'appréhender l'offre et le financement de

---

[40] *Le paludisme représente la première cause de mortalité et de morbidité au Cameroun.*

[41] *Il s'agit de l'accès au programme élargi de vaccination en Mauritanie et de l'utilisation des soins au Niger.*

ces soins, de quel type d'offre s'agit-il ? Quel est le modèle de financement appliqué ?

b) Une offre et un financement de soins de type dualiste

Quelles que soient les réformes apportées aux systèmes de santé des PED, et du Cameroun en particulier, elles se basent toutes sur les principes des systèmes universels en matière d'offre de soins. L'objectif est de garantir l'équité, l'universalité et une couverture sanitaire de bonne qualité à toutes les couches sociales, mais ce but n'est pas encore atteint. Ainsi, depuis l'adoption de la politique de recouvrement des coûts, les PED ont opté pour le paiement à l'acte dans le but de limiter les inégalités d'accès aux soins entre les différentes couches de la société. Cela semble *a priori* contradictoire, mais l'idée sous-jacente est que le paiement des soins par les usagers devrait générer des ressources qui pourraient être réinvesties dans le système de santé pour l'améliorer. Cela devrait permettre au gouvernement de garantir l'accès aux soins à tous les individus pour que ces derniers puissent mieux participer à la croissance et au développement.

Ce système basé sur le paiement à l'acte coexiste néanmoins avec le système de type professionnel, puisque dans certains corps de métier, les salariés disposent d'une sécurité sociale[42]. Une vingtaine de compagnies privées proposent des polices d'assurance maladie. Par contre, les fonctionnaires sont affiliés à la sécurité professionnelle représentée au Cameroun par la CNPS[43], ce qui relève d'une protection sociale basée sur le salariat et l'exercice d'un emploi. La protection sociale, assurée par la CNPS, est financée par des cotisations sociales. La CNPS couvre uniquement certains risques, à savoir : la branche prestations familiales (allocation pénale pour

[42] Moins de 1% de la population camerounaise bénéficie d'une couverture maladie (INS/PETS, 2010).

[43] Le décret N°2000/692 du 13 Septembre 2000 fixe les modalités d'exercice du droit à la santé du fonctionnaire.

femmes salariées et épouses de salariés, allocation de maternité, consultations prénatales et allocation décès), la branche assurance pensions (pension vieillesse à partir de 60 ans, pension vieillesse anticipée à 50 ans, la pension d'invalidité, etc.) et la branche risques professionnels (en cas d'accident de travail, frais médicaux, rente aux survivants, etc.). Il existe également environ 158 mutuelles de santé communautaires de corps de métier (sociétés privées et parapubliques, administrations et métiers indépendants) et semi-communautaires (INS/PETS, 2010).

Les travailleurs du secteur informel constituent cependant plus de 80% de la population active en Afrique (BIT, 2008) et se trouvent, de fait, dans une situation de vulnérabilité. Cependant, ils ne disposent pas de couverture sanitaire. Ils sont le plus souvent exclus du secteur moderne, faute de ressources financières, et se rabattent sur le secteur informel de la santé. Les programmes gouvernementaux d'Assurance Maladie Obligatoire (AMO)[44]sont considérés comme une alternative au financement des services de santé en Afrique pour faciliter l'accès aux soins des populations ne bénéficiant pas d'une couverture maladie. Les dépenses directes, ainsi qu'une aide des donateurs, peuvent permettre d'expérimenter l'assurance privée volontaire et le système d'AMO. Mais ces pays se heurtent à de nombreuses difficultés concernant les trois fonctions fondamentales du financement de la santé, à savoir : la collecte de fonds, la gestion des risques et l'achat des soins. La corruption qui y règne constitue également une entrave.

En Afrique, nous observons le développement de mutuelles (Pairault, 1990 ; Raillon, 2000) qui, demain, pourraient répondre aux besoins de santé des personnes qui ne bénéficient pas d'une assurance maladie. Ces mutuelles se développent au Cameroun depuis les années 2000 et sont initiées par la coopération bilatérale et multilatérale[45].

---

[44] *Mécanisme de couverture sanitaire basé sur le principe de prise en charge solidaire des dépenses sanitaires, en vue de garantir un accès équitable aux soins à toute la population.*

[45] *Par les coopérations techniques belge et allemande, et grâce aux ressources financières issues de l'IPPTE, avec l'appui technique de l'ONG Suisse SAILD (service d'Appui aux Initiatives Locales de Développement) et de l'association canadienne APCAS (Association pour la Prévention de la Contamination de l'Air et du Sol).*

Le système de santé des PED est sur la voie de la mutualisation, comme ce fut le cas en France et dans toute l'Europe au XIX siècle (Criel et al, 1999) grâce aux revendications croissantes des mouvements ouvriers et à la montée du socialisme pendant la révolution industrielle. Cependant, la dynamique mutualiste africaine est différente de la situation européenne du XIXème siècle (N'diaye, 2006). Dans les pays africains, l'appui institutionnel est difficile et la nécessité du développement des mutuelles est initiée par les partenaires du développement (BIT, BM et autres) avec la promotion de la micro-assurance de santé (Letourmy, 2003). Toutefois, on ne peut s'empêcher de remarquer l'engouement du Cameroun pour l'assurance maladie qui, sous des formes diverses (micro-assurances santé, mutuelles, régimes obligatoires, etc.) figure dans l'agenda politique de ce pays, aussi bien dans le Document de Stratégie pour la Croissance et l'Emploi (DSCE) que dans la Stratégie Sectorielle de la Santé (SSS) initiée par le Ministère de la Santé en 2001 et dans le Plan Stratégique de Promotion et Développement des Mutuelles de Santé au Cameroun[46]. Le but que cherche à atteindre le gouvernement est de créer une mutuelle de santé par district de santé et de couvrir au moins 40% de la population par ces mutuelles au plus tard en 2015. En 2008, l'arrêté du Ministère de la Santé n°159/PM a mis en place un comité interministériel de réflexion sur la modernisation de la sécurité sociale.

Il existe deux types d'exclusion dans l'accès aux soins au Cameroun. D'une part, une exclusion temporaire, liée essentiellement à un manque de ressources à un moment donné de l'année, et d'autre part une exclusion permanente qui a pour conséquence une impossibilité totale de bénéficier des soins modernes (Ridde et al, 2004). Le premier type d'exclusion peut trouver solution dans le prépaiement ou le partage des risques : c'est le cas avec les organismes médicaux privés (HMO) qui sont des petits organismes, à but lucratif, de gestion des décisions médicales et du traitement des usagers aux Etats-Unis. Mais le système de santé camerounais génère

---

[46] *Ce plan a été validé et adopté au terme du forum national coprésidé par le Ministère de la Santé du Cameroun et le Ministère du travail et de la Sécurité Sociale (MINTSS) en 2006.*

très peu de revenus et les mutuelles restent peu représentées, deux tiers d'entre elles ont moins de trois ans. Leur activité ne profite qu'à une petite partie de la population et en aucun cas aux pauvres.

En matière de demande de soins, et alors qu'il est important de lutter contre les maladies infectieuses qui sévissent le plus en Afrique (SIDA, tuberculose et paludisme), les paradigmes, basés sur la gratuité des soins et le recouvrement des coûts, connaissent ainsi un renouvellement basé sur l'instauration de mécanismes d'assurance. L'idée est ici que la santé doit constituer un moteur de croissance économique (Moatti et al, 2009). On constate ainsi qu'avec ce nouveau mouvement fondé sur le développement du système d'assurance santé public et privé, la santé est placée en amont du processus de développement en Afrique, contrairement aux précédentes approches (approche de la gratuité des soins et celle du recouvrement des coûts).

A côté du secteur public de santé, s'est également développé un secteur de santé informel : micro-unité de santé, certains GIC/ONG, tradipraticiens et autres, réservés aux populations non couvertes par une assurance ou une mutuelle. Ce secteur participe à une approche plus libérale de l'offre et de la demande de soins c'est-à-dire basée sur les mécanismes du marché où le prix est déterminé à partir de la confrontation de l'offre et la demande. Dans ces structures, un traitement est proposé au malade en tenant compte de « l'histoire de sa maladie » et de son pouvoir d'achat, (les prix sont flexibles dans ce secteur car adaptés à la demande). Le système camerounais est donc dualiste puisqu'il existe une cohabitation entre secteurs formel et informel.

1.2.2. Le système de santé camerounais : une double régulation et une administration unique

Du fait de la dualité du système de santé camerounais (cohabitation entre secteurs formel et informel) et de l'adoption du recouvrement des coûts, son mode de régulation combine tutelle publique et logique du marché, mais son administration est basée sur la décentralisation.

a) Une régulation combinant tutelle publique et logiques du marché

La régulation sanitaire consiste en l'application de mesures, plus ou moins complexes, pour permettre un fonctionnement efficace du système de santé. Plusieurs instruments ou techniques[47] de régulation existent en fonction du type de système de santé (Beveridge[48] et/ ou Bismarck[49], ou libéral[50]) et de la sociologie du pays. C'est ainsi que, pour résoudre par exemple le problème des files d'attente dans les systèmes de santé universel (de Beveridge), il est généralement appliqué des mécanismes de marché. Après la non réalisation de l'objectif d'universalité dans l'accès aux soins dans les années 1980, l'introduction des mécanismes de marché et de responsabilisation des acteurs de la santé (la régulation par la demande ou la participation financière des malades) en Afrique, s'est avérée nécessaire pour l'OMS et L'UNICEF (Ridde et al, 2004). L'idée est que la participation financière des malades permettra le prélèvement de ressources financières qui pourront ensuite être réinvesties, par le gouvernement, dans le système de santé et contribuer ainsi à

---

[47]*L'annexe 9 présente les différentes techniques de régulation des systèmes de santé.*

[48]*Le modèle de santé universel (de type Beveridge) est également appelé « national », car la tutelle des services de santé et le financement sont assurés par un même organisme qui dépend de l'Etat (grâce aux impôts). Les systèmes qui pratiquent cette forme d'assurance maladie trouvent leur essence dans la pensée de Majnoni d'Indignano (2001). L'auteur se base sur une approche humaniste et sur la pensée économique de John Maynard Keynes (sur la nécessité de l'intervention de l'Etat pour réguler les activités économiques).*

[49] *Dans le système Bismarckien (ou professionnel), le droit à la santé et à l'assurance maladie est un attribut du travailleur et de ses « ayant droit » : sa famille ou ses proches. Les prestations sont financées à la fois par les entreprises et par les travailleurs. Les fonds proviennent donc, en majorité, de cotisations prélevées sur les salaires et versées par les entreprises. La solidarité est limitée ici au plan professionnel.*

[50] *Le système de santé libéral est un système dans lequel l'accès aux soins de santé répond aux principes du marché. Il n'est pas réglementé par l'Etat. L'évolution des dépenses obéit avant tout aux lois du marché. L'essentiel de la régulation dépend des agents économiques pris individuellement et est imposé par les patients (les demandeurs de soins).*

l'amélioration de l'offre de soins, tout en tenant compte de la capacité de financement des populations. Le paiement direct par les usagers représente 98% des dépenses privées, soit 75% des dépenses sanitaires totales au Cameroun (OMS, 2009).

Le MSP est le régulateur du système de santé. Il organise l'offre de soins, fixe le prix des produits médicaux et des consultations dans les structures de santé publiques. Il intervient également dans la régulation de l'offre, à travers les médicaments et les dispositifs médicaux afin d'éviter la surfacturation des actes médicaux. L'Etat est également le garant de la coopération « secteur public/secteur privé/société civile ».

Mais dans le contexte sanitaire informel au Cameroun, la régulation s'établit grâce aux conventions implicites, les nouveaux offreurs de soins fixent les prix de consultations et de médicaments en tenant compte des prix pratiqués par les producteurs de soins déjà en présence sur le marché. La régulation et la réglementation sont donc le fait de conventions qui prévalent dans le système informel de soins et non de la réglementation étatique, cela permet de mettre en évidence l'évolution des MUSI en marge du système officiel. Les MUSI sont donc situées hors du système de santé. En outre, les tarifs qui y sont pratiqués sont également négociables en fonction du pouvoir d'achat du malade.

b) Une administration basée sur une décentralisation en construction

La réglementation, dans le domaine de la santé, est également assurée par l'Etat à travers le MSP qui fixe les lois qui régissent le fonctionnement du système de santé et l'exercice des activités médicales. Le patrimoine immobilier, dans le secteur de la santé, est géré par le Ministère des Travaux Publics (INS/ECAM, 2007). Les salaires des médecins et des personnels paramédicaux sont payés par le Ministère des Finances. Le Ministère de la Santé Publique gère les investissements et les programmes de santé.

Ce système est officiellement décentralisé. En effet, selon la constitution camerounaise de 1996, le Cameroun est un Etat décentralisé, constitué de 10 régions autonomes.

Chaque région reçoit un budget en fonction de ses besoins sur le plan sanitaire. Cependant, le processus de décentralisation dans le secteur de la santé publique connaît des retards, notamment dans les collectivités locales. Chaque structure a un budget qui est défini par son conseil d'administration. Les sources proviennent essentiellement du ticket modérateur et du coût des diverses prestations sanitaires, ainsi que des subventions de l'Etat et de l'aide au développement qui transitent par le MSP. Or, la décentralisation préconisée par l'OMS passe également par l'autonomisation financière des structures de santé et la responsabilisation du personnel.

La structure pyramidale du système de santé camerounais ne traduit pas forcément l'autonomie de ce système. Chaque niveau n'est pas autonome financièrement dans la gestion de ses structures. Cette pyramide comprend des services centraux, les services intermédiaires ou régionaux et les structures de santé périphériques (cf. figure 4)[51].

---

[51] *Les différents services qui apparaissent dans la pyramide sanitaire sont présentés dans la section ci-après relative à l'organisation actuelle et aux carences structurelles du système de santé camerounais, précisément dans la sous-section consacrée aux formations sanitaires publiques.*

Figure 4 : Pyramide sanitaire du Cameroun

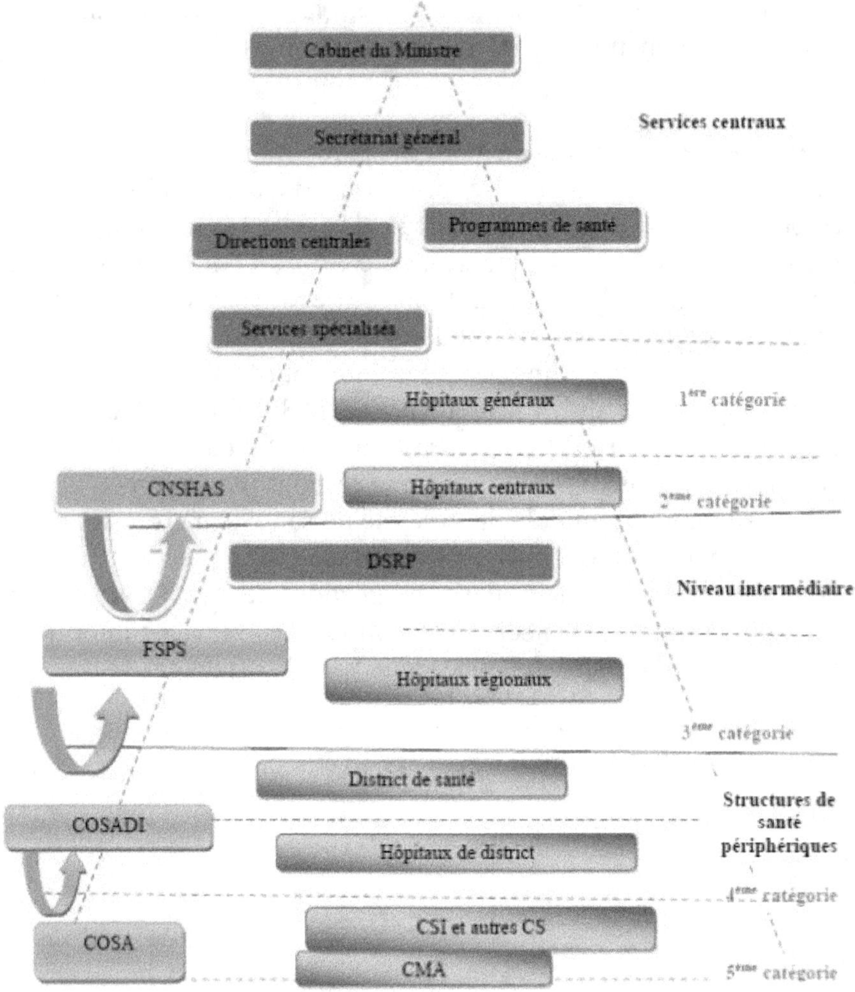

Source : MSP (2008)

2. Organisation actuelle et carences structurelles du système de santé camerounais

Cette section présente les acteurs du système de santé camerounais (les formations sanitaires publiques et privées, les pharmacies également), ses modes de financement et les carences structurelles qui en découlent.

2.1. Les acteurs : les formations sanitaires et les pharmacies

Le système de soins camerounais comprend le secteur public, qui trouve son origine dans la médecine coloniale hospitalière et militaire gratuite, géré par le Ministère de la Santé Publique, le secteur privé formel[52], le secteur privé informel (PNUD, 2006) et des pharmacies. Le secteur quantitativement dominant par son personnel et son équipement reste le secteur public.

Le secteur public entretient des relations avec le secteur privé formel. Dans ce cadre, les structures privées participent à la mise en œuvre des différentes orientations politiques de santé (lutte contre le SIDA, campagnes de vaccination etc.). Les structures privées formelles sont considérées comme des structures périphériques (INS/PETS, 2010). Ces structures définissent le cadre de leur collaboration avec le MSP. L'Etat soutient ces formations privées formelles grâce au projet « Contrat de Désendettement et de Développement (C2D) » qui dégage des financements pour cela au travers de la contractualisation et de conventions depuis 2007. Il s'agit de conventions concernant l'offre de soins, la concession des infrastructures publiques de santé et des subventions destinées à la

---

[52] *Comprenant le secteur privé lucratif et le secteur privé confessionnel qui représente 40% de ce secteur.*

réhabilitation de ces infrastructures. Par contre, le secteur public n'entretient pas de relations officielles avec le secteur privé informel. Toutefois, ce dernier bénéficie souvent de dons (en vaccins, en moustiquaires etc. provenant du gouvernement ou des ONG pendant les campagnes de vaccinations et prévention contre le paludisme (cf. chapitre 3). Par ailleurs, les médecins du secteur privé et public de santé interviennent également dans le secteur informel de la santé.

Figure 5 : Les différents acteurs du système de santé et leurs relations

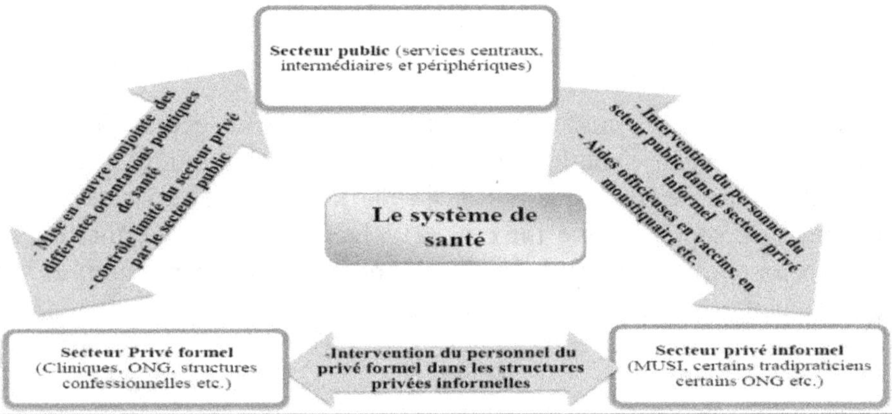

Source : construit par l'auteur

2.1.1. Les Formations sanitaires publiques et privées

a) Le secteur formel de la santé : coexistence de formations publiques et privées

Il s'agit, dans cette sous partie, de présenter le secteur public et le secteur privé formel de la santé.

- **Le secteur public de la santé : des services centraux aux services périphériques**

Les décrets n° 97/205 du 7 décembre 1997 et n°98/067 du 28 avril 1998, portant sur l'organisation du gouvernement, établissent la réorganisation du système en trois niveaux, conformément aux clauses adoptées à Alma Ata en 1978, en vue de réaliser l'objectif de « santé pour tous ». Il s'agit des niveaux central, intermédiaire et périphérique.

Tableau 8 : Les différents niveaux du système national de santé publique du Cameroun

Niveau	*Structures administratives*	*Compétences*	*Structures de soins*	*Structures de dialogue*
Central	*Services centraux*	*Direction politique, élaboration de la politique et des stratégies*	*Hôpitaux généraux de référence, centres hospitaliers et universitaires*	*Conseils d'Administration ou Comités de gestion*
Intermédiaire	*Délégations provinciales*	*Appui technique aux districts et programmes*	*Hôpitaux régionaux*	*Fonds spéciaux provinciaux pour la promotion de la santé*
Périphérique	*Districts de santé / aires de santé*	*Mise en œuvre des programmes*	*Hôpitaux de districts, centres médicaux d'arrondissement et centres de santé intégrés*	*COSADI, COGEDI COSA et COGE*

Source : INS/ECAM (2007)

Chaque niveau dispose de trois types de structures : les structures de gestion institutionnelle du Ministère de la Santé, les formations sanitaires et les structures de représentation des populations comme le montre le tableau 8. Le nombre d'établissements publics est passé de 3 039 en 2007 à 3 370 en 2009 (INS/PETS, 2010).

Les services centraux au sommet de la pyramide sanitaire

Le niveau central est chargé de l'élaboration des politiques, des normes et des stratégies nationales. Il conçoit et propose au gouvernement les textes réglementaires. Il coordonne, contrôle et ventile les ressources vers les niveaux opérationnels. Ce niveau central, représenté par le Ministère de la Santé Publique (MSP), regroupe cinq directions : la direction de la santé communautaire, la direction de la médecine hospitalière, la direction de la pharmacie, la direction des ressources humaines et la direction des ressources financières. Il comprend également deux divisions : la division de la coopération et la division des études et de la planification. Les formations sanitaires, à ce niveau, sont : les hôpitaux généraux de Yaoundé et de Douala, l'hôpital central de Yaoundé, le centre hospitalier universitaire de Yaoundé, l'hôpital Laquintinie de Douala.

Ces hôpitaux servent de référence aux hôpitaux provinciaux (Médard, 2001). Le Cameroun compte 4 hôpitaux généraux et 4 hôpitaux centraux. Les structures sanitaires centrales ou de première catégorie (les hôpitaux généraux et centraux) offrent des soins de santé spécialisés et de haut niveau. Elles permettent la promotion de la recherche opérationnelle en santé et le rayonnement scientifique. Le tableau 9 permet de classer les hôpitaux par catégorie.

Les structures intermédiaires ou régionales (de deuxième et de troisième catégorie) dispensent également des soins de haut niveau. Elles assurent surtout la formation du personnel sanitaire de quatrième catégorie. Les structures de quatrième, cinquième et sixième catégorie dispensent des soins essentiels (le paquet minimum d'activité) auxquels s'ajoute un paquet complémentaire offert par les formations de cinquième catégorie. Le Cameroun compte 3 305 formations sanitaires dans tout le pays, dont 4 hôpitaux de première catégorie, 4 hôpitaux de deuxième catégorie, 11 hôpitaux de troisième catégorie et 166 hôpitaux de district (INS/PETS, 2010). Il comprend également 194 CMA et 2 119 CSI.

Tableau 9 : Les formations sanitaires publiques au Cameroun

Catégories	*Structures*
1ère catégorie	*Hôpitaux généraux (HG)*
2ème catégorie	*Hôpitaux centraux (HC)*
3ème catégorie	*Hôpitaux provinciaux et assimilés (HP/ HPA)*
4ème catégorie	*Hôpitaux de district (HD)*
5ème catégorie	*Centres médicaux d'arrondissement (CMA) et Centres de santé intégrés (CSI)*

Source : MSP (2008)

Les services régionaux ou intermédiaires

Une délégation régionale de la Santé existe dans chacune des dix régions administratives du Cameroun. Le délégué régional de la santé rend compte directement au Ministre de la Santé. Les services de la Délégation Régionale de la Santé sont le reflet des sept directions centrales. Le niveau intermédiaire est représenté par les 10 délégations régionales de la santé publique (DRSP/INS, 2003).

Chacune suit les délimitations et la dénomination de sa région administrative. Elles ont pour rôle la traduction, en programmes, de la politique élaborée au niveau central. Toutes les directions du niveau central sont représentées par les services provinciaux correspondants à ces directions. La région comprend un comité de gestion régional composé des cadres de la santé, des représentants de la population et de l'administration. Elle gère le Fonds Spécial de Solidarité pour la Santé de la région. Ce fonds bénéficie des subventions et des aides des districts de santé ainsi que de la vente des médicaments essentiels par le Centre d'Approvisionnement Régional des Produits Pharmaceutiques (CARP), dont la mission est l'approvisionnement des formations sanitaires en médicaments essentiels. Les membres du

Fonds Spécial de Solidarité pour la Santé de la région sont élus par les Comités de Santé du district (COSADI). Ces derniers sont composés de professionnels de santé du district, de représentants de chaque aire de santé du district ainsi que d'élus locaux. Actuellement, ces comités restent embryonnaires. Le délégué régional de la santé, pour sa part, se trouve sous l'autorité du Gouverneur des régions administrative et sanitaire correspondantes. Les structures sanitaires de ce niveau sont les hôpitaux régionaux, le Cameroun en compte 11.

Les services sanitaires périphériques : des services par définition proches de la population

Au niveau périphérique, le système de santé a également une forme pyramidale. Il va jusqu'au comité de santé du district (COSADI). On y trouve d'abord les comités de santé (COSA), puis les CSI, puis les Centres Médicaux d'Arrondissement (CMA) enfin les centres de santé de district[53]. La coopération allemande (le GIZ[54]), anciennement GTZ[55], contribue à donner un nouveau dynamisme à ces structures de dialogue.

Le district de santé constitue le niveau périphérique ou opérationnel. Le service de santé du district est dirigé par une équipe multidisciplinaire, supervisée par un médecin qui coordonne toutes les activités de santé de district, y compris celles des tradipraticiens[56] et du secteur privé moderne. Le district de santé est desservi par un hôpital de référence. Il est chargé d'élaborer un plan d'action sanitaire, d'assurer son suivi et de superviser les aires de santé. Le système de santé de district dispose de deux niveaux d'établissements de soins : l'hôpital de district (l'hôpital de première référence) et les centres de santé. Un comité de gestion veille notamment à l'utilisation des fonds

---

[53] *Un fonds spécial de gestion des COSA va être mis en place.*

[54] *« Deutsche Gesellschaftfür Internationale Zusammenarbeit ».*

[55] *« Gesellschaftfür Technische Zusammenarbeit ».*

[56] *Les tradipraticiens sont des individus qui exercent des pratiques médicales non conventionnelles, basées sur une approche traditionnelle du médecin en Afrique. Ces tradipraticiens sont très peu intégrés parce que peu répertoriés.*

dit de « recettes affectées », c'est-à-dire ceux provenant de la vente de médicaments et de la facturation de toutes les prestations sanitaires. Ces recettes sont réparties entre le personnel, le Fonds de Solidarité Régional, la caisse de supervision du district et le Trésor Public.

Le système de santé camerounais comprend 135 districts de santé. La délimitation géographique du district se fait selon le découpage administratif en vigueur et peut, en cas de besoin, couvrir un ou plusieurs arrondissements limitrophes selon les critères d'opérationnalité d'un district de santé. Ces critères sont d'ordre démographique, socioculturel, économique et technique, mais aussi d'accessibilité géographique (le district de santé doit être situé dans une zone comptant un certain nombre d'habitants). Depuis 1972, le Cameroun est subdivisé administrativement en 58 départements, 269 arrondissements et 53 districts ; chaque arrondissement est placé sous l'autorité d'un sous-préfet. Dès lors, certains districts de santé correspondent à un ou deux arrondissements administratifs, d'autres sont « à cheval » sur plusieurs arrondissements, voire sur plusieurs départements. Dans la hiérarchie administrative, le chef du district de santé dépend du sous-préfet ou de plusieurs sous-préfets, selon la manière dont le district de santé a été délimité. Tout litige, à ce niveau, peut être porté devant le préfet du département. La mise en œuvre des districts de santé se heurte fréquemment à des problèmes de découpages administratifs effectués à partir de considérations politiques plutôt que techniques.

Le district de santé est lui-même subdivisé en plusieurs aires de santé. L'aire de santé est constituée d'un village ou un ensemble de villages, pour une population totale de 5 000 à 10 000 habitants, avec un territoire bien défini, elle est desservie par un centre de santé qui a la responsabilité des activités liées à la santé. Chaque centre de santé met à la disposition des populations un Paquet Minimum d'Activités (PAM) en stratégies fixe[57] et avancée[58]. La capacité technique des centres de santé (personnels qualifiés, matériels techniques et logistiques adéquats) est régulièrement renforcée par le MSP. Le personnel des centres doit alors, non seulement, proposer le PMA[59]

---

[57] *Le PMA est proposé ici aux populations de l'aire de santé.*
[58] *C'est lorsque le PMA est proposé dans les coins les plus reculés en milieu rural.*
[59] *Ce dispositif résulte des injonctions de la conférence de Bamako en 1987.*

pour la population de l'aire de santé (stratégie fixe), mais également se rendre dans les villages éloignés afin de proposer certaines activités, notamment de prévention (stratégie avancée). Ces formations sanitaires sont appelées « centres de santé intégrés » et sont dirigées par un infirmier diplômé d'Etat.

Les malades, qui ne peuvent pas être soignés au niveau du centre de santé intégré, sont théoriquement orientés vers l'hôpital de district[60]. Chaque village désigne deux représentants au sein du comité de santé de l'aire de santé. Ce comité élit, en son sein, un comité de gestion qui participe à l'administration du centre de santé au côté de l'équipe des professionnels de la santé. Chaque comité de santé de l'aire désigne, à son tour, deux personnes qui représenteront l'aire de santé au sein du comité de santé de district. Les comités de santé (COSA) et les comités de gestion (COGE), au niveau des aires de santé, du district et de la région, n'ont d'autre support juridique que la loi sur les libertés d'association de 1990, qui n'est pas spécifique à la santé.

Depuis 1999, le gouvernement cherche à rapprocher les populations des centres de santé intégrés (CSI) qui sont, comme mentionné plus haut, des centres visant à garantir des soins primaires essentiels à toutes les couches de la population. Les populations se trouvant souvent excentrées par rapport aux hôpitaux, et les coûts fixés dans ces hôpitaux n'étant pas à leur portée, l'accessibilité à certains districts devient un réel problème. Les CSI ont été mis en place pour revoir ces prix en tenant compte des contraintes budgétaires de chaque individu.

Un CSI doit être créé dans chaque Comité de Santé (COSA). L'aire de santé compte 10 000 (en milieu rural) à 20 000 (en milieu urbain) habitants au maximum. Les COSA ont pour but de faciliter l'accès aux soins des populations de l'aire de santé. Cette communauté peut donc juger des soins qu'elle reçoit dans les CSI, le COSA jouant le rôle de conseil d'administration dans ces CSI. Le Comité de Gestion (COGE), quant à lui, gère les fonds du CSI. Le COMI est la

---

[60] *Le Cameroun comprend 164 hôpitaux de district, 155 centres médicaux d'arrondissement et 1 888 centres de santé intégrés (INS, 2010).*

pharmacie du CSI, il a en charge la gestion des génériques du CSI[61]. Des agents de la mairie, représentants de la communauté, interviennent également dans les CSI. Il peut s'agir de représentants de l'administration des finances de la mairie (le percepteur ou autres agents). Le problème qui se pose clairement est de savoir comment résoudre les problèmes qui minent les CSI ? En d'autres termes, comment en faciliter l'accès aux populations et leur garantir les meilleurs soins ?

Quand son plateau technique se développe, le CSI s'agrandit et devient un CMA, on a, à ce niveau, à la tête de la structure de santé, un médecin[62]. Alors qu'à la tête des CSI, nous retrouvons des Infirmiers Diplômés d'Etat (IDE). Les Centres Médicaux d'Arrondissement (CMA), nouvelle appellation des hôpitaux des arrondissements administratifs, sont les premières formations sanitaires, avant l'hôpital de district, à bénéficier des services d'un médecin. Les CMA sont la manifestation de la présence de l'Etat, et surtout, de l'importance que celui-ci accorde à un arrondissement donné.

En ville, les COSA représentent des arrondissements compte tenu de la densité de la population. Mais dans les zones à forte densité rurale, on parle d'hôpital de district. Le COSA a également pour rôle de préparer la communauté à la prévention. Il n'est pas nécessaire d'être technicien de la santé pour être membre du COSA. Mais les personnes qui y travaillent suivent des formations et des séminaires offerts par le MSP dans le cadre de leurs activités. Pendant la période de mise en œuvre des SSP (Système de Santé Primaire) selon les directives d'Alma Ata (1980-1988), plusieurs structures de ce type ont été construites avant la crise des années 1980 afin d'améliorer l'accessibilité géographique aux structures de soins. Mais la crise économique a contraint le MSP à arrêter la construction de ces centres.

---

[61] *Toute la population n'ayant pas la capacité d'acheter des médicaments dans les pharmacies, on y vend des génériques peu coûteux pour la population.*

[62] *Le CMA comprend donc des médecins, des infirmiers, des sages-femmes, des aides-soignants et des techniciens de laboratoire.*

Tableau 10 : Effectifs de l'offre de soins au Cameroun

Offre de soins	*Nombre de formations*
Hôpitaux généraux (HG)	*4*
Hôpitaux centraux (HC)	*4*
Hôpitaux provinciaux et assimilés (HP/ HPA)	*11*
Hôpitaux de district (HD)	*160*
Centres médicaux d'arrondissement (CMA)	*194*
Centres de santé intégrés (CSI)	*2 119*
Centres de santé privés à but non lucratif	*193*
Centres de santé privés à but lucratif	*807*

Source : MSP (2011)

➢ Le secteur privé formel : une forte représentation des structures à but lucratif

Les services de soins privés formels sont offerts au Cameroun par les formations à but non lucratif représentées par les organisations religieuses et par les structures à but lucratif représentées par les cliniques privées. Les services sanitaires privés sont également offerts par des organisations non gouvernementales (ONG)[63]. Les établissements de soins à but lucratif sont situés, pour la plupart, dans les grandes villes (Douala et Yaoundé). Le Cameroun compte 807 cliniques/polycliniques et cabinets de soins (MSP, 2011).

Concernant les congrégations religieuses, celles-ci détiennent 193 centres de santé. Les confessions religieuses dominantes dans le secteur de la santé sont l'Organisation Catholique de Santé au Cameroun (OCASC), le Conseil des Eglises Protestantes du Cameroun (CEPCA) et la Fondation Ad Lucem (FALC). Ce sous-secteur confessionnel fonctionne en réseaux et est fortement représenté en zone rurale. Il permet ainsi de compenser l'insuffisance des hôpitaux publics dans ces zones. Des structures faîtières nationales existent et sont les interlocutrices du MSP. Les structures sanitaires confessionnelles sont présentées en annexe par ordre d'ancienneté (cf. annexe 3). L'encadrement du processus de formalisation du partenariat « Etat/structures confessionnelles » est garanti actuellement grâce au C2D[64].

Ces structures confessionnelles ne sont pas impliquées dans l'élaboration des politiques de santé au Cameroun et leur contrôle par le gouvernement reste limité. Néanmoins, elles ont le statut d'hôpitaux de référence de district et définissent le cadre de leur collaboration avec le MSP.

b) Le secteur privé informel : entre tradition et modernité

Il est question, dans cette partie, de présenter le fonctionnement des structures de soins informelles. Ce secteur comprend une offre

[63]*La faible crédibilité des ONG au Cameroun et leur capacité d'expertise très limitée les ont contraintes à se regrouper en un Réseau d'ONG Santé du Cameroun (ROSACAM)*

[64]*Dans ce cadre, les formations sanitaires confessionnelles bénéficient des appuis techniques et des subventions de l'Etat.*

traditionnelle (assurée par les tradipraticiens)[65] et une offre moderne (réalisée par les MUSI, certains groupements intercommunautaires ou GIC, etc.). Nous allons analyser la médecine traditionnelle avant d'étudier le secteur moderne informel.

Il est important de noter qu'étant donnés la précarité du secteur informel de la santé, le manque d'études y afférant et le refus de l'Etat d'admettre l'existence de ce secteur, nous ne pouvons que faire une estimation approximative du poids de ce secteur dans le système de santé camerounais. Celle-ci est basée sur nos propres analyses issues de notre enquête de terrain[66].

➢ Le sous-secteur de la médecine traditionnelle

Selon l'OMS (2009), la médecine traditionnelle est composée d'un ensemble de connaissances, compétences et pratiques, basé sur les théories, croyances et expériences auxquelles différentes cultures ont recours pour entretenir la santé ainsi que pour prévenir, diagnostiquer, soulager ou soigner des maladies physiques et mentales. Elle se fonde essentiellement sur des expériences ou des observations passées, transmises de génération en génération, oralement ou par écrit.

Dans certains pays d'Asie et d'Afrique, 80% de la population dépend de la médecine traditionnelle pour les soins de santé primaires. Elle est parfois qualifiée de médecine « parallèle ou douce[67] ». La médecine traditionnelle considère que le corps et l'esprit ne forment qu'une entité.

La médecine traditionnelle est une composante du système de santé que l'on ne saurait négliger ou ignorer. Le regain d'intérêt de l'Etat

---

[65] *Par les offreurs traditionnels de soins : guérisseurs, marabouts, herboristes, etc.*

[66] *cf. le questionnaire relatif à l'offre de soins dans les MUSI en annexe 5, la grille d'entretien sur l'offre de soins dans les MUSI en annexe n°6 et la méthode d'enquête présentée au chapitre 2.*

[67] *C'est-à-dire une médecine dans laquelle la relation thérapeutique entre professionnel et patient serait empreinte de respect, d'écoute et de considération bienfaisante*

camerounais pour sa promotion s'est manifesté à travers diverses actions, notamment la création d'un service en charge de la médecine traditionnelle dans l'organigramme du MSP[68], afin d'en assurer l'intégration dans le système national de santé. L'élaboration d'un cadre juridique pour la pratique des activités des tradipraticiens est en cours d'adoption. Pour formaliser ces activités, l'Etat œuvre à la mise en place de mesures d'incitation, telles les subventions accordées aux tradipraticiens, afin de faciliter leur organisation en associations.

On trouve dans la médecine traditionnelle camerounaise de nombreuses pratiques et remèdes qui varient. Selon Baunan et al (1981), la qualité de contact et l'attention accordée à un patient permettent de démarquer ce type de médecine des stéréotypes courants relatifs à la médecine moderne en Afrique (à savoir, une médecine individualiste, expéditive, froide, impersonnelle, axée exclusivement sur le diagnostic et le traitement de symptômes et peu sensible au malade). Il s'agit d'un type de soins axé sur une vision du patient perçu dans sa totalité, non pas réduit seulement à la ou les maladies dont il souffre. Il s'agit alors de voir l'être humain comme un organisme complexe, composé de plusieurs dimensions qui s'avèrent toutes essentielles au maintien de la santé. La maladie est vue comme une dysfonction du système total et la santé est associée à un équilibre, à une harmonie, tant à l'intérieur de l'individu que dans les relations de l'individu avec son environnement (Baunan et al, 1981), il s'agit donc d'une médecine « holistique ».

La médecine traditionnelle se développe en dehors des idéologies institutionnelles ou des méthodes scientifiques de la science médicale occidentale. Elle est pratiquée, au Cameroun, par des herboristes et des guérisseurs. Cependant, plusieurs problèmes minent encore le bon fonctionnement de ce secteur : la méfiance entre tradipraticiens et professionnels de la médecine moderne, l'absence de structuration de la profession, l'analphabétisme de la plupart des tradipraticiens, la mystification des pratiques et l'infiltration de nombreux charlatans dans la profession. Pour pallier ces problèmes au Cameroun et dans d'autres pays africains (OMS, 2009), l'OMS et les Etats Membres des PED, coopèrent en vue de promouvoir l'utilisation de la médecine

[68]*L'Institut de Recherche Médicale et d'Etudes des Plantes Médicinales (IMPM).*

traditionnelle pour les soins de santé. Cette collaboration a pour but de :

- soutenir la médecine traditionnelle et l'intégrer dans les systèmes nationaux de santé, parallèlement, établir une politique nationale et une réglementation, applicables aux produits, aux pratiques et aux prestataires, afin d'en garantir la qualité,
- assurer l'utilisation de produits et pratiques sans danger, efficaces et de qualité, sur la base des données disponibles,
- reconnaître la médecine traditionnelle comme partie intégrante des soins de santé primaires, afin d'améliorer l'accès aux soins et de préserver les connaissances et les ressources,
- assurer la sécurité des patients en renforçant les compétences et les connaissances des praticiens de la médecine traditionnelle.

Dans ce contexte, le Cameroun met actuellement en place un cadre règlementaire[69]qui régit la pratique de la médecine traditionnelle.

> **Les MUSI : une offre de soins informelle assurée par des professionnels de la santé dans les quartiers « pauvres »**

Les MUSI sont en expansion dans la plupart des quartiers pauvres des pays d'Afrique au Sud du Sahara, le Cameroun n'est pas épargné.

Comme nous l'avons déjà mentionné, les micro-unités de santé informelles sont des petits centres de santé largement non répertoriés par les pouvoirs publics mais dont les promoteurs, et/ou les gérants, ont reçu une formation médicale. Ces structures prolifèrent dans les

---

[69]Par exemple, pour exercer dans ce domaine, le tradipraticien devra avoir un certificat délivré par le MSP. Pour obtenir ce certificat, il devra jouir d'une certaine notoriété dans son village ou lieu de domicile, être reconnu par les autorités administratives : chef de village, de district, sous-préfet, préfet et délégué provincial de la Santé publique. Les tradipradiciens ne devront pas être spécialisés dans plus de cinq maladies. L'objectif étant que d'ici à 2015, la médecine traditionnelle soit entièrement intégrée dans le système national de santé camerounais.

quartiers pauvres, en milieu urbain (à Douala et à Yaoundé) et sont généralement de petite taille (cf. chapitre 3, pour une meilleure appréhension de l'offre de soins dans les MUSI). La médecine traditionnelle est développée en milieu rural alors que le sous-secteur moderne informel est prépondérant en milieu urbain. Nous n'aurons pas la prétention de chiffrer les effectifs du micro-marché informel parce que ce marché n'a pas fait l'objet de travaux scientifiques et encore moins d'enquêtes gouvernementales qui nous fourniraient des indicateurs. Toutefois, dans le cadre de cette thèse, nous avons mené une enquête de terrain sur un échantillon de MUSI de Yaoundé, cela nous a permis d'expliquer l'offre et la demande de soins dans ces MUSI, ce qui ne nous autorise pas non plus à chiffrer le nombre de MUSI que compte exactement le Cameroun.

Le mode de coordination du système de santé camerounais est essentiellement organisationnel. Selon Béjean (1994), un système de santé adopte une coordination interne ou organisationnelle lorsqu'il existe un cadre normatif (un ensemble de règles) qui régit le fonctionnement de ce système. Ainsi, en ce qui concerne la création des centres de santé privés au Cameroun, les postulants doivent ouvrir un dossier de demande d'autorisation de création d'une formation sanitaire privée au MSP selon les dispositions du décret N^0 92 /252/ PM du 06 Juillet 1992[70]. Les centres de santé privés ne respectant pas

---

[70] *Les pièces à fournir pour ce dossier sont les suivantes :*
- Une demande timbrée précisant noms et prénoms du postulant (ou sa dénomination lorsqu'il s'agit d'une personne morale), la nature de la formation sanitaire à créer et l'indication exacte du lieu d'implantation ;
- Un extrait d'acte de naissance ou, le cas échéant, un certificat de nationalité datant de moins de trois mois du promoteur de la formation sanitaire ;
- Un extrait de casier judiciaire du promoteur datant de moins de trois mois ;
- Une attestation du droit de propriété sur le terrain, l'objet de la construction, avec mention du numéro du titre foncier, du certificat de propriété ou tout document équivalent ou, le cas échéant, une copie certifiée conforme du bail ;
- Un jeu complet des plans de construction à édifier, signé par un architecte inscrit au tableau de l'Ordre National des Architectes ;
- Les statuts de la société s'il s'agit d'une personne morale ;
- Une liste des principaux équipements à acquérir ;
- Une liste du personnel et leurs diplômes, ainsi que les attestations de présentation des originaux des diplômes légalisées
- Les attestations d'inscription à l'Ordre (des Médecins, Professions Médico-Sanitaires, Pharmaciens...).

ces conditions exercent dans l'illégalité et ne sont pas pris en compte par les pouvoirs publics. C'est le cas pour la majorité des Groupements d'Intérêt Communautaire (GIC)/ONG, des structures de santé traditionnelles et MUSI. Aucune politique n'est menée par l'Etat camerounais en faveur de ces structures. Au contraire, la plupart sont passibles de fermeture car n'exerçant pas dans les conditions requises par la législation sanitaire.

2.1.2. Le secteur pharmaceutique : cohabitation entre officines formelles et informelles

Le secteur pharmaceutique du Cameroun se divise en 2 sous-secteurs (INS/ECAM, 2007) : le secteur pharmaceutique privé et le secteur pharmaceutique public. Le nombre de pharmaciens a baissé de 1998 à 2006, pendant que la vente informelle de médicaments se développait et le pouvoir d'achat des usagers connaissait une baisse suite à la réduction des salaires des fonctionnaires après la crise des années 1980. Le Cameroun compte 700 pharmaciens en 2006 contre 1 000 en 1998 (INS/ECAM, 2007). Conformément au décret n° 95/040/PM du 7 mars 1995, portant organisation du MSP, l'autorité de réglementation pharmaceutique est le MSP, représenté par la Direction de la Pharmacie et du Médicament (DPM). La DPM est chargée de la mise en œuvre de la politique pharmaceutique, de l'élaboration de la réglementation et des normes du secteur pharmaceutique, du contrôle des approvisionnements, de l'enregistrement des produits pharmaceutiques et de l'inspection pharmaceutique.

Le Système National d'Approvisionnement en Médicaments Essentiels (SYNAME) s'approvisionne au CAPP (Centres

---

- Les attestations de cotisation des sommes dues à l'Ordre (des Médecins, Professions Médico-Sanitaires, Pharmaciens etc.)
-Autorisation d'exercer en clientèle privée.

d'Approvisionnement Principaux) et à la Centrale Nationale d'Approvisionnement en Médicaments Essentiels (CENAME). Le secteur pharmaceutique est à la fois privé et public.

a) Le secteur pharmaceutique public ou à but non lucratif

Son organisation est semblable à celle du système national de santé. Le niveau central comprend la CENAME qui est une structure d'achat et d'approvisionnement en médicaments essentiels génériques. Elle acquiert les produits par des appels d'offre internationaux et les distribue aux CAPP, aux formations sanitaires à but non lucratif organisées en bureaux ou en centrales d'achat, aux hôpitaux centraux et généraux, ainsi qu'à d'autres clients avec autorisation spéciale de la Direction de la Pharmacie et du Médicament. Le conseil d'administration du CENAME regroupe des représentants de plusieurs Ministères, des bailleurs de fonds et des bénéficiaires. Des échantillons de lots de médicaments sont envoyés au Laboratoire National de Contrôle de qualité (Lanspex au Niger), avant la commercialisation de ceux-ci sur le territoire camerounais.

Chacune des 10 régions du Cameroun dispose d'un CAPP. Sous certaines conditions, liées à la disponibilité, au coût et à la qualité, les CAPP peuvent s'approvisionner auprès d'autres fournisseurs locaux ou étrangers. Ils fournissent principalement les structures sanitaires publiques et certaines formations sanitaires à but non lucratif. Ils ont été créés vers 1994-1996 et n'ont aucun statut officiel. Leur fonctionnement est basé sur un système de partenariat entre l'Etat et la communauté. Les pharmacies des structures périphériques s'approvisionnent principalement auprès des CAPP et dispensent des médicaments prescrits dans le cadre de la prise en charge des patients de ces structures.

Le Laboratoire National de Contrôle des médicaments a été créé, par décret, en mars 1996 et a, depuis, un statut d'Etablissement Public à caractère administratif. Concernant l'activité d'enregistrement, la

Direction Régionale du Médicament s'appuie sur une commission multidisciplinaire et le Laboratoire National de Contrôle de Qualité des Médicaments et d'Expertise (LANACOME). Bien que certains des organes de décision ne soient pas encore mis en place, le LANACOME effectue déjà les essais physico-chimiques sur les produits qu'il reçoit du Ministère de la Santé, dans le cadre de l'homologation et de l'inspection pharmaceutique des diverses structures d'approvisionnement en médicaments, et de tout autre intervenant dans le domaine du médicament.

L'exercice de la profession de pharmacien est régi par la loi 90/035 du 10 août 1990 et ses textes d'application. Cette loi institue un Ordre National des Pharmaciens qui compte actuellement environ 1 000 pharmaciens inscrits (2010), dont une trentaine employée dans le secteur public. Tous les pharmaciens exerçant au Cameroun sont formés dans des universités étrangères. L'inspection pharmaceutique est assurée par des pharmaciens inspecteurs nommés, exerçant au niveau central et au niveau régional, malgré la faible disponibilité des ressources matérielles et la faiblesse du cadre institutionnel. Les pharmaciens sont rémunérés à travers une marge fixée par l'Etat sur le prix des médicaments. On distingue cependant une pluralité de structures de distribution dans le secteur libéral où coexistent des pharmacies gérées par des pharmaciens, des structures de distribution sans pharmaciens appelées pro-pharmacies et la vente des médicaments par les ONG au sein des formations sanitaires.

b) Le secteur pharmaceutique privé ou à but lucratif

Le secteur pharmaceutique privé comprend des officines formelles, mais également des officines informelles.

➢ Le secteur pharmaceutique privé formel

Représentant 40% du marché pharmaceutique camerounais, le secteur pharmaceutique privé à but non lucratif est principalement constitué des formations sanitaires laïques et confessionnelles (catholiques, protestantes et musulmanes). Elles sont regroupées en centrales ou en Bureaux d'achats selon leur profession de foi, s'approvisionnent à la CENAME ainsi qu'à l'étranger par des importations directes. Les formations sanitaires non regroupées en centrales ou en Bureaux d'achats peuvent se fournir auprès des CAPP de leur région.

Le secteur pharmaceutique privé à but lucratif représente environ 70% du marché privé du médicament, avec 5 établissements de fabrication locale, dont un spécialisé dans la production des solutés massifs (SIPP[71]), un dans la production des formes sèches (CINPHARM[72]) et trois autres fabricants de produits issus de la recherche sur les substances naturelles locales (LABOTHERA[73], AFRICAPHARM etc.).

La compagnie CINPHARM a été créée en 1988 par Rhône-Poulenc[74] et rachetée en 1995 par EURAPAR. Cette société produit des comprimés, des gélules, des liquides oraux et des poudres stériles. Elle fabrique également des génériques et des spécialités sous licence pour Rhône-Poulenc, Rorer et Pfizer. La Société Industrielle de Produits Pharmaceutiques (SIPP), créée en 1989, fabrique des solutés massifs pour perfusion et détient 80% du marché camerounais des solutés glucosés. Une dizaine d'établissements de distribution en gros sont opérationnels, parmi lesquels trois grandes structures assurant l'essentiel des importations et de la distribution des produits pharmaceutiques du secteur public. Il s'agit de LABOREX, CAMPHARM et PHARMACAM qui fournissent environ 310 officines de pharmacie tenues par des pharmaciens camerounais. Le

---

[71] *Société Industrielle de Soluté de Produits Pharmaceutiques.*
[72] *Cadyst-Invest Pharmaceutique.*
[73] *Laboratoire de Thérapie Appliquée.*
[74] *Groupe chimique et pharmaceutique d'origine française.*

secteur privé distribue principalement des spécialités pharmaceutiques et une faible proportion de médicaments génériques. Plus de 90% des produits sont importés des pays occidentaux, la production locale restant très faible.

Nous relevons ainsi deux limites du secteur pharmaceutique et de l'approvisionnement en médicaments au Cameroun. D'une part, le faible approvisionnement en médicaments génériques, à l'origine du coût élevé des médicaments pour la population (constituée à 40% d'individus pauvres) pourrait davantage appauvrir la population en cas de maladie et l'enfermer dans un cercle vicieux de paupérisation. D'autre part, le secteur pharmaceutique camerounais se trouve fortement dépendant de l'extérieur. En outre, la répartition spatiale des officines de pharmacie montre une importante concentration dans les zones urbaines, notamment dans les 2 grandes villes (Douala et Yaoundé). La localisation de ces officines, à l'intérieur des villes, présente également un regroupement autour des centres commerciaux sans rapport avec la répartition spatiale de la population. Les pharmacies ne sont pas équitablement installées dans les « quartiers pauvres » et les « quartiers riches ».

A côté du SYNAME se développe un marché illicite informel de produits pharmaceutiques dont l'impact sur l'économie et la santé des populations est loin d'être négligeable. Ce marché est très diversifié et très étendu (environ 50% du marché du médicament au Cameroun). Il est donc important de l'analyser.

➢ Le marché informel du médicament : un concurrent des centrales d'approvisionnement publiques et privées

La distribution des médicaments en Afrique est un secteur très convoité. Aux côtés des centrales d'achats, publiques et privées, se développent des marchés ambulants (ou marchés de rue) de médicaments. La vente parallèle et illégale de médicaments se répand, notamment depuis la dévaluation du franc CFA, en 1994.

Auparavant, dans les officines de pharmacie, on trouvait surtout des marques de grands laboratoires mais leur prix a doublé. Cela a favorisé l'arrivée des génériques mais également des marchés illicites. Ces structures, qui deviennent de vraies concurrentes des filières légales, alimentent des pharmaciens, des agents de santé et des vendeurs ambulants. Ainsi, des produits périmés ou de qualité inférieure et des contrefaçons potentiellement mortelles, fabriquées au Nigeria, en Chine et en Asie du Sud-Est côtoient des médicaments de meilleure qualité.

Ce marché informel du médicament (tenu par les vendeurs ambulants) représenterait environ 25% des médicaments consommés au Cameroun (OMS, 2009). Ces produits sont, le plus souvent, mal conservés et dépourvus de principe actif. La vente de ces médicaments est réalisée par des vendeurs à la sauvette, au marché et dans les épiceries. L'usage rationnel des médicaments est donc très souvent compromis par des prescriptions inadaptées, le recours à l'automédication et au marché parallèle. L'introduction des médicaments dits génériques n'a pas entraîné de changement des politiques pharmaceutiques, les pharmaciens ayant le droit de substituer un générique à une spécialité. Les prix des médicaments demeurent élevés pour la population pauvre qui se retourne vers le marché informel.

Au Cameroun, la dévaluation monétaire de 1994 a accéléré la multiplication des trafics des médicaments issus du marché parallèle, cela dans toutes les villes du pays. Cependant, il existe peu de données accessibles sur le véritable volume de ce marché. L'intérêt financier de l'achat de médicaments chez les vendeurs ambulants est parfois illusoire si l'on rapporte le prix de vente à l'unité sur le marché parallèle à celui de l'unité dans le conditionnement d'origine vendu à l'officine. Ou encore, si l'on compare les prix des génériques pratiqués chez les vendeurs du marché et à l'officine. Ce marché illicite de médicaments offre une gamme de médicaments hétérogènes. Les médicaments qui sont les plus vendus dans ces structures sont : les antibiotiques (l'ampicilline, l'amoxicilline ou la tétracycline pour les maux de ventre, les démangeaisons ou les boutons), le métronidazole pour la diarrhée, la dexaméthasone pour une conjonctivite, de l'aspirine ou de l'indométacine pour les gastralgies, etc.

Le marché des médicaments importés frauduleusement, ou détournés des circuits légaux, est devenu très inquiétant dans les PED puisqu'un médicament sur quatre serait contrefait. Toutefois, pour pallier cette vente parallèle de médicaments, l'Organisation Mondiale de la Santé (OMS) a adopté, en 2006 (à l'issue de la conférence internationale de Rome sur la lutte contre les produits médicaux contrefaits), un programme mondial de lutte contre la contrefaçon de produits médicaux. Le but de cet organisme est de faire obstacle à toute activité qui tenterait, d'une manière ou d'une autre, de compromettre la qualité des produits médicaux et, de fait, de dégrader la santé des populations.

2.2. Mode de financement et lacunes du système de santé camerounais

Pris en charge par l'Etat durant des décennies, le financement des soins est aujourd'hui diversifié au Cameroun. Y participent le MSP, par le budget alloué au secteur de la santé (financement public), les ménages par le paiement direct, les états et les organismes internationaux (financement privé).

2.2.1. Une prédominance du financement privé du secteur sanitaire

Dès son accession à l'indépendance, le Cameroun adopte, comme la plupart des pays d'Afrique subsaharienne, la gratuité des soins comme mode de fonctionnement des structures publiques de santé (N'diaye, 2006). Mais, très vite, la crise des années 1980, qui a mis fin à « l'Etat providence », présente la nécessité de l'introduction du recouvrement des coûts. A l'époque coloniale, l'accent est mis sur la médecine préventive. Il est alors primordial de préserver la main d'œuvre agricole importante pour les grandes exploitations coloniales.

Durant cette époque, les soins de santé sont donc dispensés gratuitement. Mais face aux difficultés croissantes de financement, d'accessibilité et d'équité dans le domaine de la santé dès le milieu des années 1970, la Conférence d'Alma Ata préconise, en 1978, une réforme fondamentale des systèmes sanitaires et érige une stratégie d'accès aux soins de santé primaires pour tous.

Cependant, il est difficile de garantir l'équité dans l'accès aux soins de santé, jugés prioritaires, dans un contexte de crise économique et d'ajustement structurel. Aussi, l'initiative de Bamako, lancée en 1987 conjointement par l'OMS et l'UNICEF, émergera dans un contexte de couverture inégalitaire, de médiocre qualité des soins et de dégradation des infrastructures sanitaires. Cette initiative privilégie le recouvrement des coûts dans les structures de santé publique.

La politique de recouvrement des coûts se traduit par un cofinancement par l'Etat et les populations du système de santé (la grande partie du financement est à la charge du patient) et à l'accès aux médicaments génériques. Cet accès aux médicaments a, certes, amélioré l'offre de santé au Cameroun, mais il n'a pas été suivi d'un accroissement de la demande de soins par les plus démunis (qui représentent 39,9% de la population). Ces populations sont, en majorité, dans l'incapacité financière de recourir aux structures sanitaires modernes. En effet, une majeure partie de la population ne peut assumer la quote-part demandée dans les hôpitaux publics, privés et dans les pharmacies (Develtere, Doyen, et Fonteneau, 2004). Toutefois, au Cameroun, il existe deux formes principales de financement du secteur de la santé : le financement public et le financement privé.

Dans le domaine de la santé, le patrimoine immobilier est géré par le Ministère des Travaux Publics. Les salaires des médecins et des personnels paramédicaux sont payés par le Ministère des Finances. Le Ministère de la Santé Publique gère les investissements et les programmes sanitaires. Les dépenses publiques de santé sont les dépenses de l'Etat telles qu'elles apparaissent au budget, celles des collectivités et des organismes parapublics. Une partie conséquente des dépenses de santé est parabudgétaire, mais elle apparaît parfois sous forme de régulation. Les dépenses publiques comprennent des dépenses de fonctionnement ou dépenses d'investissement, de rémunération du personnel, d'achat de matériels et équipements et autres (des dépenses définitives ou dépenses à caractère temporaire).

Les dépenses allouées aux structures de santé privées (cf. figure 6) par le MSP sont réparties de la manière suivante : 16% des subventions sont utilisées pour rémunérer le personnel, 17% pour le fonctionnement des services, 18% pour l'achat du matériel et des équipements et 49% pour d'autres charges.

Figure 6 : Utilisation des subventions de l'Etat allouées aux formations sanitaires privées

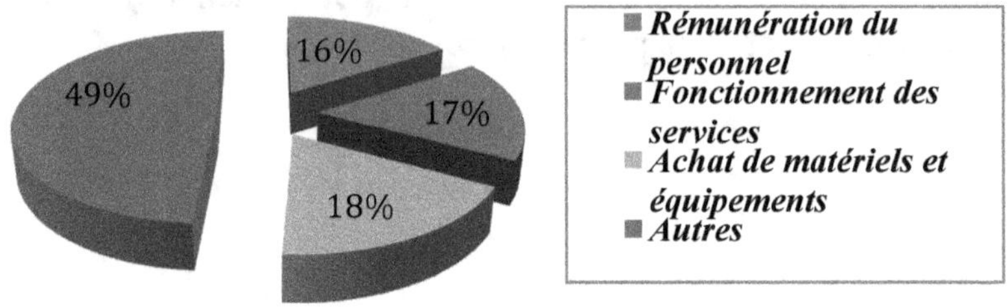

Source : INS/PETS 2, 2010

En 2009, sur un financement total du secteur sanitaire estimé à 2 301,1 milliards de FCFA, la contribution des ménages s'élevait à 94,6% contre 3,8% (soit 86 779 000 000 FCFA) pour l'État et 1,6 % (37 0425 080 000 FCFA) pour les partenaires extérieurs. L'Etat accorde également des subventions au secteur sanitaire privé formel. 9% de ces subventions est orienté vers la rémunération du personnel, 10%, 11% et 70% respectivement vers le fonctionnement des services, l'achat des matériels et autres. La part du budget de la santé dans le budget national a généralement oscillé entre 4,39 et 5,21% de 1980 à 1992, mais il est passé en dessous de cette tranche à partir de 1993 (cf. tableau 11).

Tableau 11 : Evolution du budget national et du budget du Ministère de la Santé (en milliers de FCFA)

Années	*Budget national*	*Budget MSP*	*% budget national*
1980	*246 000 000*	*12 403 702*	*5,04*
1981	*310 000 000*	*14 930 829*	*4,82*
1982	*410 000 000*	*20 761 986*	*5,06*
1983	*520 000 000*	*24 705 737*	*4,75*
1984	*620 000 000*	*31 848 632*	*5,14*
1985	*740 000 000*	*36 848 534*	*4,98*
1986	*800 000 000*	*38 081 585*	*4,76*
1987	*650 000 000*	*30 636 420*	*4,70*
1988	*600 000 000*	*27 471 176*	*4,58*
1989	*600 000 000*	*30 964 340*	*5,16*
1990	*550 000 000*	*28 011 574*	*5,09*
1991	*572 000 000*	*25 087 000*	*4,39*
1992	*573 600 000*	*29 886 000*	*5,21*
1993	*576 000 000*	*28 169 093*	*4,89*
1994	*581 000 000*	*22 523 000*	*3,88*
1995	*682 000 000*	*22 230 000*	*3,26*
1996	*727 280 000*	*24 018 000*	*3,30*
1997	*1 214 750 000*	*31 322 000*	*2,80*
1998	*1 172 000 000*	*38 099 000*	*3,3*
1999	*1 2752 000 000*	*40 598 000*	*3,2*
2000	*15 356 000 000*	*691 000 000*	*4,5*
2001	*14 759 910 000*	*553 170 000*	*3,74*
2002	*15 449 940 000*	*691 360 000*	*4, 47*
2003	*1 509 000 000*	*594 420 000*	*3,93*
2004	*1 617 000 000*	*582 950 000*	*3,60*
2005	*15 265 000 000*	*595 128 000*	*3,89*
2006	*1 861 000 000*	*840 770 000*	*4,51*
2007	*2 251 000 000*	*105 000 000*	*0,46*
2008	*2 276 000 000*	*837 860 000*	*3,68*
2009	*2 301 000 000*	*113 330 000*	*0,49*

Source : *documents des MINEFI/MSP (2009), Loi de finances 1991-1992 à 2000-2001.*

De 1993 à 2009, il était compris entre 0,49% et 3,88% excepté le pourcentage de 2000 (4,5%). La baisse du budget de la santé depuis 1993 peut justifier l'altération du système de santé camerounais et le développement du secteur privé (surtout informel), d'autant plus que pendant cette période les salariés ont connu des baisses de revenus de 50% et 60% en 1993 et 1994.

Par ailleurs, le gouvernement continuait à former des professionnels de santé, sans garantir un débouché à cette formation.

b) Le financement privé : une prépondérance du paiement à l'acte par les patients

Le financement privé des soins est assuré au Cameroun par les populations, les organismes internationaux et les Etats.

➢ Le financement par la population

Dans un contexte de recouvrement des coûts, les patients choisissent des professionnels et payent directement les soins qui leur sont dispensés. Le prix du billet de session[75] pour la consultation, dans les formations sanitaires publiques, est fixé en moyenne à 1 500 FCFA (INS/ECAM, 2007). La tarification est variable selon les établissements (public ou privé). La consultation dans une clinique privée coûte 10 000 FCFA en médecine générale et 15 000 FCFA lorsqu'il s'agit de soins spécialisés. Mais ces frais ne sont pas remboursés, car il n'existe pas de système d'assurance maladie, à l'exception de certaines sociétés privées qui prennent en charge les frais de maladie de leurs employés. Ces sociétés privées signent généralement des accords avec des établissements privés de soins pour la prise en charge des patients qui, dans certains cas, ne sont pas tenus d'avancer les frais. Le financement de la santé, en 2009, était estimé à 2 301,1 milliards de FCFA (INS/PETS, 2010).

Le financement des soins par les populations, au Cameroun, connaît de sérieuses difficultés liées à la crise économique et à une

---

[75] *Le billet de session est un ticket qu'un individu paie pour bénéficier de consultations dans les formations publiques.*

organisation inadéquate du système de santé, avec une concentration des structures de santé à Yaoundé et Douala. Les conséquences sont nombreuses : une grande partie de la population n'a pas accès au système de soins modernes (environ 70%), par manque de moyens financiers, et se tourne vers les guérisseurs traditionnels et les petits centres de santé informels. La pénurie de médicaments, de consommables dans les établissements publics ainsi que la corruption représentent également des facteurs qui limitent plus encore l'accès des populations aux structures de santé modernes au Cameroun (Kamgnia, 2008).

- **Le financement par les organismes internationaux et les Etats**

Les différentes organisations de coopération, bilatérales et multilatérales, financent le système de santé par des aides et des prêts. Les financements du secteur privé à but non lucratif sont estimés à 10 milliards. L'aide extérieure, toutes sources confondues, est passée de 3 milliards en 1990 à une moyenne de 6 milliards en 2000, après avoir atteint 9 milliards en 1992 (OMS, 2009). Depuis 1990, le financement des organismes multilatéraux augmente constamment, et ce, jusqu'en 1998, alors que le financement par les ONG baisse. Actuellement, les principaux organismes qui commanditent les soins de santé au Cameroun sont nombreux (l'UNICEF, le GIZ[76], l'OMS, la coopération française, la coopération chinoise et autres). Les soins de santé primaires constituent globalement la principale destination de ce financement.

En 2007, le Cameroun a reçu 25,4 millions de dollars d'aide publique au développement (APD) pour le secteur de la santé, contre 13,3 millions de dollars US en 2005. En 2009, les partenaires extérieurs financent le système de santé à hauteur de 1,6% (370 425 080 000 FCFA). Pour ces partenaires extérieurs, la coordination des activités des différents partenaires est problématique et il est très

[76] *La coopération technique allemande.*

difficile de concilier les objectifs de visibilité des donateurs, les priorités du Ministère de la Santé, et les exigences de gestion des Ministères des Finances et du Plan.

Le Cameroun a également commencé à recevoir des crédits d'allègement de dette PPTE en fin 2000. À partir du deuxième semestre 2009, le pays reçoit des crédits dont le montant équivaut à 1,3 milliards de dollars US (sur un engagement total de 6,22 milliards de dollars US). Conformément à son Document de Stratégie de Réduction de la Pauvreté (DSRP), le gouvernement a investi ces économies dans plusieurs programmes de réduction de la pauvreté, y compris dans la fourniture de soins de santé primaires (allant de 335,6 millions de dollars US en 2001 à 1,44 milliards de dollars US en 2007).

2.2.2. Les carences structurelles du système de santé camerounais : une crise multidimensionnelle et aux causes multiples

La crise sanitaire à laquelle le Cameroun fait face relève à la fois de contraintes financières (budget de la santé très insuffisant)[77], de l'infrastructure[78] et des moyens humains (insuffisance de professionnels de santé, surtout en milieu rural). Elle trouve ses origines dans la mauvaise gestion des structures publiques, dans l'application du recouvrement des coûts et dans l'expérimentation des PAS.

---

[77] *Budget d'environ 3% du budget national.*

[78] *Les infrastructures sont insuffisantes et pour la plupart obsolètes dans les hôpitaux publics*

a) Une crise multidimensionnelle : humaine, infrastructurelle et financière

Cette partie sera consacrée à l'analyse de la crise des ressources humaines, des infrastructures et du financement que connaît le Cameroun.

➢ Une insuffisante dotation en ressources humaines

Entre 1998 et 2009, le ratio médecin/population est passé d'un médecin pour 9 164 habitants à un effectif d'un médecin pour 14 418 habitants (cf. tableau 12)[79], et le ratio infirmier/population d'un infirmier pour 2 214 habitants à un infirmier pour 2 545 habitants, indiquant ainsi une régression (INS/PETS, 2010). La réduction du nombre de professionnels de santé est liée, entre autres, à la baisse des recrutements de la fonction publique suite à la mise en œuvre des PAS. En outre, la perte du rôle de pourvoyeur d'emplois du gouvernement a entraîné le désintérêt des populations pour les formations diplômantes à débouchés incertains, augurant l'avènement du secteur privé (formel et informel).

La « fuite des cerveaux » représente également un facteur explicatif de la baisse des effectifs des professionnels du domaine médical au Cameroun. En effet, un nombre important de médecins à la recherche d'une meilleure rémunération, a fait le choix d'exercer dans les pays développés. Le Cameroun a connu deux baisses de salaires en 1993 (de 50 et 60% sur les salaires pratiqués à cette période). Les médecins exerçant au Cameroun ont été contraints, afin de garantir un niveau de

---

[79] *Toutefois, lorsque l'on compare avec la dotation moyenne de médecins en Afrique, le Cameroun compte environ 18,4 médecins pour une population de 100 000 habitants, contre une moyenne de 39,6 médecins pour 100 000 habitants en Afrique. Ce qui met en évidence une dotation de médecins élevée par rapport à la moyenne du continent (BAD, 2009).*

vie, de se tourner parallèlement vers le secteur privé formel et/ou informel, ce qui en explique l'essor.

A cette « fuite de cerveaux » et à la baisse des recrutements dans la fonction publique, s'ajoutent les départs en retraite non remplacés. Alors que la population ne cesse de croître, les effectifs du personnel dans les formations sanitaires n'évoluent pas suffisamment.

Tableau 12 : Situation des indicateurs des ressources humaines en 2009 par rapport aux normes de l'OMS

Ressources	***Indicateurs***	***Valeur au Cameroun***	***Norme OMS***
Humaines	*Nombre d'habitants pour 1 Médecin*	*14 418*	*10 000*
	Nombre d'habitants par personnel médico-sanitaire	*3 094 (en 2007)*	*3 000*
	Nombre d'habitants pour 1 Pharmacien	*718 744*	*15 000*
	Nombre d'habitants pour 1 chirurgien-dentiste	*606 441*	*105 882*

Source *: construit par l'auteur à partir des données du MSP (2009), lois des finances (2009)*

Le tableau 13, ci-dessus, nous permet ainsi de constater que le nombre de médecins est passé de 1 049 à 1 346 de 2005 à 2009, celui des infirmiers de 6 705 à 7 626. Trois vagues de recrutements spéciaux ayant été effectués dans le cadre de l'utilisation des fonds PPTE.[80]

En revanche, l'effectif des pharmaciens qui avait augmenté de 2005 à 2006, passant de 27 pour 1 000 000 d'habitants à 38 pharmaciens, se situe à 27 pharmaciens en 2007. Ce personnel est inégalement réparti selon les régions. Les zones enclavées du Grand Nord et de l'Est du pays souffrent le plus de cette répartition inégalitaire des professionnels sanitaires.

Tableau 13 : Distribution du personnel médical et paramédical du système sanitaire public camerounais

Années	*2005*	*2007*	*2009*
Administrateurs de santé	*11*	*11*	*22*
Médecins	*1 049*	*1 319*	*1 346*
Chirurgiens-dentistes	*26*	*39*	*32*
Pharmaciens	*27*	*38*	*27*
Infirmiers	*6 705*	*8 226*	*7 626*
Techniciens-Médico Sanitaires	*1 021*	*1 409*	*1 008*
Personnel de Génie Sanitaire	*175*	*187*	*372*
Techniciens-Biomédicaux	*15*	*32*	*-*
Contractuels	*233*	*559*	*635*
Décisionnaires	*781*	*781*	*1 694*
Autres	*1 485*	*1 548*	*2 958*
Total	***11 528***	***14 154***	***15 720***

Source : MSP/SIGIPES, 2009

80 1200, 600 et 2500 personnels de santé ont été recrutés respectivement en 2002, 2004 et 2007, parmi lesquels 139 médecins, 1513 infirmiers, 10 chirurgiens-dentistes, 9 pharmaciens, 20 laborantins et du personnel médico-sanitaire et administratif.

➢ Une insuffisante dotation en ressources financières et infrastructurelles

La formation des médecins est dispensée à la Faculté de médecine de Yaoundé (elle forme environ 60 à 70 médecins chaque année qui préfèrent, en majorité, exercer en milieu urbain). Les établissements de formation du génie sanitaire public et privé assurent, quant à eux, la formation des infirmiers, des techniciens médico-sanitaires, des sages-femmes et des aides-soignantes.

Cette sous-section est consacrée à l'étude des dysfonctionnements financiers et infrastructurels du système sanitaire camerounais.

Des ressources financières en dessous des attentes de l'OMS

L'insuffisance de ressources financières, qui caractérise le secteur de la santé, découle essentiellement du fardeau de la dette[81] qui asphyxie l'économie camerounaise en la privant de ressources nécessaires pour assurer son développement.[82] Cette insuffisance de ressources s'explique aussi par l'insuffisance de l'aide au développement et par les écarts entre le budget alloué et le budget effectivement exécuté.

Cette crise de financement du domaine de la santé est également liée au pouvoir d'achat des populations qui a subi deux baisses de salaire en 1993 et1994. Conformément aux clauses de l'initiative de Bamako, la santé devrait être financée à 75% par les patients. Mais les revenus trop limités de ces derniers ne permettent pas de payer les soins de santé dans un contexte d'arbitrage entre demande de soins et

---

[81] *Il constitue un frein pour la mise en place d'une politique de développement adéquate qui pourrait aider à réduire la pauvreté au travers des investissements en infrastructures dans le secteur éducatif et sanitaire.*

[82] *La part des recettes publiques consacrée au service de la dette est d'environ 46%.*

besoin de se nourrir. Cela a pour conséquence un accès réduit de la population aux soins modernes. Toutefois, la contribution des ménages au financement de la santé au Cameroun en 2010 est de 94,6%.

La dévaluation du franc CFA, survenue en 1994, a accentué l'incapacité des usagers à financer les soins de santé, du fait de la hausse du prix des médicaments pour la plupart importés de France. Cela a eu pour conséquence la circulation de médicaments contrefaits (vendus à des prix abordables pour la population) et le développement du charlatanisme médical au Cameroun, facteurs compromettant l'accès à des soins de qualité pour les populations pauvres.

Il est également à noter que l'insuffisance des crédits liés à l'Aide Publique au Développement (APD)[83] justifie le manque de ressources nécessaires au financement des secteurs sociaux, à l'instar du domaine de la santé. La majeure partie de l'APD provient des pays de l'OCDE regroupés au sein du Comité d'Aide au Développement (CAD)[84]. Les contributions de ces partenaires extérieurs financent, à hauteur de 1,6%, le système de santé camerounais (INS/ PETS, 2010). Par contre, c'est aussi cette aide qui conduit à l'alourdissement de la dette extérieure des pays d'Afrique subsahariennes (exemple : le montant de l'APD multilatérale dans la dette extérieure des PED était de 145 milliards de dollars en 2002).

Le budget orienté vers le secteur de la santé représente à peine 3,7% du budget national en 2010 (INS/ PETS, 2010). Ce budget a connu une réduction par rapport au niveau affiché en 2009 (4,9% du budget national). Il s'est davantage éloigné de la norme de financement du système de santé de l'OMS qui est de 15% du budget national. En outre, le budget effectivement exécuté est inférieur au budget alloué en 2009, il est de 3,7% (cf. figure 7) contre 4,9% de budget alloué (en pourcentage du budget national), ce qui indique une perte de ressources financières importantes (dont nous ne pouvons expliquer l'orientation) qui auraient pu être utilisées pour l'amélioration de l'offre de soins au Cameroun.

---

[83] *Cette APD peut revêtir plusieurs formes, à savoir : des prêts bilatéraux, des dons bilatéraux, des contributions assimilables à des dons, les contributions provenant des organismes multilatéraux.*

[84] *Il s'agit de l'Allemagne, le Canada, les Etats-Unis, la France, etc.*

Figure 7 : Evolution du budget exécuté par rapport au budget alloué dans le secteur de la santé (en milliards de FCFA)

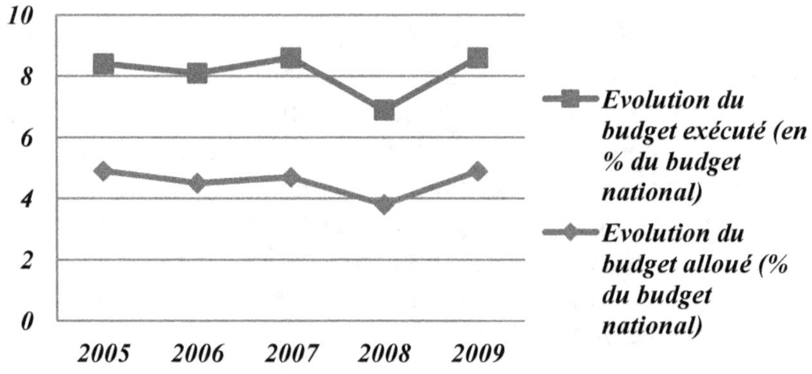

Source : construit par l'auteur à partir des données de la loi des finances 2005 – 2009, Rapport d'exécution physico financière du BIP

Une faible dotation en infrastructures

Les facteurs retenus pour juger de la dotation en infrastructures des formations sanitaires sont : la répartition de ces formations, la disponibilité du matériel d'accouchement, la dotation en ambulances, en système de vaccination, en pro-pharmacies, en dispositifs d'intervention chirurgicale, en énergie électrique et en eau (INS/PETS, 2010).

En ce qui concerne la répartition des formations sanitaires, en fonction du nombre d'habitants, on constate que le Cameroun compte 1 hôpital pour une population de 106 044 habitants (cf. tableau 14) et 1 centre de santé pour 12 061 habitants. Cette dotation est insuffisante comparée aux normes de l'OMS (1 hôpital pour une population de 100 000 habitants et 1 centre de santé pour une population de 10 000 habitants).

Tableau 14 : Situation des indicateurs des ressources physiques en 2009 par rapport aux normes de l'OMS

Ressources	Indicateurs	Valeur au Cameroun	Norme OMS
Physiques	*Nombre d'habitants pour 1 Hôpital*	*106 044*	*100 000*
	Nombre d'habitants pour 1 Centre de santé	*12 061*	*10 000*
Humaines	*Nombre d'habitants pour 1 Médecin*	*14 418*	*10 000*
	Nombre d'habitants par personnel médico□sanitaire	*3 094 (en 2007)*	*3 000*
	Nombre d'habitants pour 1 Pharmacien	*718 744*	*15 000*
	Nombre d'habitants pour 1 chirurgien-dentiste	*606 441*	*105 882*
Financières	*% du Budget public alloué à la santé*	*4,9*	*15%*

Source : MSP (2009), lois des finances (20

Encadré n° 1 : Disponibilité en matériel médical, en énergie électrique et en eau potable au Cameroun

En ce qui concerne la disponibilité du matériel d'accouchement, 75 % des structures sanitaires au Cameroun disposent d'une boîte d'accouchement, 88 % de tables d'accouchement et 32 % de boîtes de césarienne *(MSP, 2009)*.

Une formation sanitaire sur deux dispose d'un système de stérilisation à sec ou à eau. Ce matériel est peu disponible en milieu rural. La stérilisation est importante pour la prévention des maladies infectieuses telles que la tuberculose ou le VIH.

Près de 9 formations sur 10 ne disposent pas d'une ambulance en état de marche. Le milieu rural est le plus défavorisé en ce qui concerne la dotation en ambulances. C'est également le cas dans les hôpitaux de district (HD) ; à peine un HD sur cinq dispose d'une ambulance en état de fonctionnement (INS/ECAM, 2007). Pour ce qui est de la dotation en laboratoires, en moyenne 8 formations sanitaires sur 10 disposent de laboratoires d'analyses médicales pour réaliser les examens. Cette proportion baisse lorsqu'on passe d'une catégorie supérieure de structures sanitaires à une catégorie inférieure. Moins de 5 % des structures sanitaires urbaines ne disposent pas de laboratoire contre 33 % dans le milieu rural (PETS/INS, 2010).

Deux formations sanitaires sur cinq disposent de salle d'opérations. Les pro-pharmacies sont des officines de vente de médicaments dans les structures de santé, même en l'absence d'un pharmacien. Environ 95 % des formations sanitaires sont dotées d'une pro-pharmacie (quel que soit l'établissement).

7 formations sanitaires sur 10 ont accès à l'énergie électrique en milieu urbain, alors qu'en milieu rural, une seule formation sur deux en bénéficie. Pour éviter les désagréments que pourraient provoquer les coupures de courant, certains établissements hospitaliers ont recours à des solutions alternatives telles que l'énergie solaire et les groupes électrogènes (78,9 % des HD ; 43,8 % de CMA et 33,3 % de CSI).

En ce qui concerne l'eau courante, seuls 46,8 % des structures de soins ont accès à l'eau. Une formation sanitaire sur cinq s'approvisionne en eau dans un forage ou dans un puits et environ 15 % ailleurs (rivières, sources non aménagées etc.).

Pour ce qui est de la disponibilité des médicaments, nous déplorons des ruptures de stocks de la quasi-totalité des produits dans les formations sanitaires. Elles s'observent davantage dans les CSI que dans les HD (NS/PETS, 2010). Les formations sanitaires sont fréquemment en rupture du Coartem, de l'Amodiaquine et du Cotrimoxazole. La durée de rupture varie de 3 à 19 jours. Le Coartem est le produit qui connaît le plus de ruptures de stocks dans les formations sanitaires et pendant une longue période (en une moyenne de 19 jours), contrairement à la quinine pour laquelle la rupture dure tout au plus 3 jours. Sept médicaments sur treize sont le plus souvent indisponibles dans les formations sanitaires publiques, ce qui n'est pas le cas dans les formations privées.

➢ **L'implication du recouvrement des coûts**

La politique de recouvrement des coûts, adoptée en 1987, a posé le problème de l'accessibilité financière des populations pauvres dans les PED, mais également celui de l'accessibilité géographique par manque de suivi de la couverture sanitaire, alors même qu'elle visait l'amélioration de l'offre de soins, l'accroissement des ressources dans le secteur de la santé et l'équité dans l'accès aux soins (Jimenez, 1995).

En ce qui concerne l'accessibilité financière au Cameroun, les populations pauvres bénéficient de peu de soins dans le secteur formel car les frais à la charge du patient (le ticket modérateur) ne sont pas à la portée des classes défavorisées. Celles-ci ne disposent pas d'un système de protection sociale et ne sont pas capables de payer les soins de santé, qu'ils soient élémentaires ou nécessitant un plateau technique élevé. Ces populations à faibles revenus ne peuvent subvenir à leurs besoins de base (se nourrir, se loger, avoir accès à l'eau potable, etc.) et bénéficier de soins de santé quand cela est nécessaire. Elles se tournent alors vers le secteur privé informel, qui se développe depuis quelques années de façon anarchique et non réglementée, notamment en milieu urbain, mais qui répond ainsi à une demande de soins importante. Les dérives, provenant de la politique de recouvrement des coûts, découlent également du système d'approvisionnement pharmaceutique mis en place par le biais d'entités autonomes fortement axées sur les relations marchandes (de vendeur à client). A chaque niveau de cette chaîne logistique (centrale pharmaceutique d'achats, pharmacie préfectorale d'approvisionnements, centre de santé ou pharmacie hospitalière), un prix de revient est calculé pour subvenir à l'ensemble des charges de la structure. Une fois le produit rendu au bout de la chaîne (c'est-à-dire vendu au patient), ces charges sont cumulées pour établir un prix de vente qui parfois double ou triple par rapport à l'achat initial, rendant ainsi les médicaments inaccessibles aux populations. Entre les prix de consultations pratiqués dans les formations sanitaires et le coût des médicaments vendus dans les pharmacies et pro-pharmacies, les frais à la charge du patient s'avèrent insupportables. Les groupes sociaux vulnérables comme les enfants et les personnes âgées sont les plus affectés par la mise en place du recouvrement des coûts.

En outre, l'étude de la répartition des structures au Cameroun révèle de grandes inégalités géographiques avec un secteur urbain où émerge un système mixte (comprenant des structures de santé publiques, des structures de santé privées à but lucratif et à but non lucratif, etc.) et un secteur rural où l'offre se limite uniquement aux structures publiques et confessionnelles. De plus, le milieu rural impose de parcourir des distances importantes pour trouver une structure de santé, ce qui limite ou restreint l'accès des ménages ruraux aux soins. Pourtant, la non exclusion des consommateurs est un des objectifs d'un service public tel que celui de la santé.

➤ Une crise de gouvernance sanitaire

La crise du système de santé camerounais est également due à la mauvaise gestion du patrimoine public camerounais. Les incidences de la mauvaise gestion sur le système de santé sont déplorables et affectent les ressources humaines, les ressources matérielles et financières. Mais comment les facteurs liés à la gestion du système de santé camerounais affectent-ils ce système ? C'est à cette question que nous tenterons de trouver des éléments de réponse.

Dans un rapport, paru en 1992, intitulé "Gouvernance et Développement", la Banque Mondiale définit la bonne gouvernance comme étant la manière dont le pouvoir est exercé pour gérer les ressources nationales économiques et sociales consacrées au développement. Cette définition a été élaborée dans le but notamment de lutter contre les défaillances de l'Etat après les PAS. L'approche macroéconomique des PAS est abandonnée au profit d'approches influencées par la Nouvelle Economie Institutionnelle (NEI) et la Nouvelle Economie Politique (NEP) (Cartier-Bresson, 2010, p. 115).

Au travers de cette définition de la gouvernance, la Banque Mondiale identifie trois aspects distincts de la gouvernance :

- la forme de régime politique,

- la manière dont l'autorité est exercée pour gérer les ressources nationales économiques et sociales consacrées au développement,
- la capacité des gouvernements à concevoir, formuler et réaliser des actions et à s'acquitter de leurs fonctions.

Dans le domaine de la santé au Cameroun, ces aspects de la gouvernance visent le bien-être du patient dans « un cadre hospitalier » et impliquent la prise en compte de mesures pro-démocratiques (INS/ECAM, 2007) dont les mots clés sont : société civile, *empowerment*, capabilité, participation, transparence et rigueur analytique (enquêtes, gestion efficace, etc.).

L'organisation et la gestion du système de santé camerounais ont été définies en 1989 par le MSP par le décret N°89/011. Le MSP est garant de la conception et de la mise en œuvre de la politique en matière de santé (MSP, 2009). Il élabore les meilleures stratégies de mise en œuvre de la politique de santé, il assure l'organisation, le développement et le contrôle technique des services et des formations sanitaires publics et privés. Il contrôle également l'exercice des professionnels de la santé, construit et met en œuvre le plan de formation des personnels en service au MSP, concourt à la formation et au recyclage permanents des personnels des corps de la santé publique. Il gère également les établissements publics sanitaires, participe à la promotion de la coopération en matière de santé, etc.

Cependant, la bonne gouvernance sanitaire reste un idéal à atteindre pour le Cameroun. En matière de transparence par exemple, les pratiques hospitalières n'obéissent pas toujours à la législation en vigueur ; les prix des consultations, des actes médicaux et des produits sanitaires doivent être affichés dans les hôpitaux, conformément au décret n°87/529 du 21 avril 1987 fixant la nomenclature générale des actes médicaux, mais c'est rarement le cas (MSP, 2009). L'objectif étant qu'un affichage des prix facilite l'information des patients et évite les actes de corruption qui peuvent, à plus ou moins long terme, limiter le recours aux soins de certaines couches sociales et nuire ainsi au recouvrement des coûts indispensable à la garantie d'une offre de soins de qualité dans le secteur public.

La mauvaise gouvernance sanitaire découle de la corruption qui mine le système de santé camerounais. Le phénomène gangrène ce secteur. La corruption en milieu hospitalier se traduit, par exemple, pour un agent de santé, par une initiative unilatérale d'exiger ou réclamer un avantage, de quelque nature qu'il soit, en contrepartie de sa prestation de soins. Elle existe à tous les niveaux de financement public de la santé, de la gestion du budget alloué au secteur de la santé à l'accès des populations aux formations sanitaires (Hours, 1985). Les manifestations de la corruption dans le secteur de la santé au Cameroun sont entre autres : le détournement des équipements de santé à des fins privées et les Pressions des firmes pharmaceutiques sur les acteurs du secteur de la santé pour la sélection de leurs produits. Il s'agit également de l'extorsion des fonds aux malades pour des services supposés gratuits (tels certains vaccins), l'établissement de faux certificats médicaux, le refus d'administrer les soins aux patients qui refusent de corrompre le personnel médical, la vente parallèle de médicaments, le rançonnement des usagers etc. (INS/PETS, 2010).

Les conséquences de la corruption dans un système de santé sont, entre autres, l'inégalité d'accès aux soins, la déshumanisation de la prestation des soins de santé et la dérégulation du fonctionnement de l'hôpital. La corruption est également à l'origine de la détérioration de la qualité des soins, de la dégradation de la capacité opérationnelle des services, de la réduction de la mobilisation des ressources sanitaires, de la mauvaise qualité des soins offerts et donc de la baisse des indicateurs de santé. C'est pourquoi Hours (1985) mettait en lumière le fait que le sort des malades n'est pas la priorité dans les hôpitaux publics au Cameroun. Les malades sont certes « soignés », mais il ne s'agit là que d'une fonction secondaire et accessoire. Le plus important, pour les professionnels de ce secteur est l'argent qu'ils obtiennent de la surfacturation des soins. Il existe surtout une crise de l'autorité qui se manifeste par l'absence de toute discipline et d'influence hiérarchique. On constate une inexistence généralisée de conscience professionnelle et d'esprit de service public, des interférences de toutes les natures, et notamment politiciennes, dans la gestion des établissements hospitaliers. La mauvaise gouvernance sanitaire serait donc une conséquence de la pseudo-démocratie qui prévaut au Cameroun. Pourtant, la bonne gouvernance et la lutte contre les inégalités dans l'accès aux soins, en particulier, peuvent conduire à des gains d'efficacité du système de santé (Barnay et al, 2009). Les outils de la bonne gouvernance sanitaire (transparence dans la gestion des ressources sanitaires, PPP[87], etc.) s'inscrivent ici dans une logique d'incitation aux recours aux hôpitaux, susceptible de faciliter la mobilisation des ressources financières nécessaires au bon fonctionnement de ce secteur.

Pour pouvoir éradiquer la corruption qui mine le système de santé camerounais, de nombreuses initiatives ont été mises en place par le gouvernement et rentrent dans la Stratégie Nationale de Lutte Contre la Corruption (SNLCC) 2010-2015. Ces initiatives figurent dans le rapport de la Commission Nationale Anti-corruption (CONAC) rédigé en 2011, sur le DSCE etc. Parmi ces initiatives, on compte : la création des outils de gestion et des textes de lutte contre la corruption, des brigades et missions de contrôle, l'amélioration du cadre de travail des professionnels de santé, l'élaboration progressive des documents de procédures et de bonnes pratiques dans le secteur etc. (INS/PETS, 2010).

Les réformes du gouvernement relatif à la lutte contre la corruption dans tous les domaines se basent sur le texte de la constitution du 18 janvier 1996, qui en son article 66, impose une obligation de déclaration des biens à certains commis et hautes personnalités de l'Etat avant leur prise de fonction, ainsi qu'à la fin de celle-ci. En outre, la loi n°0003/2006 du 25 janvier 2005 relative à la déclaration des biens et avoirs appuie cette disposition constitutionnelle.

Ces initiatives sont effectives car des membres du gouvernement ou d'autres commis de l'Etat reconnus coupables d'acte de corruption dans l'exercice de leur(s) fonction(s) ont souvent été sanctionnés, mais les résultats des politiques de lutte contre la corruption restent en dessous des attentes du gouvernement. Dans le domaine sanitaire, de nombreux actes de corruption sont encore perceptibles surtout dans les hôpitaux publics tels le rançonnement des usagers (cf. notre enquête relative à la demande de soins dans les MUSI au chapitre 5).

[87] *Partenariat Public-Privé.*

Conclusion du chapitre 1

L'analyse du système camerounais nous a permis de comprendre son évolution et sa typologie, mais également son organisation et les carences auxquelles il fait face. Ce système est soumis aux injonctions internationales et intérieures. Ce système se veut mixte (cohabitation du système beveridgien et du système bismarckien), même si, avec l'adoption des PAS et de la politique de recouvrement des coûts en 1987 à Bamako, il ne garantit plus l'universalité dans l'accès aux soins. Le système de santé camerounais est en réalité dualiste car, à côté du secteur de santé formel, se développe un secteur de santé informel. Ce secteur informel accueille environ 70% des malades (INS/ECAM, 2007). Il bénéficie d'une régulation basée sur des conventions présentes dans le micro - marché informel de soins, contrairement au secteur formel qui adopte un mode de régulation et de coordination organisationnel. Cette coexistence du formel et de l'informel dans le système de santé camerounais met en lumière le caractère dualiste de ce système.

Concernant son organisation, ce système comprend plusieurs acteurs (les formations sanitaires publiques, privées formelles, privées informelles et pharmaceutiques) et différents modes de financements, entre autres le financement public (via le budget alloué par l'Etat au secteur de la santé) et le financement privé (à travers le recouvrement des coûts par les populations, le financement par les partenaires de la coopération, etc.). C'est un système qui connaît une crise humaine, financière et infrastructurelle due à la fois à différents facteurs externes (aux politiques sanitaires qui sont le fait des injonctions internationales), et surtout à certains facteurs internes comme la mauvaise gouvernance sanitaire. Au rang des crises liées aux ressources humaines, on peut citer la « fuite des cerveaux », la faiblesse du rapport du nombre de médecins/population, le manque de conscience professionnelle et le faible recrutement dans la fonction publique depuis la crise des années 1980. En ce qui concerne le domaine infrastructurel et celui relatif aux finances, les infrastructures sont disponibles en quantité limitée pour une population en croissance permanente et en manque de moyens financiers. L'Etat ne garantit plus la gratuité des soins faute de budget suffisant. Nous étudierons l’environnement des MUSI pour mieux en appréhender les caractéristiques au chapitre 2.

Chapitre 2 : Présentation des MUSI : environnement et caractéristiques

Selon la troisième enquête camerounaise auprès des ménages (INS/ECAM, 2007), au Cameroun, à peine 29,1% de la population recourt aux soins de santé modernes formels, tandis que 70,9% recourt aux soins dans le secteur informel. Il convient de comprendre l'informel de la santé et particulièrement les micro-unités de santé informelles qui se développent jusqu'aujourd'hui dans les quartiers défavorisés en milieu urbain camerounais. Pour ce faire, ce chapitre est consacré à la présentation des MUSI. Nous exposons le cadre de pauvreté dans lequel émergent ces MUSI et nous révélons les caractéristiques de ces MUSI issues d'une enquête de terrain réalisée à Yaoundé (capitale du Cameroun). Cette enquête de terrain a porté sur un échantillon de 100 responsables de MUSI auxquels nous avons soumis un questionnaire. Nous avons également effectué des entretiens dans un échantillon plus réduit de 20 MUSI issues de l'échantillon de départ (100 MUSI). Ces entretiens nous ont été utiles pour pouvoir appréhender les discours des différents acteurs du micro-marché quant au développement de l'offre de soins dans ces MUSI. Le micro-marché est considéré comme le contexte dans lequel se vendent les soins et produits médicaux dans les MUSI.

1. Les MUSI dans leur contexte : la pauvreté

Pour appréhender la multiplication des MUSI en milieu urbain camerounais, il est nécessaire de cerner le contexte dans lequel évoluent ces structures. Ces structures se développent essentiellement dans les quartiers défavorisés ou pauvres. Dans notre étude, la pauvreté est vue comme un concept multidimensionnel (approche non welfariste de la pauvreté[88]), sa définition découle essentiellement de celle de l'ECAM 3 (INS/ECAM, 2007) : la pauvreté relève des aspects objectifs (pauvreté monétaire, pauvreté en termes de conditions de vie des ménages et pauvreté de potentialités), mais également subjectifs (liés à la perception de la pauvreté par les populations camerounaises).

---

[88] *Cf. Encadré 2 relatif à la définition de la pauvreté.*

Encadré 2 : Définition de la pauvreté

En économie un individu est considéré comme pauvre lorsque son niveau de bien-être est inférieur à un certain seuil (Sirven, 2007, p10). Cela implique de définir le « bien-être », puis de déterminer une ligne de pauvreté, c'est-à-dire un niveau de bien-être commun à tous les individus de la population en dessous duquel se trouvent les pauvres (seuil de pauvreté).

Il existe deux approches de définition bien-être : l'approche monétaire (*welfariste*) et l'approche et l'approche non monétaire (*non welfariste*).

L'approche monétaire recommande une évaluation du bien-être à partir des principaux arguments de la fonction d'utilité, exemple : la consommation ou le revenu. Mais dans les PED, on retient généralement les dépenses de consommation pour des raisons pratiques. En effet, le revenu est susceptible de fluctuer de manière importante suite à des chocs externes (perte d'emploi ou mauvaise récolte etc.), alors que le niveau de consommation reste néanmoins stable. Au niveau macroéconomique l'indicateur le plus utilisé pour appréhender le niveau de pauvreté d'un pays est le PIB.

L'approche *non welfariste* de la pauvreté quant à elle reconnaît que la pauvreté est un phénomène multidimensionnel plutôt que strictement monétaire. D'où la mise en place d'indicateurs tels la qualité matérielle de la vie (Morris, 1979), la création de l'IDH par le PNUD en 1990 sous l'influence d'A. Sen, de l'espérance de vie etc. Au niveau microéconomique, l'intérêt est porté sur les variables disponibles au niveau du ménage telles les niveaux d'éducation et de santé, les conditions d'habitat, les actifs dont disposent le ménage etc. (Lachaud, 2000). Après avoir spécifié l'indicateur de bien-être, il convient d'identifier le seuil de pauvreté qui séparera les agents économiques selon qu'ils sont pauvres ou non.

Deux approches sont envisageables pour définir le seuil de pauvreté suivant que l'on s'intéresse à la pauvreté objective ou subjective, mais en générale, la première est plus couramment utilisée. En outre, l'approche objective permet de déterminer deux seuils de pauvreté, l'un absolu et l'autre relatif. Ainsi, certains auteurs pensent que la pauvreté est un phénomène relatif, défini par les coutumes sociales, et que les pauvres sont ceux qui sont dans le bas de la distribution du bien-être (Deaton, 1997, p144). Une ligne de pauvreté absolue par contre est un seuil de bien-être déterminé en termes de l'indicateur du niveau de vie utilisé, et fixé dans le domaine de comparaison de la pauvreté. La méthode la plus utilisée pour déterminer le seuil de pauvreté absolu consiste à évaluer le coût des besoins de base (Bidani et Ravallion, 994). Le seuil de pauvreté absolu utilisé au niveau mondial est en général 1 USD en PPA.

1.1. Les aspects objectifs de la pauvreté

Sur le plan objectif, des proxis sont utilisés dans l'ECAM (INS/ECAM, 2007) comme critères de pauvreté pour identifier les quartiers pauvres au Cameroun, à savoir : le logement précaire, la promiscuité, le niveau de revenu des ménages, l'accès difficile à l'eau potable et à l'électricité. D'autres proxys sont également utilisés, à savoir : l'environnement insalubre susceptible de fragiliser l'état de santé des populations, l'accès difficile aux structures de santé, la non-possession de certains biens durables (radio, téléviseur et téléphone mobile), l'insécurité, etc. Sur le plan monétaire, une personne est considérée comme pauvre au Cameroun si elle vit dans un ménage pauvre, c'est-à-dire un ménage dans lequel la dépense moyenne est inférieure 269 443 FCFA par an (soit 738 FCFA par jour ou 22 454 FCFA par mois), ce qui rend cette personne vulnérable face à la maladie.[89]

La troisième enquête camerounaise auprès des ménages (INS/ECAM, 2007) a établi qu'il existe un lien étroit entre la pauvreté et l'habitat. 83% des ménages pauvres occupent, en grande majorité, des logements précaires dont ils sont propriétaires. Pour ce qui est de l'eau potable et de l'électricité, un ménage sur deux y a accès. Mais les ménages pauvres y accèdent encore plus difficilement : un quart des ménages pauvres a accès à l'eau potable et moins d'un cinquième a accès à l'électricité d'éclairage. Pour ce qui est des biens durables, seulement 2,3% des ménages possèdent un ordinateur.

L'environnement du ménage est susceptible d'avoir des effets sur la santé de ses membres. La présence des moustiques, des souris et des cafards constitue la nuisance la plus répandue dans les ménages pauvres. Le bac à ordures se trouve à moins d'un kilomètre des ménages urbains, ce qui n'est pas le cas en milieu rural et dans certains quartiers défavorisés. Quant à l'insécurité, près de 10% des ménages déclarent être victimes d'agressions au Cameroun, mais le phénomène connaît une véritable récurrence dans les quartiers

---

[89] *Le seuil de pauvreté est évalué sur les prix pratiqués à Yaoundé. Environ 39% de la population est pauvre au Cameroun. 41,6% des ménages dirigés par les hommes sont pauvres contre seulement 33,4% des ménages dirigés par les femmes (INS/ECAM, 2007).*

pauvres. Après ces agressions, ces ménages ont généralement pour premier recours les MUSI qui prolifèrent encore aujourd'hui dans ces quartiers.

1.2. Les aspects subjectifs de la pauvreté

Les aspects subjectifs de la pauvreté sont issus de la définition de la pauvreté que donnent les populations camerounaises. Ils touchent à l'alimentation, à l'habillement, à l'équipement du ménage, à la santé, aux soins du corps, au transport, à la communication, aux loisirs, à l'éducation et aux réseaux relationnels. Ainsi, 9 ménages sur 10 pensent qu'un individu doit prendre trois repas par jour, et surtout, manger de la viande ou du poisson au moins tous les trois jours (INS/ECAM 3, 2007). La pauvreté est donc également un construit social. Ainsi, les critères de pauvreté pour une communauté précise peuvent ne pas être considérées comme tels par une autre communauté.

Les différentes causes de la pauvreté énumérées par les populations camerounaises (INS/ECAM 3, 2007) sont, par ordre d'importance décroissante ; le manque d'emploi, la corruption ou la mauvaise gestion, et la baisse ou l'insuffisance des revenus. La principale action attendue du gouvernement par les ménages reste la création d'emplois.

Dansou (1988) souligne que les micro-unités de santé se sont développées en Afrique, dans les quartiers jugés pauvres, surtout après la crise économique des années 80. Au-delà de cette crise, la mauvaise gouvernance, les corollaires des PAS (tarification des actes médicaux, gel des recrutements dans la fonction publique, baisse du pouvoir d'achat des ménages, etc.) imposés par les Institutions de Bretton Woods (IBW) sont autant d'éléments qui ont défini le cadre dans lequel s'est inscrite la paupérisation, mais également dans lequel ont proliféré les MUSI et la demande de soins qui leur parvient. Mais pour comprendre le développement de l'offre de soins dans les MUSI au Cameroun, il convient d'en analyser les caractéristiques.

2. Caractéristiques des MUSI

Pour appréhender les caractéristiques des MUSI au Cameroun, nous avons mené une enquête de terrain à Yaoundé (capitale du Cameroun) en août et septembre 2011. Cette enquête avait pour objectif de comprendre pourquoi les MUSI se développent et quelles en sont les caractéristiques. Nous présentons cette enquête ainsi que la méthodologie de collecte et de traitement des données recueillies sur le terrain d'enquête, nous étudions ensuite les motivations des offreurs de soins et les caractéristiques des MUSI à partir de résultats quantitatifs et qualitatifs de cette enquête.

2.1. Méthodologie de collecte et de traitement des données liées à l'offre de soins dans les MUSI

Cette sous-section présente les champs, les unités d'enquête, la méthodologie de collecte, de saisie et de traitement des données.

2.1.1. Champs, unités d'enquête et méthode de collecte des données

a) Champs et unités d'enquête

Pour appréhender les déterminants de l'offre de soins dans les MUSI au Cameroun, nous avons mené une enquête auprès de micro-unités de la ville de Yaoundé. Les unités d'enquête dans cette étude sont exclusivement les MUSI des quartiers défavorisés de la ville de Yaoundé. Le choix de Yaoundé s'explique par le fait que c'est l'une des villes dans lesquelles se développent les MUSI, au même titre que

Douala. Par ailleurs, compte tenu de nos moyens, nous ne pouvions mener notre enquête que dans l'une ou l'autre de ces villes ; nous avons ainsi choisi Yaoundé (la capitale politique) que nous connaissons mieux. Notre enquête a porté sur un échantillon de 100 MUSI, les quartiers retenus pour cette enquête étant : Mokolo, Biyem-Assi, Mendong, Nkolmesseng, Essomba et Mvog-Ada. Ces quartiers se trouvent dans les arrondissements de Yaoundé 2, Yaoundé 3, Yaoundé 4, Yaoundé 5 et Yaoundé 6 (cf. figure 8).

En outre, dans ces quartiers, nous nous sommes également entretenus de manière soutenue avec un échantillon réduit de MUSI (20 MUSI) issu de l'échantillon de départ (100 MUSI). Ces entretiens se sont avérés pertinents pour mener à bien une étude qualitative de l'offre de soins complémentaire à l'étude quantitative.

Figure 8 : Quartiers de notre enquête dans la ville de Yaoundé

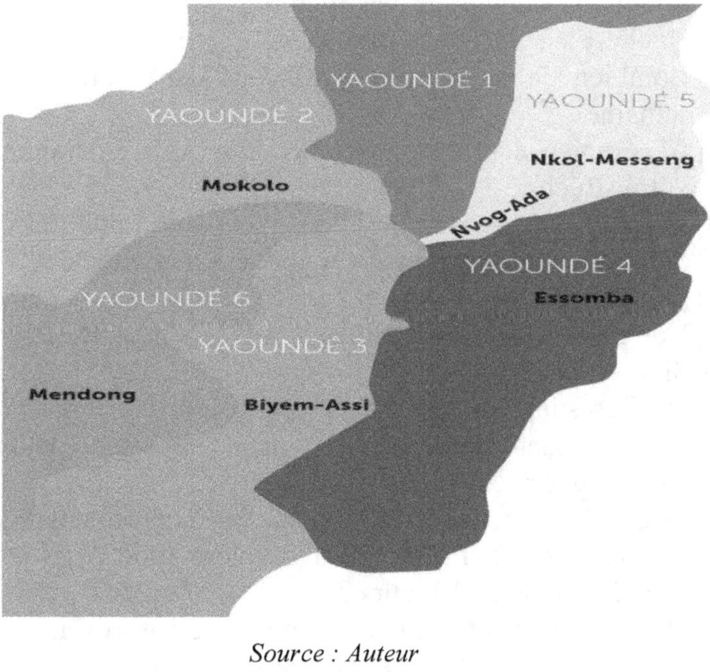

Source : Auteur

b) Méthode de collecte des données

Nous avons recruté 4 agents d'enquête que nous avons formés sur la façon de faire remplir le questionnaire (cf. annexe 4) par les responsables des MUSI. Chaque agent a mené une enquête en soumettant un questionnaire à 25 responsables (promoteurs et/ou gérants de MUSI), cela dans un délai de 5 jours. Les questions posées aux responsables de MUSI pour l'enquête quantitative étaient présentées dans cet ordre :

1) Pourquoi le promoteur a-t-il créé cette structure de soins ?
2) Quel est le niveau d'instruction du promoteur ?
3) Le promoteur a-t-il fait une formation dans le domaine de la santé ?
4) Si oui, précisez la formation la plus élevée
5) Le promoteur de cette structure a-t-il une autre activité ?
6) Si oui, dans quel type de structure ?
7) Quel est le statut de la structure ?
8) Combien de malades recevez-vous dans votre structure par semaine ?
9) A combien estimez-vous le coût moyen de traitement dans votre structure ?
10) Votre structure reçoit-elle de l'aide publique ou des organismes internationaux en matière de traitement ?
11) Si oui, précisez
12) Votre structure offre-t-elle de l'aide aux malades ?
13) Si oui, précisez
14) Quelles sont vos suggestions en ce qui concerne l'accès aux soins de santé dans les micro-unités de santé (petits cabinets médicaux privés) ?
15) Quel est le nombre de types de médicaments génériques disponibles durant les trois derniers mois sans rupture de stocks de plus de 10 jours ?
16) Quel est l'effectif du personnel médical suivant : médecins, infirmiers, sages-femmes et aides-soignants ?
17) Quel est le nombre de prestations médicales et chirurgicales offertes par le centre aux malades ?
18) Quel est le nombre de types d'examens médicaux pratiqués ?

Quant aux entretiens qualitatifs, ils ont porté sur 20 promoteurs de MUSI issus de l'échantillon de départ (100 MUSI) qui ont été considérés comme plus ouverts à la discussion sur la question du développement de ce micro-marché. Ces entretiens ont été réalisés pendant 5 jours, chaque agent s'étant entretenu pendant au moins 1 heure et demi avec un responsable de MUSI. Les entretiens réalisés étaient individuels et semi-directifs, l'outil utilisé pour conserver les informations étant un dictaphone. Les questions (cf. annexe 5) abordées étaient regroupées en trois thèmes :

1) L'historique de la création des MUSI : Qu'est ce qui a poussé le promoteur à créer sa structure de santé ? Comment a-t-il procédé pour parvenir à créer cette structure (fonds propres ou emprunts) ? le promoteur a-t-il rencontré des difficultés particulières pour créer ces centres de santé ? Si oui de quelle nature ?
2) L'organisation des MUSI : Combien de malades recevez-vous en moyenne ? A combien estimez-vous le coût moyen du traitement dans votre structure ? Bénéficiez-vous d'une aide dans le cadre de cette activité ? Si oui, de quelle nature ? Offrez-vous de l'aide aux malades ? Si oui, de quel(s) type(s) ? A votre avis qu'est-ce qui explique le recours des populations à votre structure ? etc. Ces questions figurent déjà pour la plupart dans l'enquête quantitative, mais pour des besoins de confirmation des données de cette enquête, nous les avons reposées pendant nos entretiens qualitatifs.
3) Les suggestions des promoteurs et/ou responsables de MUSI adressées aux pouvoirs publics et aux organismes internationaux.

2.1.2. Saisie et traitement des données

La saisie de données quantitatives a été effectuée grâce au logiciel CS-Pro, alors que le traitement a été exclusivement réalisé sur SPSS.

Dans le cadre de l'analyse qualitative, nous avons retranscrit les réponses des différents responsables de MUSI sur papier et nous les avons analysées en les regroupant en 2 axes (historique de la création des MUSI et organisation de ces MUSI).

2.2. Résultats des analyses quantitative et qualitative

L'analyse quantitative met en évidence le rôle prépondérant de la demande de soins en matière de motivation de l'offre, ainsi que les caractéristiques des MUSI. L'analyse qualitative nous permet de comprendre les comportements des offreurs et leur discours à propos de leur rôle dans le système de santé camerounais. Les résultats relatifs à l'offre de soins dans les MUSI sont présentés dans ce chapitre et dans le chapitre 3.

2.2.1. Résultats de l'analyse quantitative : La place prépondérante de l'inégale répartition des structures de santé

La création d'une micro-unité est influencée par des facteurs socio-économiques (le chômage et la demande des populations due au manque de structures dans leur quartier de résidence)[90].

---

[90] *Il s'agit de facteurs émanant de l'organisation de la société dans laquelle vit un individu et qui affectent négativement sa position socio-économique (exemple : manque d'emploi) et qui peuvent le pousser à s'investir dans la création de MUSI.*

a) Influence du chômage et de la demande de soins des populations

Il s'agit ici de montrer que pour les promoteurs, la création des MUSI est davantage due à la demande des populations et au chômage qu'à la précarité du salaire perçu par des employés exerçants à la fois dans le système formel et dans les MUSI.

> ➢ **L'influence du chômage : une conséquence du rationnement des diplômés à la fonction publique**

Dans le cadre de notre enquête de terrain, la question « pourquoi le promoteur a-t-il crée cette structure de soins ? », fait ressortir les variables économiques qui influencent le plus l'offre de soins dans notre échantillon sont : le chômage des diplômés (dû au rationnement dans la fonction publique) et la demande des populations (ou le besoin de structures de santé exprimé par les populations).

En effet, à l'issue de notre enquête sur les MUSI, nous avons constaté que 40% des créateurs de ces structures admettent avoir créé ces centres de santé informels pour échapper au chômage et être ainsi actifs dans le domaine où ils ont été formés.

> ➢ **L'impact de la demande des populations : une conséquence de l'inégale répartition des structures de soins en milieu urbain**

Plus de la moitié des populations de notre échantillon (55%) atteste avoir ouvert une MUSI pour répondre à la demande des populations qui jugeaient nécessaire la présence d'un centre hospitalier à proximité (cf. tableau 15). Cela met en exergue l'insuffisance de formations sanitaires au Cameroun, et en particulier, dans les quartiers urbains défavorisés. Mais, dans un environnement où la population est essentiellement pauvre et où l'accès au crédit est presque inexistant, il est tout à fait logique que cette population investisse dans l'informel, d'où l'existence et la prolifération des MUSI. Cependant, la question que l'on se pose ici est de savoir si l'augmentation des emplois, dans le secteur formel de la santé, est susceptible de réduire ou d'interrompre la multiplication de ces MUSI et de garantir un meilleur système de santé.

Le fait que des personnes ouvrent ces structures, malgré l'exercice d'une activité dans le secteur formel, nous amène résolument à penser que l'augmentation de l'emploi dans le secteur moderne de la santé pourrait réduire le nombre de chômeurs et de promoteurs informels. Cependant, nous ne pouvons augurer l'arrêt total de l'activité informelle qui permet de lutter contre la précarité des salaires et garantit un mode de vie plus décent face à une inflation permanente (1,9 % au Cameroun en 2010 selon[91]).

Il ressort également de notre enquête de terrain que très peu de promoteurs ayant déjà un emploi (5%) ont déclaré avoir créé une petite structure informelle à cause du niveau bas des salaires dans le secteur formel, la majorité d'entre eux travaille déjà, soit dans le secteur public (48 %), soit dans le secteur privé formel de santé (12,9%). La précarité du salaire est due à la baisse des salaires que le Cameroun a connue (50 % en 1993 et 60% en 1994), et est liée à l'adoption et à l'application des PAS dans ce pays (DSRP, 2003). Comme nous l'avons déjà mentionné, les PAS ont été accompagnés, dans les PED, par une réduction considérable des recrutements de la fonction publique et une baisse du niveau des revenus, favorisant ainsi le développement de l'auto-entreprenariat formel et informel.

En outre, 9,6% et 29% des promoteurs de MUSI ont un autre emploi, respectivement dans les structures de santé informelles et dans d'autres domaines qui n'ont aucun rapport avec la santé[92].

---

[91] *Cf. INS/PETS (2010)*

[92] *Il s'agit, par exemple, de l'alimentation, du commerce, du transport, etc.*

Tableau 15 : Raisons de la création des MUSI (%)

Raisons de la création des MUSI	***Promoteurs (pourcentage)***
Demande des populations	55
Chômage	40
Précarité du salaire	5

Source : construit par l'auteur à partir des données d'enquête

Ainsi, les facteurs les plus explicatifs du développement de l'offre de soins dans ce secteur sont la demande des populations (selon 55% des producteurs de soins de notre échantillon) et le chômage (pour 40% des producteurs). La demande des populations s'explique par le fait que ces populations expriment le besoin de formations sanitaires à proximité de leur domicile, leur épargnant des coûts supplémentaires tel que le coût du transport. Cela permet donc d'appréhender l'informel comme un ensemble d'activités de proximité pour les populations des quartiers défavorisés. L'explication par le chômage, quant à elle, corrobore les travaux pionniers de l'OIT au Kenya selon lesquels l'informel rassemble également de petites entreprises non capitalistes où se développent des activités créatrices de revenus pour les chômeurs (BIT, 1972).

c) Les MUSI : des activités de petite taille, avec une main d'œuvre qualifiée et peu rémunérée

Notre enquête quantitative fait également ressortir que les MUSI disposent d'une main d'œuvre peu nombreuse, ces structures comptent un personnel en moyenne composé de moins de 10 employés.

La main d'œuvre qui exerce dans les MUSI à Yaoundé a reçu une formation médicale dans le cursus de formation officiel (ils disposent donc de diplômes médicaux reconnus). Parmi les promoteurs de notre échantillon, 90% ont reçu une formation médicale avant de se lancer dans le marché informel de la santé. 35,13% exercent une autre activité et 64,87% ne travaillent que dans le secteur informel de la santé. En ce qui concerne les promoteurs qui n'ont pas reçu de formation médicale à la base (ils représentent 10% de l'échantillon), 75% d'entre eux ont une autre activité (commerçant, hôtelier, etc.), alors que 25 % exercent exclusivement au sein des MUSI (voir figure 9).

Figure 9 : Activité du promoteur en fonction de la formation médicale reçue

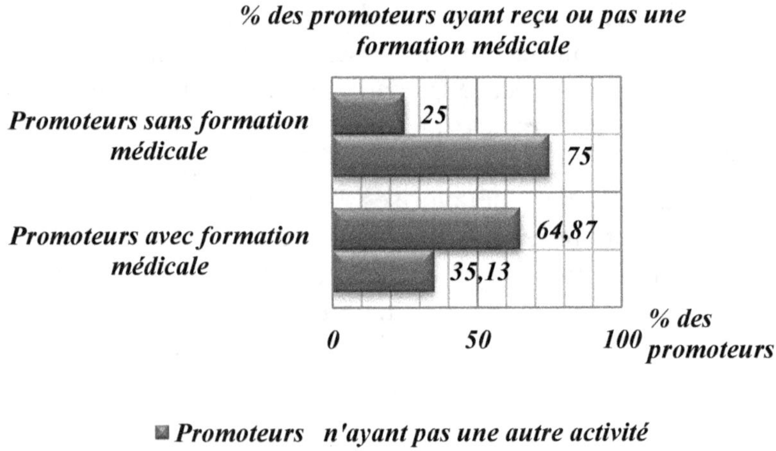

Source : construit par l'auteur à partir des données de l'enquête

Plus de la moitié des promoteurs de MUSI de notre échantillon ont un diplôme secondaire (65,8%) alors que 20,7% ont un diplôme supérieur. 11% et 2,4% d'entre eux sont respectivement sans niveau, ou ont un niveau d'étude primaire.

Dans le détail, ces promoteurs ont, pour la majorité, suivi des formations d'Infirmier brevetés et diplômé d'Etat (58,5%). Environ

15,8% de ces promoteurs ont reçu la formation d'aide-soignant (cf. figure 10), 13,4% la formation de sage-femme et 2,4% la formation de médecin.

62,2% des promoteurs de MUSI n'ont pas d'autre activité, contre 37,8% d'entre eux qui cumulent une autre activité. Ce qui rejoint l'analyse de l'informel de Maloney (2004) selon qui, la création d'unités informelles permet également de lutter contre le sous-emploi, en créant un emploi qui garantit un revenu supplémentaire au promoteur, qui améliore son niveau de vie.

Figure 10 : Formations médicales reçues par les promoteurs de MUSI (en %)

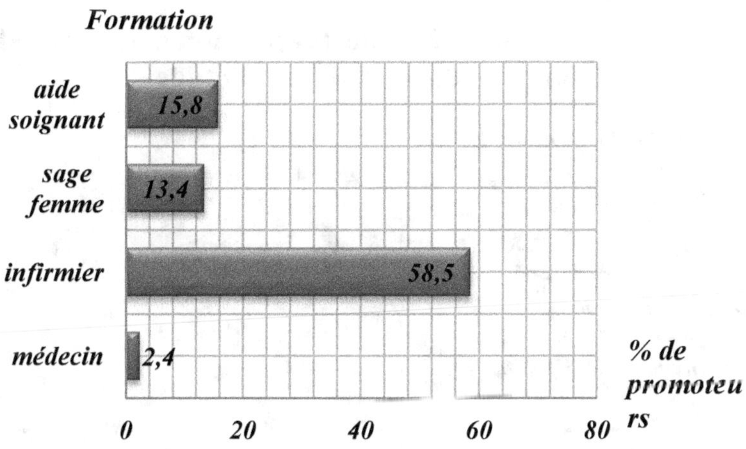

Source : construit par l'auteur à partir des données de l'enquête

Parmi les promoteurs[93], qui exercent la fonction d'infirmier, 4% sont sans niveau, 4% également ont un niveau d'étude primaire, 78% ont un niveau secondaire et 12,5% ont un niveau supérieur.

Dans notre échantillon, 69,23% des promoteurs de MUSI aides-soignants ont un niveau secondaire, 23,07 % sont sans niveau

[93] *Les promoteurs de MUSI n'étant pas systématiquement ceux qui gèrent ces MUSI.*

d'étude et à peine 7,69% ont un niveau supérieur. Pour ce qui est des sages-femmes, 54,54% ont un niveau d'étude supérieur, 36,36% ont un niveau d'étude secondaire et 9,09% sont sans niveau (voir figure 11). Deux promoteurs seulement de notre échantillon sont médecins. La présence d'un nombre important de promoteurs sages-femmes ayant un niveau d'étude supérieur est due au déclassement à l'embauche[94]. L'offre d'emploi qualifié dans le secteur sanitaire n'est pas aussi importante que le nombre d'actifs diplômés. Dans le cadre d'un rationnement des recrutements par la fonction publique, certains jeunes diplômés sont ainsi amenés à accepter des emplois faiblement qualifiés ou faiblement rémunérés plutôt que de n'avoir aucun emploi. Cette situation est source d'insatisfaction dans le micro-marché de soins et conduit les jeunes déclassés à quitter plus fréquemment leur employeur dès qu'ils trouvent un meilleur emploi (un emploi mieux rémunéré).

Figure 11 : Formation médicale des promoteurs de MUSI en fonction de leur niveau d'étude

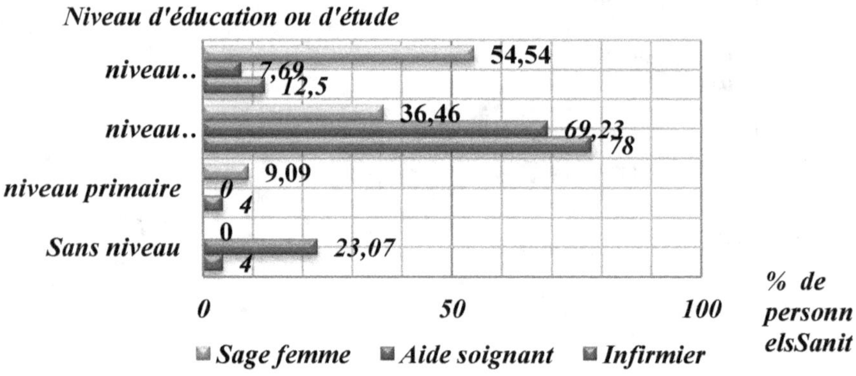

***Source** : construit par l'auteur à partir des données de l'enquête*

L'analyse quantitative nous a permis d'obtenir des valeurs chiffrées qui facilitent l'évaluation du développement des MUSI, mais également d'établir des relations entre plusieurs variables (chômage,

[94] *Forgeot et al (1997) définissent **le déclassement à l'embauche** comme le fait, pour un jeune, de posséder un niveau de formation a priori supérieur à celui requis pour l'emploi occupé.*

demande des populations et précarité des salaires de la fonction publique) et la décision de créer une MUSI. Cependant, l'enquête qualitative permet de compléter l'analyse quantitative. Elle permet de mettre en évidence des signaux faibles et des mécanismes sociaux qu'une approche quantitative ignorerait (Alami et al, 2009). C'est pourquoi nous complétons l'analyse quantitative par une analyse qualitative.

2.2.2. Résultats de l'analyse qualitative du développement de l'offre de soins dans les MUSI

Dans cette thèse, nous avons également effectué une analyse qualitative des raisons de la création des MUSI (dans 20 MUSI). La finalité est d'étudier en profondeur les comportements, les pratiques, les valeurs et les stratégies des professionnels des MUSI de notre échantillon, mais également de mieux appréhender nos résultats quantitatifs. Nous avons retenu trois axes dans lesquels s'intègrent les questions posées aux promoteurs et/ou gérants des MUSI : l'historique de la création des MUSI, leur organisation et les suggestions relatives à leurs activités adressées aux pouvoirs publics et aux organismes internationaux. Ces éléments nous permettront de comprendre les spécificités des MUSI et les choix des ménages grâce aux informations obtenues à une échelle micro-sociale. Ils nous permettront également, ultérieurement, d'envisager ou de proposer des mesures de politique sanitaire mieux adaptées au niveau de vie et aux contraintes des populations vulnérables du Cameroun et des autres pays d'Afrique confrontés à ce phénomène.

a) Historique de la création des MUSI

Les quartiers dans lesquels prolifèrent les MUSI sont généralement les bidonvilles des zones périphériques de la ville de Yaoundé. Les équipements publics y sont insuffisants ou absents (écoles, structures de santé, etc.) et il existe une grande exposition aux risques naturels (inondations, pluies, orages, maladies, etc.) en raison de leur habitat spontané, insalubre et/ou délabré[95]. La population de ces quartiers est en majorité jeune et travaille dans le secteur informel (dans le domaine du commerce, du transport, de la restauration etc.).

En général, les promoteurs et/ou gérants de MUSI de ces quartiers ont accepté, malgré quelques petites réticences, de nous recevoir dans leurs structures de santé. Il nous a semblé que, pour ceux d'entre eux ouverts à la discussion, c'était l'occasion de mettre en lumière la place indéniable qu'occupent les MUSI dans le système de santé camerounais, de présenter leurs doléances ou leurs revendications au gouvernement et de dénoncer les injustices auxquelles ils font face. Ces promoteurs ont donc bien appréhendé notre enquête et nous ont considérés, en quelque sorte, comme leur porte-parole auprès du gouvernement.

En revanche, dans les deux cas de réticence que nous avons rencontrés sur les 20 promoteurs interviewés, cette réticence s'est dissipée quelques minutes après le début de l'entretien. Au fur et à mesure de la conversation, nos interlocuteurs se sont montrés détendus. Il nous a semblé que ces réticences provenaient de la peur d'être confronté à une autorité administrative susceptible de recueillir des informations pour nuire à leurs activités et pouvant entraîner leur fermeture. La réticence des professionnels provient parfois du fait que, eu égard à l'emplacement discret de leurs MUSI dans les quartiers, les professionnels réticents se sont parfois étonnés de notre présence dans leurs locaux.

Il ressort de ces entretiens que la MUSI la plus ancienne de notre échantillon a été créée en 1996 et la plus récente en 2010. Les promoteurs de MUSI n'en sont pas forcément les gérants. Dans ce cas, ils sont de simples investisseurs qui attendent de réaliser des profits en confiant la gestion de leur structure à une tierce personne. Le but est donc lucratif. Pour démarrer leurs activités, ces promoteurs ont commencé par la réalisation de petits pansements, des injections, la vente de produits de première nécessité (paracétamol, efferalgan…),

---

[95] *On y trouve beaucoup de poussière, des ordures, des bruits de motos, des bars, des vendeurs à la sauvette, etc. Ces quartiers sont également difficiles d'accès notamment pour les voitures à cause des routes non bitumées et du relief accidenté.*

c'est grâce aux recettes de ces activités qu'ils constituent généralement une épargne, investissent davantage dans cette activité et recrutent du personnel.

Les gestionnaires et/ou les promoteurs de ces structures sont souvent des retraités du domaine de la santé (30%) ou des jeunes chômeurs ayant reçu une formation médicale (70%). Comme nous l'avons déjà révélé dans l'analyse quantitative, les formations médicales reçues par ces derniers sont les suivantes : la formation de médecin, d'infirmier breveté d'Etat (IBE), d'infirmier diplômé d'Etat (IDE)[96], d'aide-soignant, de sage-femme et celle d'infirmier laborantin (encore appelé « technicien de laboratoire »).

Comme nous l'avons déjà mentionné plus haut, il ressort également de l'enquête qualitative que le développement des MUSI dans ces quartiers est une réponse à l'insuffisance et à l'inégale répartition des structures de santé dans le milieu urbain.

Généralement, dans les quartiers pauvres, lorsqu'il y a un individu qui a reçu une formation reconnue par le gouvernement, qu'il soit recruté ou non dans le secteur formel, les populations lui demandent d'ouvrir un petit centre de santé pour les soigner en cas de petites maladies ou d'accident. Cependant, de nombreux promoteurs affirment avoir investi dans ces petits centres de santé à cause de l'absence d'emplois malgré les difficultés d'ordre administratives et financières générées par ces ouvertures. Il est surtout question pour la plupart des professionnels d'exercer dans le domaine dans lequel ils ont été formés (« *il faut pratiquer pour ne pas oublier…* ») et aider les personnes démunies (cf. annexe 10).

Les promoteurs, issus des écoles de formation, ne sont pas systématiquement intégrés dans le secteur public ou privé formel, ce qui met en exergue le problème d'inadéquation formation/emploi. La question qui pourrait se poser ici est celle de savoir s'il ne faudrait pas, dans ce cas de figure, former en fonction des besoins dans le secteur médical ?

---

[96]*La formation d'infirmier au Cameroun est réalisée dans des institutions publiques ou privées relevant du MSP. Le diplôme requis pour passer le concours d'infirmier diplômé d'Etat (IDE) est le Baccalauréat. Suit une formation de 3 ans sanctionnée par un diplôme d'IDE. Ensuite, l'infirmier peut solliciter une spécialisation de 2 ans qui lui donne accès au diplôme « d'infirmier spécialisé ». En revanche, les IBE correspondent à un ancien régime de formation des infirmiers accessible avec le brevet de l'enseignement secondaire (BEPC : Brevet d'Etude du Premier Cycle.).*

b) Organisation des activités dans les MUSI

Dans cette sous-section, nous analysons comment sont pris en charge les cas de maladie rencontrés dans ces structures et comment s'articulent le recrutement et la gestion du personnel.

➢ Une organisation de l'activité de soins fondée sur les conventions

Les MUSI disposent en général d'un service d'accueil et d'orientation. Leurs patients sont, entre autres, des femmes enceintes en consultation ou en phase d'accouchement, des cas de paludisme, des accidentés, etc. Nous ne pouvons estimer chaque type de maladie ou cause de consultation par ordre d'importance parce que nous n'avons pas pu obtenir des informations précises à ce sujet auprès des MUSI[97], mais ces MUSI sont unanimes sur le fait que la maladie la plus récurrente est le paludisme.

Les cas jugés graves, et nécessitant un plateau technique plus performant, sont envoyés dans les hôpitaux de district des arrondissements où se trouvent ces MUSI, ou dans les hôpitaux publics. Les hôpitaux concernés par notre échantillon sont, entre autres, l'hôpital de la caisse, l'hôpital général, l'hôpital de district de Biyemassi, l'hôpital central de Yaoundé (cf. annexe 2 pour une présentation de la carte sanitaire de Yaoundé), etc. Dans ces structures, les cas de maladie jugés les plus difficiles sont l'accès palustre aigu ou le paludisme pernicieux (avec une température de 40 degré). Dans ce cas, on administre au malade une perfusion qui coûterait entre 5 000 à 6 000 FCFA.

3 à 25 malades, en moyenne, par semaine, sont reçus dans ces structures. Pour les MUSI qui reçoivent très peu de malades par semaine (3 à 10 malades au maximum), cette activité n'est pas

---

[97] *La plupart ne dispose pas de registres pour enregistrer les cas de maladies.*

rentable, les promoteurs de ces structures créent d'autres activités en parallèle (vente de médicaments, petit commerce divers etc.) pour accroître leurs revenus et subvenir convenablement à leurs besoins. Le prix des soins est fixé par tous les professionnels en fonction de la maladie mais également en fonction du « pouvoir d'achat des soins » du malade. Il s'agit donc d'une convention présente dans ces MUSI que nous nommons « convention-prix ». Le prix de la consultation s'élève en moyenne à 500 FCFA pour les consultations simples et à 1 000 FCFA pour les consultations prénatales. Ces coûts sont immédiatement adoptés par les nouveaux intervenants dans le micro-marché, ces derniers suivent ainsi les conventions déjà en présence dans ce marché. Les soins dispensés dans les MUSI s'avèrent donc moins coûteux que ceux offerts dans les formations publiques et privées formelles (la consultation coûte 1 500 FCFA dans les hôpitaux publics et 10 000 FCFA dans les cliniques).

Une grande partie des MUSI ne bénéficie pas d'une aide étatique ou d'un organisme quelconque. La majorité de ces structures prétend se fournir en médicaments chez les délégués médicaux ou dans des structures d'approvisionnement agréées comme LOBOREX[98].

➢ Un recrutement du personnel sur étude de dossier, mais basé sur des réseaux familiaux et amicaux

Même s'ils ont une formation inférieure à celle d'infirmier diplômé d'Etat (IDE), les promoteurs ont la possibilité d'obtenir une autorisation d'ouverture au MSP si leur personnel comprend au moins un IDE. Mais les promoteurs aides-soignantes, sages-femmes ou techniciens de laboratoire, déclarent que recruter un IDE peut générer des conflits de leadership, puisque c'est un professionnel qui dispose d'une formation plus élevée que la leur. Une telle collaboration est le

---

[98] *LABOREX-Cameroun est une structure d'approvisionnement en produits médicaux crée au Cameroun en 1949, elle fait partie du groupe EURAPHARMA qui est un leader de la distribution de produits médicaux dans les pays d'Afrique et les territoires d'Outre-Mer.*

plus souvent possible s'ils entretiennent au préalable des liens de parenté avec ce professionnel. En plus pour qu'un IDE travaille bien, il doit être bien rémunéré (ils reçoivent en moyenne un salaire de 100 000 FCFA dans les MUSI). Les aides-soignants, quant à eux, perçoivent un salaire mensuel moyen compris entre 25 000 FCFA et 60 000 FCFA par mois, cela en fonction de l'expérience et de l'ancienneté (« *plus on dure dans la structure, plus le salaire augmente* »).

Le rôle joué par les infirmiers qui sont pour la plupart à la tête de ces structures n'est pas celui d'assistants des médecins (comme dans le secteur formel). Ces derniers sont en général les responsables de ces structures et sont assistés par les aides-soignants et les sages-femmes. Le plus souvent, ils font appel à des médecins généralistes ou spécialistes quand ils font face à des cas de maladie qu'ils n'arrivent pas à traiter ou ils envoient les patients dans les hôpitaux publics.

Concernant le recrutement il se fait généralement sur étude de dossier, mais également via des réseaux sociaux ou amicaux. S'ensuit une période d'essai dont la durée est de 2 et 3 mois. Cet essai peut être concluant ou pas.

Il n'existe pas de contrats de travail dans ce secteur et les motifs de licenciement sont l'incompétence, les mauvaises relations de travail avec les dirigeants, etc. Il s'agit d'une forme de « travail au noir » puisque cette activité n'est pas déclarée. Ces différentes caractéristiques qui ressortent de l'étude qualitative viennent en complément des caractéristiques déjà dégagées par l'analyse quantitative. Il s'agit du mode de recrutement basé sur les réseaux sociaux, de la gestion du personnel et la convention liée à la fixation des prix des soins par les offreurs en collaboration avec les demandeurs.

- **Suggestions des promoteurs à l'égard des pouvoirs publics et des organismes internationaux basées sur un encadrement financier et matériel**

Lors de notre enquête de terrain, à la question « quelles sont les suggestions relatives à l'activité des MUSI que vous pouvez faire au gouvernement et à la communauté internationale ? », les promoteurs et/ les gérants pensent en général que la rentabilité des MUSI et la qualité des soins passent par un meilleur encadrement financier et matériel du secteur informel de la santé par le gouvernement. Ainsi, 7 promoteurs et/gérants sollicitent un soutien financier de la part de l'Etat et de la communauté internationale (accès aux crédits, financement des examens, etc., alors que 13 réclament une aide matérielle : médicaments, recrutements de la fonction publique, contrôle du fonctionnement de ces centres, recyclage du personnel, collaboration avec l'Etat, révision des conditions de création des structures de santé privées au Cameroun, etc.

Conclusion du chapitre 2

Nous nous sommes fixés comme objectif dans ce chapitre de comprendre le contexte de pauvreté dans lequel évoluent les MUSI et les caractéristiques de ces structures de santé. Pour atteindre notre objectif, nous avons étudié les aspects objectifs et les aspects subjectifs de la pauvreté au Cameroun. Nous avons également étudié les raisons du développement de l'offre de soins dans les MUSI et les caractéristiques de ces MUSI à Yaoundé grâce aux données issues d'une enquête quantitative et qualitative de terrain menée dans cette ville.

Nous avons vu dans ce chapitre que les MUSI évoluent dans un contexte de pauvreté. En outre, à l'issue de nos enquêtes quantitatives et qualitatives, on constate d'abord que la prolifération des MUSI en milieu urbain est davantage liée aux sollicitations des populations riveraines et au chômage qu'au besoin de revenus supplémentaires. Cette demande peut se justifier par la répartition inégalitaire ou par l'insuffisance des structures de santé dans les villes camerounaises. Ensuite, ces structures sont de petite taille, elles comptent peu d'employés. La main d'œuvre exerçant dans ces microstructures est qualifiée mais elle est sous-rémunérée, on assiste à un phénomène de déclassement à l'embauche. En fin, le recrutement du personnel dans ces structures se fait sur étude de dossier, mais il est essentiellement basé sur les réseaux sociaux et amicaux. La fixation des prix se fait par les offreurs conjointement avec les demandeurs, c'est une convention admise par tous les professionnels. La fixation du prix des consultations en amont est également fondée sur les conventions, les offreurs adoptant les prix pratiqués par les autres fournisseurs de soins du micro-marché. A la suite de la présentation des MUSI en milieu urbain camerounais, nous en ferons une analyse économique dans le but d'en dégager les spécificités par rapport aux activités informelles traditionnelle et la place majeure qu'occupent les conventions dans le fonctionnement de ces MUSI. Cette place des conventions est davantage mise en évidence par l'analyse socio-économique des MUSI dans le chapitre 3 qui suit.

Chapitre 3 : Analyse socio-économique des MUSI

Les premières réflexions menées à propos du secteur informel datent des années 1950. Elles appréhendent l'informel comme conséquence de la croissance, dans les villes des pays en voie de développement, de la population active et de la fin du communautarisme. En effet, selon Bourdieu (1964), dans une étude sur la Kabylie (en Algérie) dans les années 1950-1960, le travail informel et la débrouillardise relèvent de la fin du monde communautaire et du remplacement de l'esprit paysan par l'esprit de calcul et la recherche du profit. Deux logiques sont en conflit à cette période : l'activité informelle considérée comme une activité fondée sur l'éthique capitaliste (sur le calcul, la quête monétaire, l'individualisation), mais également comme une activité de production visant à garantir la survie d'une famille.

Mais, à cette époque, l'évolution du concept informel rentre en réalité dans trois registres : le premier est la « marginalité », le second est le « sous-emploi » et le dernier est celui de « la pauvreté et la recherche de la survie ». En effet, Ouijano (1974) met en lumière la marginalité (« masse marginale ou pôle marginal de la société »)[99] et démontre qu'on ne peut qualifier « d'armée industrielle de réserve », ces migrants vers les villes, dont une grande part ne sera jamais mobilisée ou recrutée dans le secteur formel. Par ailleurs, Arthur Lewis (1954), évoque le sous-emploi et la problématique du dualisme économique selon laquelle l'économie comprend deux secteurs : l'un « traditionnel », marqué par le sous-emploi d'une main d'œuvre excédentaire au regard des besoins du secteur industriel, et l'autre « moderne »[100]. Enfin, des auteurs tels Park (1928) ont évoqué, faute d'Etat providence, le registre de la pauvreté et de la recherche de la survie : les populations développent des « stratégies de survie » : elles se « débrouillent » en créant des entreprises informelles. Ce registre affiche le côté positif de « l'informel » et met en exergue la créativité

---

[99] *Les sociologues évoquent la marginalité, en se référant à la théorie marxiste, basée sur la délinquance, l'absence d'habitat fixe, voire le refus d'intégration dans la société urbaine normée.*

[100] *Ce sous-emploi est dû au manque de coordination entre flux migratoires et absorption des migrants dans l'industrie. Ce qui engendre, dans le « secteur traditionnel », l'existence d'une masse urbaine pauvre et en attente d'emploi. Selon le principe de l'économie néoclassique, un revenu bas entraîne une faible productivité, ce qui serait à l'origine d'un sous-emploi avec une productivité très inférieure à celle des travailleurs de l'économie formelle.*

du pauvre. Toutefois, ce phénomène n'occupe pas une place importante en économie du développement à cette époque (en 1928). Les questions centrales restent l'industrialisation, le rapport ville/campagne, l'insertion dans le commerce mondial et la réduction de la dette.

Dans les années 1970, l'importance du secteur informel apparaît dans les discours officiels, mais également dans la bouche des acteurs de ce secteur, avec le lancement du programme mondial de l'emploi par le Bureau International du Travail (BIT) et la publication du rapport sur le Kenya en 1972 (BIT, 1972)[101]. Il ressort de ce rapport que l'exode rural et la croissance urbaine qui en résultent se traduisent, non par l'existence d'un taux élevé de chômage, mais par le développement de petites activités[102] permettant aux migrants ruraux et aux citadins, sans accès aux emplois du secteur moderne, de vivre et de survivre. En outre, avant 1985, les institutions internationales voient surtout, dans l'économie informelle, le lieu de développement de stratégies de survie. La petite taille de production et le caractère familial de ces activités sont mis en exergue dans la littérature (Sethuraman, 1976). C'est Keith Hart (1973) qui emploie le premier l'adjectif « informel » appliqué aux opportunités de revenu. Pour ce dernier, l'informel découle du besoin de revenu complémentaire devant la stagnation des salaires et l'inflation, alors que la solidarité familiale et le recours au crédit atteignent leurs limites. L'analyse se situe ici au niveau du ménage. Par contre, pour le BIT, c'est un secteur regroupant des unités de production, repérées à partir de caractéristiques essentielles techniques auxquelles s'ajoute le faible niveau de réglementation (il mène donc à l'analyse à partir de l'unité de production).

L'intérêt de la prise en compte de l'informel est alors urgent face à l'effondrement du modèle de développement industriel[103], l'expansion de la paupérisation urbaine, le sous-emploi massif et les catastrophes

---

[101] *Il s'agit de la seule notion, créée par les institutions internationales, qui se soit imposée aux politiques, aux chercheurs, etc. D'où l'expression de De Miras (1991, p 107), c'est un « un concept analytique faible ».*

[102] *En l'occurrence, les activités artisanales des BTP, de l'alimentation, de la vente dans les rues en milieu urbain, etc.*

[103] *Hormis les dragons d'Asie orientale et de Chine.*

sociales des PAS dans les PED[104]. Il est intéressant de savoir si l'économie informelle s'impose comme une solution, peut-être pas optimale, au problème de sous-développement (Lautier, 2004).

Les différents travaux sur l'économie informelle depuis les années 1970 sont rattachés à trois grands courants : les analyses inspirées de la théorie néoclassique de la concurrence, les analyses du courant structuraliste et les analyses socio-économiques. L'approche néoclassique voit en l'économie informelle la réalisation idéale de la concurrence pure et parfaite qui est empêchée dans l'économie formelle par de nombreuses entraves, des mesures protectionnistes mises en place par l'Etat, l'esprit d'entreprise se développe à la marge des règles légales, afin de contourner les barrières à l'entrée des marchés (De Soto, 1994). Ensuite, L'approche structuraliste souligne les interdépendances entre les secteurs informel et formel (Moser, 1978 ; Portes et al, 1989) ; selon cette approche d'inspiration marxiste, le secteur informel s'intègre dans le système capitaliste selon une relation de subordination ; en fournissant du travail et des produits bon marché aux entreprises formelles, le secteur informel accroît la flexibilité et la compétitivité de l'économie ;

Enfin, dans les analyses socio-économiques plus récentes (Defoumy et al, 1998 ; Gaiger, 2000), certaines activités informelles sont le résultat de comportements économiques non capitalistes fondés sur la réciprocité et la redistribution. L'économie informelle comprend des activités ayant des rapports de subordination avec le formel (sous-traitance par exemple), d'autres sont concurrentes et d'autres encore représentent des « niches », elles apparaissent là où l'économie formelle capitaliste ne domine pas. Les débats théoriques relatifs à l'économie informelle ont été très peu renouvelés depuis la fin des années 1980, néanmoins, de nombreux travaux empiriques ont porté sur l'économie informelle après cette date.

Ce chapitre est consacré à l'analyse socio-économique des petits prestataires informels au Cameroun, en particulier dans les MUSI. Pour atteindre cet objectif, nous réalisons une comparaison de ces structures avec d'autres activités informelles traditionnelles et nous présentons la singularité de ces structures. Nous examinons également la place des conventions et des motivations marchandes dans le

---

[104] *Réduction du budget de la santé, dégradation des systèmes de soins, baisse des salaires, etc.*

comportement des offreurs de soins dans les MUSI. Nous tentons de répondre aux questions : en quoi les MUSI représentent-elles une composante spécifique de l'économie informelle ? Les offreurs de soins sont-ils rationnels et comment coordonnent-ils leurs actes ? Les différentes théories mobilisées pour juger du comportement d'offre et de la coordination des décisions dans les MUSI sont : la théorie néoclassique dans le domaine médical, la théorie de l'agence, la demande induite et la théorie des conventions. Nous chercherons à savoir quelle est parmi ces théories, celle qui explique le mieux la multidimension de l'offre de soins dans le micro-marché de soins informels. Les conventions représentent notre cadre d'analyse.

1. Les MUSI, une composante spécifique de l'économie informelle

Il est question dans cette section de présenter la particularité des MUSI par rapport aux activités informelles traditionnelles, mais il convient d'abord d'identifier les points communs à l'informel traditionnel et aux MUSI.

1.1. Les traits économiques communs aux MUSI et aux activités informelles traditionnelles

Les MUSI présentent des caractéristiques semblables aux autres activités du secteur informel. Dans les deux cas, le repérage statistique difficile ce qui peut s'expliquerait par le fait qu'elles ont un accès limité aux ressources financières officielles et sont pour la plupart illégales. On peut également citer comme caractéristique commune : une faible part de capital fixe dans la structure de production, une échelle restreinte des activités, un loyer peu élevé, une existence de réseaux sociaux au sein de ces activités, etc. Ces caractéristiques sont économiques mais également sociales.

Depuis les années 1990, au Cameroun comme dans la majorité des pays d'Afrique au sud du Sahara, le développement du secteur informel de la santé est une réalité. Il regroupe les tradipraticiens, certains groupements d'intérêt collectif (GIC)/ Organismes non gouvernementaux (ONG) de santé, les vendeurs informels de médicaments (généralement ambulants ou installés en bordure de route ou sur les marchés) et les micro-unités de santé informelles (MUSI). Cette thèse porte essentiellement sur les MUSI. Ces dernières sont des petites structures sanitaires à but lucratif, largement non répertoriées par le MSP, créées et/ou gérées par des individus ayant, en général, reçu une formation médicale (médecins, infirmiers, sages-femmes, techniciens de laboratoire, etc.). Quels traits économiques ces MUSI partagent-elles avec les activités informelles traditionnelles ?

Généralement, les définitions de l'informel mobilisent plusieurs critères (approche multicritère). Noiseux (2000) fait la distinction entre les définitions de type économique et socio-anthropologique (mise en évidence des réseaux sociaux de solidarité qui s'établissent dans l'exercice des activités informelles) et celles abordant l'angle politique. Il s'agit d'une approche multidisciplinaire qui permet donc d'appréhender la complexité des activités informelles. En outre, différents critères inhérents à ces types de définition interviennent dans la définition des activités informelles. Il s'agit des critères relatifs à l'entreprise informelle, à la relation de ces entreprises avec l'Etat, au marché, au lieu de travail, aux revenus et/ou aux conditions de travail, au financement des activités informelles, etc. Nous avons retenu ces critères de définitions du secteur informel traditionnel et ceux d'autres travaux anciens et récents[105] que nous confronterons aux MUSI.

Plusieurs termes sont utilisés pour désigner ces activités (cf. tableau 16), ces termes peuvent avoir une connotation neutre, positive ou négative (Willar, 1989). Les expressions utilisées dans ce livre peuvent varier ou revêtir les différentes connotations en fonction du critère que nous cherchons à analyser : économie non officielle, économie non déclarée, économie parallèle, économie informelle, économie solidaire et économie populaire.

---

[105] *La plus grande littérature relative à ce secteur date des années 1970-1990.*

Les traits économiques partagés par les activités informelles traditionnelles et les MUSI sont à la fois statistiques et financiers, mais également non financiers.

Tableau 16 : Relevé non exhaustif des termes pour désigner l'activité informelle

1- Connotation neutre	***2- Connotation négative***
Économie non officielle	*Économie non officielle*
Économie non déclarée	*Économie non déclarée*
Économie non observée	*Économie dissimulée*
Economie non enregistrée	*Économie submergée*
Économie invisible	*Économie clandestine*
3- Connotation positive	*Économie parallèle*
Économie parallèle	*Économie grise*
Économie alternative	*Économie invisible*
Économie autonome	*Économie illégale*
Économie marginale	*Économie cachée*
Contre-économie	*Économie sous-marine*
Économie secondaire	*Économie souterraine*
Économie duale	*Économie occulte*
Économie périphérique	*Économie noire*
Économie informelle	*Économie irrégulière*
Economie solidaire	*Économie informelle*
Economie populaire	*Économie de l'ombre*

Source : *WILLAR :« L'économie souterraine dans les comptes nationaux», Économie et Statistique, INSSE, Paris, nov. 1989*

1.1.1. Les traits statistiques et financiers

Au rang des traits statistiques et financiers, il est pertinent de prendre en compte le fait que, au même titre que les activités informelles traditionnelles, les MUSI sont difficilement repérables, les niveaux de revenu y sont faibles et le mode de financement de ces structures ne repose pas sur le crédit bancaire.

a) Un repérage statistique difficile et un niveau de revenu faible

- **Un repérage statistique difficile**

Dans le contexte de la relation avec l'Etat ou du rapport à la loi, les entreprises informelles sont celles dont les salariés ne sont pas affiliés aux régimes de protection sociale. Elles ne sont pas enregistrées dans les comptes nationaux, à cause de la faiblesse du repérage statistique et ne payent pas de charges fiscales.

L'absence d'enregistrement aux registres nationaux et de paiement des charges fiscales est utilisée, dans ce cadre, comme critère définissant le secteur informel. On accorde une importance primordiale à l'évasion fiscale qui découle de ce non enregistrement (ou de l'illégalité) des activités informelles. A travers l'évasion fiscale, le secteur informel se définit comme l'ensemble des activités irrégulières dont l'exercice illégal constitue une fuite devant les normes fiscales, la législation du travail et le droit commercial. Autrement dit, cela correspond à des activités interdites par la loi et exercées par des personnes non autorisées à la pratique (il s'agit de la production de biens et services par des entités illégales ou non connues des pouvoirs publics).

Cependant, il peut également s'agir d'activités légales exercées par des individus habilités, mais présentant des caractéristiques qui permettent de les classer dans le secteur informel. Ces caractéristiques peuvent être : le non-paiement de l'impôt sur le revenu, de la TVA et d'autres taxes et impôts, le non versement des cotisations sociales et la non soumission à certaines procédures administratives. Maldonado (1995) est un adepte de cette approche basée sur le caractère illégal des activités informelles (en l'occurrence, le non-paiement des charges ou l'évasion fiscale).

Dans une situation de réorientation économique et d'aggravation des déséquilibres budgétaires et financiers des Etats, le secteur informel fait l'objet d'un regain d'intérêt dans les PED de la part des pouvoirs publics, sous l'impulsion des institutions financières et monétaires internationales (BM et FMI). Les réflexions de ces organismes sont centrées, actuellement, sur la question de savoir s'il faut appliquer un taux d'imposition aux entreprises informelles, afin de financer les dépenses publiques. Si l'objectif premier est d'ordre économique et social, on peut se demander s'il ne faut pas exempter ces micro-entreprises de l'imposition afin d'en préserver le potentiel et le dynamisme économique. Il est évident que toute tentative de fiscalisation inconsidérée dans ce secteur risque d'être asphyxiante pour les plus pauvres.

La plupart des travaux ayant mis l'accent sur la relation entre l'Etat et les entreprises informelles, mais également sur le caractère illégal des activités informelles, datent des années 1980. Cette période a été, pour le Cameroun, marquée par la crise de la dette. C'est également au cours de ces années que la pensée néolibérale a effectué une percée en force au niveau des idées. Il faudrait selon cette conception libéraliser l'économie et faciliter les initiatives individuelles. C'est dans ce contexte qu'a émergé le caractère illégal, mais souhaitable pour l'économie, des activités informelles. Le non-respect de la réglementation en vigueur est au cœur de la définition proposée par De Soto (1986). Selon lui, le secteur informel désigne des entreprises qui fonctionnent à la limite de la légalité dans le but d'échapper aux impôts et à la réglementation en Amérique Latine.

Portes et al (1989) vont dans le même sens et définissent l'informel comme des activités génératrices de revenu mais dans un cadre non régulé par l'environnement social et légal d'un pays. Pour Portes et al

(19 89), qui insistent sur les relations entre le secteur formel et informel, l'informel se définit comme étant un procédé générateur de revenus, caractérisé par sa non régulation par les institutions sociétales, dans un environnement légal ou sociétal où des activités similaires sont régulées.

Charmes (1997) partage le même point de vue. Pour lui, le secteur informel est un ensemble d'activités difficilement repérables, se découpant en deux sous-secteurs : le secteur « non structuré localisé » (petites entreprises, artisanat et commerce traditionnels enregistrés) et « non localisé » (tâche, rognage, colportage et travail à domicile). Dans son ouvrage *synthèse sur l'économie informelle au Mexique*, Roubaud (1994) considère également le non enregistrement de l'unité de production auprès des instances fédérales comme facteur représentant le secteur informel. On y parle donc en premier lieu de non enregistrement dans les comptes nationaux et d'évasion fiscale. Par contre, d'autres définitions ont combiné cette approche basée sur la relation entre informel et Etat, avec des définitions ayant des aspects tels que : le caractère autonome des ressources informelles, la petite échelle des opérations et l'éducation des employés de ce secteur hors des circuits scolaires traditionnels. La notion de pauvreté urbaine y est également mentionnée.

Dans la même optique, Benabdallah (2000), dans une étude menée en Tunisie, utilise comme critère de jugement du caractère informel d'une entreprise : le statut juridique, le type de comptabilité et surtout la taille de la structure. Sa définition est la suivante : une entreprise informelle est donc une unité de production comptant moins de six salariés et n'étant pas répertoriée par les pouvoirs publics. Attanasio et al (2002), dans leurs enquêtes sur l'informel en Colombie, associent le critère de contribution de l'employeur à la sécurité sociale et d'observation de la législation du travail, au critère du lieu de travail.

Cependant, selon Lautier (2004), le critère de la légalité dans la définition de l'informel fait face à deux problèmes dans la littérature :

- la question de la distinction entre activité illicites et activités licites menées hors du cadre réglementaire de l'activité économique. Les premières sont délictueuses et criminelles et donc difficiles à repérer et à mesurer. De ce fait, certains travaux excluent ces activités, alors qu'elles sont parfois la première source de revenu dans certains pays.

- Le second problème lié au critère de légalité est que, même si on se limite aux activités licites, la question qui se pose est quelle loi n'est pas respectée ? Il peut s'agir de loi concernant le paiement des impôts, ou des cotisations de sécurité sociale, des réglementations des conditions de travail, de l'hygiène et de la sécurité, de lois délimitant des espaces, où peut s'exercer une activité, de plans d'occupation des sols etc.

En Afrique subsaharienne, AFRISTAT[106] (1999) définit les entreprises informelles comme des micro-unités de production individuelles ayant un faible niveau d'organisation et fonctionnant en marge de la réglementation, même s'il ne s'agit pas toujours d'une volonté délibérée. En effet, les promoteurs de ces entreprises ignorent parfois les procédures administratives et le cadre législatif liés à l'ouverture et au fonctionnement de ces entreprises. C'est cette définition de « l'informel » qui est adoptée au Cameroun par l'Institut National de la Statistique (INS). Au Cameroun, le secteur informel désigne les entreprises individuelles ne possédant pas de numéro d'identification fiscale et/ou n'élaborant pas de comptabilité formelle au sens du plan comptable OHADA[107] (INS/ECAM, 2007). En se basant sur cette approche, les MUSI se définiraient donc comme des petites entreprises à but lucratif, largement non répertoriées par le MSP, ne supportant pas de charges fiscales (puisqu'elles ne disposent pas de numéro d'identification fiscale et n'élaborent pas de comptabilité formelle), donc illicites (non règlementées) et dangereuses pour la santé. Cela s'explique par le fait que rien ne peut attester de la pertinence de leur traitement, des résultats qui en découlent, voire de leur conformité à la législation hospitalière.

Les MUSI font ainsi face à un repérage statistique difficile, comme dans toute autre activité informelle, tel que mis en exergue par Maldonado (1995). Cela s'explique par le fait que ces structures ne sont pas enregistrées sur les registres nationaux ; elles fonctionnent illégalement et ne sont pas contrôlées. Elles ne supportent, par conséquent, aucune charge fiscale liée aux fonctionnements des entreprises libérales au Cameroun (exemple : impôts sur le revenu, la TVA et les autres taxes). Elles sont également difficilement identifiables par manque d'indication pouvant faciliter leur repérage.

---

[106] *AFRISTAT est l'Observatoire économique et statistique d'Afrique subsaharienne.*
[107] *Organisation pour l'Harmonisation en Afrique du Droit des Affaires.*

La plupart du temps, il n'y a aucune indication de la présence d'une MUSI dans un quartier, pourtant les populations en connaissent l'existence et s'y rendent régulièrement. Il est d'autant plus difficile d'évaluer l'activité des MUSI qu'elles appartiennent aux services personnels, qui se caractérisent par l'absence de cristallisation du travail dans la matière et la non séparation des actes de consommation et de production. Elles différent en cela des services matériels, d'entretien, de réparation, etc., qui sont, quant à eux, directement liés aux stocks de biens de consommation durables ou de biens d'équipement, et de fait, sont plus facilement quantifiables. Elles sont indépendantes.

- **La prise en compte du faible niveau de revenu généré par les petits prestataires**

On s'intéresse ici au mode de paiement et au niveau des salaires dans les MUSI. Comme dans les autres activités informelles, nous constatons que les MUSI de Yaoundé se caractérisent par une instabilité de l'emploi et à la pièce (cf. chapitre 2). La rémunération est souvent effectuée en espèces et par tranche. Le revenu minime engendré par l'activité informelle se retrouve parfois dans les définitions, on parle généralement de l'instabilité des emplois et de paiement à la pièce. 53% de la main d'œuvre est familiale et non, ou mal, rémunérée (INS/ECAM, 2007). Les revenus des petits prestataires ne sont pas élevés. En outre, il ressort de notre enquête de terrain relative aux MUSI de la ville de Yaoundé (cf. chapitre 2) que les salaires des employés dans les MUSI sont généralement fixés, au préalable par le promoteur, en fonction du niveau de scolarité ou du diplôme médical le plus élevé de son personnel. Les salaires diffèrent en fonction du fait que l'employé a un diplôme d'infirmier, d'aide-soignant, de médecin ou de sage-femme.

b) Analyse de l'accès au crédit et du mode de financement dans les MUSI

➢ Un accès au crédit difficile

Il ressort de notre enquête de terrain (cf. Chapitre 2) qu'au même titre que les autres activités informelles traditionnelles, les MUSI ont difficilement accès aux sources de financement officielles. Le matériel technique, constitué de quelques instruments de base (stéthoscope, tensiomètre, thermomètre, trousse médicale, bureau, table de consultation, etc.) est acquis à la création de la structure. Les financements proviennent de la famille, des amis et des tontines. Ils demeurent insuffisants pour permettre la réalisation d'investissements lourds.

➢ Un mode de financement non bancaire

L'épargne, qui finance les petits cabinets médicaux en Afrique, provient de l'épargne personnelle du patron, souvent issue des activités informelles génératrices de profit ou du salariat moderne. Le financement vient également de l'apport de capital par le milieu familial ou les tontines. Le problème du capital circulant est souvent résolu par la fourniture du matériel par le client lui-même, ou par le règlement de la consultation et l'achat des médicaments. Il existe donc deux types de financement des activités informelles sanitaires : le financement direct et le financement indirect. Nous retrouvons le même système dans les autres entreprises informelles.

A l'issue de notre enquête de terrain, nous avons constaté que le financement direct (ou autofinancement) est réalisé par la constitution d'une épargne préalable qui peut prendre la forme d'un placement monétaire ou financier (pour 70% des promoteurs). Mais la forme une thésaurisation est également possible en monnaie ou en nature (biens meubles, stocks de médicaments, etc.).

Le financement indirect, quant à lui, est assuré par des banquiers clandestins et par pseudo-commandite. Le financement par un banquier clandestin est une forme de financement sanctionnée par la perception d'un intérêt. Il est exercé discrètement, souvent par des hommes de confession autre que musulmane, en raison des considérations religieuses sur l'usure. Ce ne sont pas uniquement les entreprises relevant du secteur « non structuré » qui font appel à ce genre de financement ; des entreprises réputées, parfaitement formelles et de dimensions diverses, peuvent également y recourir en cas de difficultés et d'épuisement des autres moyens officiels.

En ce qui concerne le financement par pseudo-commandite (ou association temporaire), contrairement à l'activité d'un banquier usurier, qui perçoit un intérêt et qui ne s'intéresse pas aux résultats de l'entreprise, l'« associé temporaire » intervient pour financer l'ouverture de la MUSI moyennant une part des bénéfices. 10% des MUSI de notre échantillon d'enquête de 100 MUSI de Yaoundé (cf. Chapitre 2) sont issues d'une association temporaire. L'associé bailleur de fonds est une personne souvent complètement étrangère à la profession. Il apporte au promoteur de la MUSI les moyens financiers nécessaires à la réalisation de certains soins. Une fois les soins effectués, il récupère son apport augmenté d'un pourcentage sur les bénéfices. Ces bailleurs de fonds sont parfois des fonctionnaires à la recherche de la fructification de leur épargne (peut-être aussi de la fructification de leur potentiel d'emprunt auprès de leurs banques). Au Cameroun, en milieu rural, les associations temporaires sont très fréquemment utilisées dans le domaine de l'élevage et de l'agriculture. L'éleveur acquiert un troupeau acheté par un bailleur de fonds et s'engage à rembourser le capital augmenté d'une part des bénéfices, généralement égale à 50% (INS/ECAM, 2007).

En dehors de cette forme d'association temporaire, il existe également une autre forme d'association permanente d'individus ayant une formation médicale. Il s'agit d'associations composées par des individus issus de la même promotion ou ayant été stagiaire dans une même structure de santé dans le cadre de leur formation, mais n'ayant pas obtenu un emploi dans l'économie formelle.

1.1.2. Les traits non financiers : des caractéristiques du marché du travail informel aux traits sociaux

Les critères non financiers partagés par le MUSI et les activités informelles traditionnelles sont : les caractéristiques du marché du travail informel et les caractéristiques sociales.

a) Des caractéristiques du marché du travail informel inhérentes aux activités traditionnelles…

Les critères liés aux caractéristiques du marché du travail informel sont la facilité d'entrée, la taille des entreprises et le système de couverture sociale.

- **La facilité d'entrée : un critère de définition commun à l'informel traditionnel et aux MUSI**

Les micro-marchés informelles se caractérisent par une facilité d'entrée (elles sont libres et exercent sur des marchés non protégés), par une taille inférieure à 10 employés, par une fixation des prix dans un marché négociée entre patients et professionnels et par un lieu de travail urbain.

Ainsi, Mazumder (1976) définissait l'informel comme étant un phénomène du marché du travail pouvant expliquer les différences de revenus au bas de l'échelle. Il met également au premier plan le fait que le secteur informel s'exerce sur des marchés non protégés et jouissant d'une forte compétition.

Dans la même optique, les travaux de Hart (1973) sur l'informel en milieu urbain Ghanéen ont retenu un certain nombre d'éléments pour définir le marché du travail informel. On y parle de facilité d'accès, d'utilisation de ressources indigènes, de propriété familiale des ressources, mais également du faible lien que ces entreprises entretiennent avec les institutions officielles, du peu d'organisation de ce secteur, etc. Les relations de travail, lorsqu'elles existent, sont surtout fondées sur l'emploi occasionnel, sur les relations de parenté ou les relations personnelles et sociales, plutôt que sur des accords contractuels comportant des garanties en bonne et due forme (BIT, 1993).

Il existe également une facilité d'entrée sur le micro-marché sanitaire, à l'image du marché informel traditionnel, tel que mis en évidence par Hart (1973). Le contrôle peu rigoureux des agents de l'Etat de l'application de la réglementation par les MUSI, a permis la prolifération de ces structures, en particulier, après l'arrêt des recrutements automatiques des diplômés à la fonction publique dans les années 1980. Mais des mesures sont prises pour intégrer certaines MUSI qui remplissent les conditions d'ouverture des centres de santé privés au Cameroun. Cela leur permet ainsi d'être classées au niveau des centres de santé intégrés (CSI), en référence à la pyramide sanitaire du Cameroun présentée au premier chapitre. Mais cela s'avère difficilement réalisable car l'une des conditions importantes, pour la formalisation de ces structures, est que les gérants soient au moins titulaires d'un diplôme d'Infirmier Diplômé d'Etat (IDE). Ceci n'est pas toujours facile car un grand nombre de ces formations sont gérées par des laborantins, des sages-femmes et des aides-soignantes. Ces derniers disposent de diplômes médicaux de niveau inférieur.

➢ Une échelle restreinte des activités et une non affiliation au système de protection sociale

Les informations que nous utilisons dans cette sous-partie sont issues de notre enquête de terrain sur les MUSI. Comme dans les autres activités informelles, les MUSI comptent moins de 10 employés. Elles sont de petite taille. Ces caractéristiques des MUSI, avaient déjà été évoquées par Mazumder (1976) au sujet du secteur informel, mais contrairement à ce dernier qui intégrait ces activités dans le cadre d'un marché de concurrence pure et parfaite, ce n'est pas le cas dans le micro-marché de soins. Ce marché est surtout coordonné par des conventions implicites. Nous expliquerons en détail le rôle des conventions dans la coordination des comportements des offreurs en deuxième section de ce chapitre. Pour Mazumder (1976), les activités informelles s'exercent dans des marchés de produits concurrentiels et non réglementés dans lequel 5, 10 ou 30 personnes, au maximum, sont employées. Dans le cadre des MUSI, il s'agit en effet d'unités comprenant effectivement 1 à 10 employés, mais cet aspect ne justifie pas forcement le cadre de concurrence pure et parfaite de ce marché.

De la même manière, Maloney (1998), dans son étude sur le Mexique, définit le secteur informel comme un ensemble d'entrepreneurs individuels, comptant au plus six employés, qui ne sont couverts par aucun programme de protection sociale, et dont le niveau de formation ne dépasse pas le secondaire. L'un des auteurs, qui a adopté la même approche, est Roberts (1994) pour qui la non affiliation des travailleurs au système de protection sociale est toutefois au centre de la définition du secteur informel.

Cependant, le critère « taille » fait face à trois limites essentielles dans la littérature sur l'informel traditionnel :

- Il existe des activités modernes déclarées, mais à petite échelle (Lautier, 2004). C'est généralement le cas dans les activités libérales (médecins, avocats, comptables etc.).
- Le second problème est la signification économique de la taille de l'unité. Une entreprise employant 11 personnes peut s'avérer moins importante qu'une activité employant 5 personnes. De ce fait, faudrait-il mettre en place des tailles limites en fonction des

activités ? Dans le même ordre d'idées, il n'est pas possible, comme le signale De Melo Lisboa (2000), de caractériser les initiatives solidaires informelles uniquement comme des productions à petite échelle ou de faible niveau technologique.

- le troisième problème est de savoir ce qu'on mesure. Certaines activités sont difficilement quantifiables tel le travail domestique.

L'enseignement que nous pouvons tirer ici en ce qui concerne le micro-marché de soins, est que le nombre bas des employés (1 à 10) est un critère commun aux différents travaux, mais insuffisant pour conforter l'appartenance du micro-marché de soins au secteur informel, puisque certaines activités formelles disposent de moins de 10 employés. Qu'en est-il du critère de chômage ?

> ➢ **Le sous-emploi à l'origine des activités informelles, y compris celles du domaine de la santé**

L'Organisation Internationale du Travail (OIT) a initialement défini l'informel comme l'ensemble des petites entreprises individuelles non capitalistes où se développent les activités créatrices de revenu pour les chômeurs (OIT, 1972). Cette définition de l'informel repose sur les critères suivants :

- Facilité d'accès : il n'y a aucune barrière à l'entrée du marché informel, tout le monde pouvant s'établir en tant qu'auto-entrepreneur informel.
- Utilisation par les entreprises de ressources locales : généralement, ces micro - entreprises ne disposent pas de capital financier important pour importer des ressources à l'extérieur du pays, elles se contentent donc de ressources disponibles dans le pays donné.
- Technologies à forte intensité de main d'œuvre (*laborintensitive*) : le facteur de production le plus utilisé est la main d'œuvre qui est très bon marché par rapport aux autres facteurs de production. On constate effectivement que les petits patrons ne cherchent pas, en général, à accroître la capacité de production de leur entreprise par un investissement dans des machines plus perfectionnées et par

l'embauche de salariés. Il y a, en quelque sorte, un plafond (de capital, de main-d'œuvre) au-delà duquel on ne s'engage pas[108]. C'est également le cas aujourd'hui des MUSI de notre échantillon d'enquête (cf. chapitre 2). Ces structures ne font pas beaucoup de marge de profit, elles préfèrent se limiter au recrutement d'un nombre réduit de personnel qu'elles pourront rémunérer.

- Propriété familiale des entreprises : les entreprises informelles sont généralement des petites unités familiales dans lesquelles on accède par affinité.
- Petite échelle des opérations : les activités pratiquées sont souvent de petite échelle (exemple : la vente de cigarettes à un coin de la rue).
- Marché de concurrence non réglementé : les prix ne sont pas imposés par les autorités compétentes en la matière. Ces prix font généralement l'objet de négociation dans les entreprises informelles. Le commerce de proximité, la divisibilité des produits et leur adaptation en fonction de la faiblesse du pouvoir d'achat constituent un facteur qui renforce les liens vendeurs/acheteurs. Ces relations, au-delà de leurs fonctions économiques, favorisent une convivialité absente du secteur formel où les prix ne donnent pas lieu à des négociations.
- Qualifications acquises hors du système scolaire officiel : les acteurs de ce secteur ne disposent pas de formation, à la base, relative au domaine dans lequel ils exercent.[109]

On associe la démarche de l'OIT à l'approche keynésienne ou néo-keynésienne de l'informalité. La logique de production est au centre des définitions avancées et les recommandations, en ce qui concerne

[108]*Nihan (1982) a, par ailleurs, démontré qu'il y avait un rendement décroissant du capital dans les petites entreprises à partir d'un certain seuil de capital. Ce comportement est à l'origine de l'échec des politiques visant à transformer les petits ateliers en PME modernes.*

[109]*Certaines de ces caractéristiques devraient être revues car, dans de nombreux cas, l'entrée n'est pas facile. Les apports de ressources sont souvent d'origine étrangère et les marchés sont non réglementés uniquement parce que les entrepreneurs sont ignorants des réalités administratives.*

la politique économique, sont reliées à une politique d'emploi active et à la redistribution des revenus pour lutter contre l'informel. Sethuraman (1981) adhère à cette approche et émet l'hypothèse selon laquelle le secteur informel a une logique différente du secteur moderne, puisqu'il cherche, avant tout, à maximiser l'emploi au détriment du processus capitaliste (accumulation et maximisation des profits). Il s'agit ici de ne pas perdre de vue le fait que le rôle essentiel de l'informel est de créer des emplois pour la population au chômage. Environ 35% des responsables des Unités de Production Informelles (UPI), au Cameroun, déclarent avoir créé une entreprise informelle faute de travail salarié (INS/EESI 2005). Dans le domaine des MUSI, c'est également le cas depuis le rationnement des diplômés à la fonction publique dans les années 1980.

L'existence des MUSI provient donc de l'incapacité du secteur moderne à employer toute la main d'œuvre médicale urbaine. Selon Calvès et Al (2004), au Burkina Faso, le secteur informel représente un ensemble d'activités insignifiantes, du point de vue des sommes générées, dans lesquelles les acteurs s'engagent uniquement pour échapper au chômage. Il y a lieu d'assimiler l'informel à une forme de chômage déguisé. L'économie sanitaire informelle concoure donc à une régulation partielle du marché du travail médical en limitant une extension démesurée du chômage et de la pauvreté. Cette régulation s'effectue en dehors de toute intervention des pouvoirs publics et en dépit de leurs règlementations.

- **Absorption d'une population active sous-rémunérée**

Dans un grand nombre de PED, de plus en plus de personnes ont un emploi formel et tirent également des revenus des activités non agricoles, développées en dehors du cadre institutionnel sous forme de travail non salarié. D'autres encore ont décidé de quitter le secteur formel pour investir dans l'informel. Selon Maloney (2004), l'informel doit donc être défini comme de petites entreprises, non régulées, créées par des acteurs qui ont librement choisi de quitter le secteur formel afin d'évoluer dans l'informel, représentatif de davantage de prospérité. Ce qui correspond également aux définitions de Fields (1990) et de Hart (1972) dans leur étude sur le Kenya. En ce qui concerne le Cameroun, 30% des promoteurs d'entreprises informelles évoquent la possibilité d'obtenir un meilleur revenu par rapport à un éventuel emploi salarié dans le secteur moderne (INS/EESI, 2006). L'économie informelle est généralement définie en fonction de son statut précaire et de son caractère souvent ambulant. Cette classification confère à l'informel une composante « pauvreté » qu'il ne faut pas confondre avec la misère, surtout lorsqu'il s'agit d'une activité supplémentaire destinée à améliorer le niveau de vie d'un ménage. L'analyse de De Miras (1990) envisage également les situations dans lesquelles des salariés, du secteur moderne, sont contraints de gérer des activités de subsistance (pluriactivité). Le surplus dégagé de ces activités (formelles et informelles) est alors utilisé pour couvrir leurs besoins monétaires domestiques, d'où la notion d'« économie populaire spontanée » (De Miras, 1990).

Durant notre enquête de terrain relative à l'offre de soins dans les MUSI de Yaoundé, très peu de promoteurs ont déclaré avoir ouvert une MUSI à cause du niveau bas de leur salaire de la fonction publique dans laquelle ils exercent déjà pour la plupart (5%). La majorité prétend avoir créé des MUSI pour en faire leur travail, puisqu'ils ne disposent pas d'emploi (95%).

Parmi les promoteurs qui disposent d'une autre activité en parallèle (37,8%), 48,4% travaillent dans le secteur public (dans une structure de santé publique), 13 % dans le privé formel, 9,56% dans l'informel de la santé et 29% dans d'autres domaines. Cela permet de mettre en exergue le fait que les MUSI résultent de stratégies de diversification professionnelle (pluriactivité) nécessaire pour obtenir un supplément de revenu, mais également pour combler le manque d'effectifs dans le micro-marché. Ainsi, il existe une complémentarité entre activités du système formel et celles du système informel, les MUSI assurant un supplément de revenu à la main d'œuvre formelle et cette dernière apportant son expertise et ses compétences dans le micro-marché. Comme dans certaines activités du secteur informel, certains prestataires du micro-marché de soins travaillent également sous le régime salarié (comme médecin, infirmier, sage-femme, etc., dans les hôpitaux). La marginalité ne semble pas frapper cette catégorie, puisqu'il pourrait s'agir d'activités complémentaires, permettant un complément de revenu et/ou une diversification des risques face à la précarisation des statuts dans la fonction publique.

➢ Importance du caractère évolutif ou involutif des activités informelles

Certaines définitions de l'informel se basent sur une analyse dualiste de l'économie des PED qui révèle que ces pays comprennent deux secteurs distincts : un secteur moderne et un secteur traditionnel (secteur rural). Dans cette analyse, le secteur informel apparaît partagé entre une partie « résiduelle » ou « traditionnelle » et une partie « intermédiaire » ou « moderne » (Steel, 1980; Nihan, 1980). Cette deuxième partie est envisagée dans l'optique d'une évolution possible vers une forme capitaliste. Le secteur informel « intermédiaire » ou « moderne », capable d'accumuler, donc d'évoluer, est censé rejoindre à terme le secteur formel. C'est également le cas des MUSI au Cameroun qui évoluent dans un contexte urbain et dont la plupart des promoteurs informels espèrent faire plus de marge de profit et obtenir un agrément d'ouverture au MSP pour basculer dans le privé formel c'est-à dire passer du moderne informel au moderne formel. Cela pourrait accroître ainsi, par la publicité, patientèle et profits, et, en conséquence, permettre davantage le développement du plateau technique pour une meilleure prise en charge des malades.

Penouil et al (1985) admettent une évolution du secteur informel vers une économie moderne (vers des activités légales et génératrices de profits importants). Cette idée d'évolution et d'adaptation à l'économie moderne n'est concevable que si des processus d'accumulation existent et s'étendent dans le secteur informel. C'est en ce sens que vont les résultats d'enquêtes menées par Lachaud et al (1985) dans plusieurs pays d'Afrique noire. Cependant, comme le reconnaît l'auteur, même s'il existe des potentialités d'accumulation, elles ne concernent qu'une minorité des activités informelles.

L'analyse de De Miras (1990) a, quant à elle, cherché à comprendre pourquoi la majorité de ces activités informelles se trouvent dans l'impossibilité d'accumuler. Pour ce dernier, le secteur de subsistance, largement majoritaire, se caractérise par un double mouvement : extension et éviction. L'extension provient d'un effet de demande (une demande adaptée aux produits offerts dans ces structures) et de satisfaction des besoins de consommation de la majorité des urbains (faibles niveaux des prix). Les activités de subsistance sont en voie d'éviction dès qu'elles ont révélé l'existence d'un marché profitable pour le capital.

Hugon (1980) utilise une définition légèrement différente, en sous-classant les différentes catégories selon des critères liés au repérage statistique, à l'unité de production, de revenus, au travail (emploi occasionnel, travail familial, etc.), à l'intensité capitalistique, à l'organisation sociale et juridique et aux conditions de vie. Il rapporte sur la modique capitalisation de ce secteur, la faible importance du salariat. Il fait surtout jouer à ce secteur le rôle d'une armée de réserve destinée à abaisser les salaires dans le secteur formel de l'économie. L'économiste analyse les activités informelles, au sein du système économique global, par rapport aux structures capitalistes. Il en découle une différenciation entre les activités « résiduelles », liées au sous-développement[110] et présentes dans le domaine de la production non encore rentable pour le capital (services personnels, colportages, etc.) et les activités dont le développement est induit par la croissance du secteur capitaliste (services matériels, sous-traitances, etc.) ou en concurrence avec celui-ci (transport).

En 1998, Sainz (1998) introduit une nouvelle notion qu'il nomme néo-informalité, et élabore trois destinées possibles du secteur informel. Dans le premier scénario, il s'agit d'une économie de pauvreté où les pauvres produisent pour les pauvres (proche de l'analyse de De Miras). Dans le second cas, l'économie informelle s'insère dans la mondialisation et se substitue aux firmes du secteur formel. Enfin, la troisième hypothèse, et la plus souhaitable est le regroupement de petites entreprises informelles basé sur la solidarité (familiale, ethnique et locale) et le capital social. Selon lui, l'avantage

---

[110] *Les MUSI sont classées dans cette première catégorie puisqu'elles découlent de défaillances du système de santé camerounais qui caractérisent le sous-développement de ce pays).*

du secteur informel réside dans le concept de la *socio-territorialité*[111], et c'est sur cette notion que les petites entreprises informelles telles les MUSI peuvent concurrencer le secteur formel. Comme les personnes qui s'y investissent connaissent mieux le milieu dans lequel ils exercent parce qu'ils y résident, ils sont à même de produire des services plus adaptés à cet environnement et ainsi satisfaire les besoins des demandeurs.

b) … Aux traits sociaux : la prépondérance du réseau social

Nous analysons ici les réseaux sociaux et de solidarité qui fondent le recrutement et le fonctionnement de ces activités sanitaires des petits prestataires (par exemple : l'aide offerte aux patients, en médicaments gratuits, par ces formations). Ces réseaux sociaux sont également mis en exergue dans d'autres activités informelles en Afrique et en Amérique Latine tel que le secteur commercial. C'est ainsi que Noiseux (2000) s'est intéressée aux aspects positifs du travail informel et aux relations de parenté dans le secteur du commerce informel au Mexique. Elle porte son intérêt sur la logique des rapports sociaux dans lesquels les individus sont engagés, qu'il s'agisse des liens de parenté réels ou « fictifs ». Il ressort de cette étude qu'en général il existe au préalable des relations de parenté ou amicales entre les acteurs des entreprises informelles.

En ce qui concerne l'analyse de l'existence de rapport sociaux de solidarité dans les MUSI, nous nous baserons essentiellement sur les résultats de notre enquête de terrain (cf. chapitre 2 pour la méthode d'enquête), très peu de travaux ayant traité de la question des MUSI.

Les recrutements de personnel, dans ces MUSI, sont basés sur des réseaux personnels et sociaux (liens familiaux et amicaux), mais également sur des réseaux professionnels (parfois, le recrutement se

---

[111] *Il s'agit des activités basées sur des réseaux sociaux construits par des individus résidant dans un même environnement. Généralement, les promoteurs ou les gérants et les employés ont des liens amicaux ou familiaux et vivent dans les mêmes quartiers, c'est également dans ces quartiers qu'ils créent leur activité informelle.*

fait par étude de dossier). Dans la plupart des cas, les gérants des MUSI sont également les créateurs de ces structures. Toutefois, certains promoteurs n'ont pas reçu de formation médicale. C'est le cas de 10% des promoteurs de l'échantillon de notre enquête menée à Yaoundé. Dans ce cas de figure, ces derniers confient la gestion de leur structure à des individus qu'ils connaissent et qui ont, par contre, reçu cette formation. Ces promoteurs sont ainsi considérés comme des opérateurs économiques qui remettent la gestion de leur entreprise entre les mains de tierces personnes, et espèrent réaliser des profits. Ces gérants doivent rendre des comptes à leurs patrons et sont également chargés de la gestion du personnel et du fonctionnement du centre de santé.

Parmi les employés des MUSI, on compte les professionnels médicaux (des individus ayant reçu une formation médicale[112]) mais également des personnes n'ayant pas été formées dans le domaine de la santé qui attendent néanmoins de passer un concours pour bénéficier d'une formation de personnel médical. Ainsi, travailler dans les MUSI constitue pour eux une forme de préparation aux concours médicaux. Le recrutement de ces apprentis se fait grâce à des arrangements possibles uniquement dans le cadre d'un réseau de solidarité familiale ou amicale. Les promoteurs de MUSI recrutent des apprentis qui sont généralement des membres de leurs familles (cousin, cousine, beau-frère, etc.), des connaissances ou des parents de leurs amis. Il ne s'agit donc pas uniquement d'activités pécuniaires, mais également d'activités de formation, de valorisation de la famille et des réseaux amicaux. Le promoteur aide ses proches à pouvoir s'insérer dans le monde du travail en les formant dans sa micro-unité. Cela relève de l'*économie solidaire* concept cher aux théoriciens socio-économiques au même titre que l'*économie populaire*[113]. L'économie solidaire est « *l'ensemble des activités économiques soumis à la volonté d'un agir démocratique où les rapports sociaux de*

---

[112]*Exemple : la formation d'Infirmier Breveté d'Etat (IBE), d'Infirmier Diplômé d'Etat (IDE), d'Aide-soignant et de Technicien de laboratoire.*

[113] *L'économie populaire est l'ensemble des activités économiques et des pratiques sociales développées par les groupes populaires en vue de garantir, par l'utilisation de leur propre force de travail et des ressources disponibles, la satisfaction des besoins de base, matériels autant qu'immatériels. » (Sarria Icaza et al., 2007).*

solidarité priment sur l'intérêt individuel ou le profit matériel » (Eme et al, 2006, p.303).

Un réseau de solidarité informel s'établit également dans la gestion des MUSI, en ce sens que 22% des promoteurs de ces structures reçoivent des dons provenant le plus souvent des agents du gouvernement (dans des circuits parallèles à ceux officiellement établis par le gouvernement) et des ONG, alors que 78% n'en reçoivent pas. Les dons de l'Etat aux structures sanitaires passent donc par l'informel, ces dons sont essentiellement matériels, il s'agit généralement de produits médicaux devant être fournis aux ménages, aux GIC et aux centres de santé formels pendant les campagnes de prévention et les PEV. Ceux-ci sont souvent détournés de leurs circuits initiaux et distribués aux MUSI. Parmi les structures de notre échantillon qui reçoivent ces dons, 55,55% perçoivent des dons en moustiquaires (cf. figure 12), alors que 33,33% des formations prétendent bénéficier de dons en vaccins (dans le cadre des PEV[114]) et 11,11% des dons en frigidaires et petits matériels de soins (injections, compresses, coton, blouses, pansements, désinfectants, sparadraps, bandes, etc.). Cela met en exergue la complexité des activités des MUSI, certaines MUSI bénéficient de dons des ONG et de dons issus de circuits étatiques. Pourtant elles sont censées se soustraire aux normes (puisqu'elles ne sont pas déclarées auprès du MSP) et être méconnues des pouvoirs publics.

Pour ces structures, recevoir une aide, de surcroît gouvernementale, constitue un phénomène intriguant, car ce secteur informel de la santé, censé se soustraire au contrôle de l'Etat, fonctionne finalement au vu et au su de tous. Est-ce de la complaisance de la part de l'Etat ? Quoi qu'il en soit, cela prouve qu'il existe une relation ambiguë entre les institutions étatiques chargées de la santé et les MUSI. Ce qui demeure une évidence, c'est qu'il s'agit bien d'un secteur en expansion au Cameroun qui mérite l'attention du gouvernement, au regard des effets que la santé peut avoir sur une économie en termes d'accroissement de la production.

---

[114] PEV : Programme Elargi de Vaccination

Figure 12 : Dons des agents de l'Etat reçues par les promoteurs de MUSI

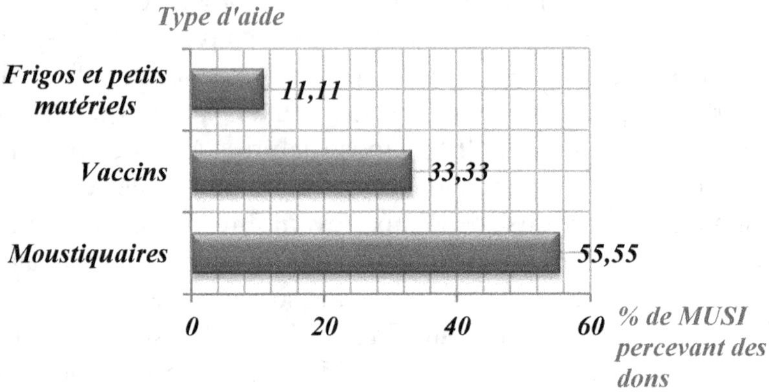

Source : construit par l'auteur à partir des données de l'enquête

Les MUSI à leur tour, accordent de l'aide aux usagers, en d'autres termes, elles offrent souvent des services gratuits aux patients qui sont dans l'incapacité de les payer. Dans notre enquête de terrain, à la question « votre structure offre-t-elle de l'aide aux malades ? », 38% des créateurs ou des gérants de structures de santé informelles ont déclaré offrir souvent des services gratuits aux malades. 25% des MUSI offrent des services gratuits en urgence[115], 28,12% offrent des consultations gratuites, 3,12% offrent gratuitement des vaccins issus des programmes élargis de vaccination (PEV)[116] aux populations,

[115] *Il s'agit de malades nécessitant immédiatement de soins à leur arrivée à l'hôpital, mais qui ne disposent pas cependant de moyens financiers pour payer ces soins.*

[116] *Les activités du Programme Elargi de Vaccination (PEV) sont mises en place au Cameroun depuis 1982. Elles interviennent dans le cadre du paquet minimum d'activités du centre de santé et visent la réduction de la mortalité et de la morbidité infanto-juvénile liées aux maladies évitables par la vaccination (diphtérie, tétanos, coqueluche, fièvre jaune, hépatite B, poliomyélite, rougeole, tuberculose, etc.).*

28,12% offrent des soins gratuits aux usagers et 15,62% d'entre elles sensibilisent la population aux maladies qui sévissent le plus dans le pays.

Figure 13 : Types de services gratuits offerts aux usagers dans les MUSI

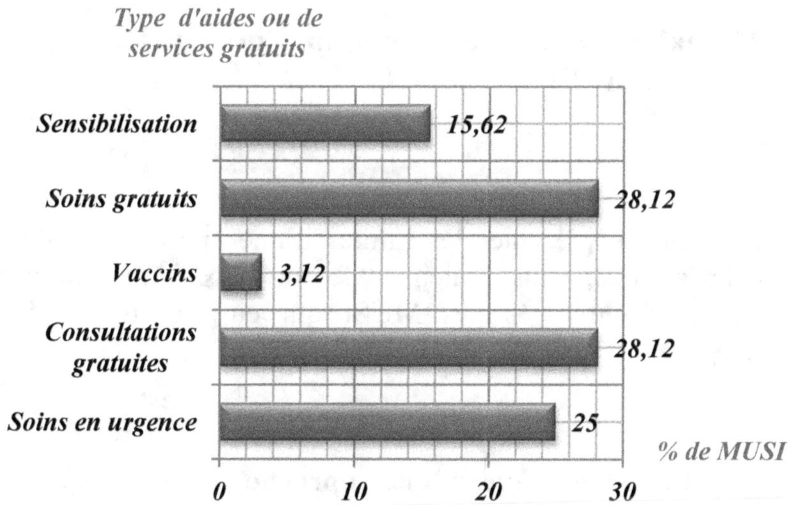

Source : construit par l'auteur à partir des données de l'enquête

Les réseaux sociaux de solidarité, à l'image des MUSI, existent également dans les autres activités informelles. Pour exemple, le recrutement des travailleurs domestiques en Afrique se fait via un réseau familial ou amical. L'employé de maison peut être un membre de la famille au sens élargi[117] ou une personne recommandée par une famille amie. Ces travailleurs domestiques n'ont, *a priori*, pas reçu de formation dans le domaine du travail à domicile.

[117] *C'est-à-dire une cousine, un cousin, une personne originaire du village du mari ou de la femme, etc.*

La famille est ainsi considérée comme l'institution sociale permettant d'assurer la protection des travailleurs. C'est dans la famille que se trouvent l'assurance-chômage, l'assurance médicale, le logement et le crédit. C'est également au sein de celle-ci que naît l'impulsion à l'activité économique qui permet de contrer les effets de la crise ou des rationnements gouvernementaux. De la famille émerge l'entreprise et l'emploi.

1.2. Analyse critique de la notion d'informel au regard des MUSI

Il est question de présenter les limites d'une approche duale de l'informel de la santé, mais également les niveaux formation et de spécialisation des employés des MUSI qui en font une activité spécifique.

1.2.1. Les limites d'une approche duale appliquée à la santé

Lautier (1994) estimait que la division, en deux parties (formelle et informelle), des sociétés du tiers-monde constitue une imposture. Pour lui, les définitions de l'informel sont emprisonnées dans « la fonctionnalité économique » de ce secteur (exemple : abaisser les salaires, entretenir les chômeurs, etc.) et l'empêche d'appréhender les activités informelles au travers de la difficulté à appliquer la législation mise en place par le système administratif.

Pour Lautier, le secteur informel n'a ni définition exacte, ni critère pertinent de repérage, ni consistance, ni délimitation, il n'existe donc pas comme objet scientifique, mais comme marchandise symbolique vendue par les chercheurs. C'est pourquoi Lautier a transformé la métaphore de Hans Singer (BIT, 1972) qui comparait l'économie informelle à « *une girafe* » (animal difficile à décrire, mais facile à reconnaître), en l'assimilant à « *une licorne* » (animal dont les descriptions précises abondent, mais qu'il est impossible de reconnaître). Il rejette également la thèse libérale du « trop d'Etat » qui serait à l'origine de l'informel.

a) Appréhension de l'informel au travers de la non application effective des lois souvent jugées lourdes et non comme « secteur »

Il ressort de la 17ème CIST tenue en 2003 que l'économe informelle comprend des salariés (le plus souvent familiaux) dont la relation d'emploi n'est pas soumise à la législation nationale du travail, à l'impôt sur le revenu, à la protection sociale ou au droit à certains avantages liés à l'emploi (par exemple : indemnité de départ, congés annuels ou de maladie rémunérés, etc.)., En outre, selon Lautier (2004), les entreprises informelles découlent surtout d'un certain nombre d'arrangements basés sur la non application effective des lois souvent jugées lourdes. De ce point de vue, on peut compter quatre arrangements possibles selon Lautier (2004) : les entreprises complètement légales (très rares ou absentes), les entreprises non déclarées et complètement illégales (qui sont très rares), les entreprises déclarées, mais avec certains arrangements informels (plus nombreuses) et les entreprises non déclarées, mais légales (nombreuses aussi). Il est difficile de classer les MUSI dans une de ces catégories, mais elles se rapprochent du dernier type d'arrangement, puisqu'elles ne sont pas déclarées. Néanmoins la plupart ont déposé des demandes d'agrément au MSP et les individus qui exercent dans les MUSI ont reçu une formation médicale dans le cursus officiel. L'informel et le formel se recoupent donc et l'intersection des deux est prépondérante. Il existe un lien entre informalisation et déréglementation. L'excès de lois fait que les entreprises restent légales, mais elles rendent informelles de plus en plus leurs activités.

En ce qui concerne les MUSI, il s'agit le plus souvent de prestataires ayant demandé une autorisation d'ouverture au MSP. Cette démarche vise à légaliser les structures, à obtenir un agrément, mais la procédure administrative est jugée lourde par les promoteurs. Afin d'éviter la fermeture de leur structure, les promoteurs corrompent les agents de l'Etat chargés de contrôler leurs activités (exemple : le fisc). Cela corrobore la définition de la 15ème conférence internationale des statisticiens du travail (CIST) en 1993 : « Les activités exercées par les unités de production du secteur informel ne sont pas nécessairement réalisées avec l'intention délibérée de se soustraire au paiement des impôts ou des cotisations de sécurité sociale, ou d'enfreindre la législation du travail, d'autres législations, ou d'autres dispositions administratives. Par conséquent, le concept des activités du secteur informel devrait être différencié de celui des activités de l'économie dissimulée ou souterraine. ».

Pour Lautier (2004), c'est le problème du rapport du citoyen à l'Etat qui mêle autorité et connivence, répression et tolérance, formalisme des codes et laxisme de leur application. La normalisation étatique des relations de travail est au centre de l'articulation entre l'économie, le juridique, le social, et doit donc être au cœur de l'analyse. Dans le contexte africain, la perspective d'insertion massive dans le salariat est absente, et l'Etat ne protège pas les exclus du système salarial. Le lien de confiance à l'Etat est donc brisé, puisque celui-ci n'assume pas une partie de ses devoirs (c'est-à-dire la protection du travailleur à long terme).

c) La consistance limitée du « secteur » informel telle que décrite dans la littérature

Malgré l'existence d'une multiplicité de définitions du secteur informel, pour Igué (2003), ces tentatives de définition sont malheureusement limitatives par rapport à la pratique des activités informelles. Elles excluent l'agriculture d'autosubsistance qui se pratique dans les campagnes, avec des techniques rudimentaires, et selon une forme d'organisation de marché dont le système ne dépasse guère celui du village ou du clan. Nous pouvons également affirmer qu'elles excluent les petits prestataires de santé informels puisque la plupart des études consacrées au secteur informel portent essentiellement sur le commerce de rue, les menuisiers, les cireurs, la restauration, le transport, le travail domestique etc. (Noiseux, 2000 ; Lautier, 2004 etc.). C'est pourquoi ces définitions ne mettent pas en évidence les spécificités des MUSI, ces spécificités sont présentées dans la prochaine sous-section.

1.2.2. Les MUSI : des prestations spécifiques

Il est question ici de présenter le critère distinctif majeur des MUSI par rapport à de nombreuses activités informelles, mais aussi de montrer la nécessité d'intégrer cette spécificité pour une définition complète des MUSI.

a) Une main d'œuvre qualifiée

Certaines définitions de l'informel mettent en lumière le fait que le travailleur informel est indépendant, membre d'une entreprise familiale ou d'un réseau ethnico-social. D'autres le définissent en portant une attention particulière à la non qualification de la main d'œuvre et à sa formation hors des institutions formelles d'enseignement. Pour Freyssinet (1976), on ne pourrait pas réellement parler de marché du travail mais plutôt de système d'emploi, car l'offre et la demande de main d'œuvre ne sont pas indépendantes. L'offre et la demande se confrontent mais aucun prix n'est déterminé. Il y a marché du travail seulement quand il y a salariat. Toujours concernant la main d'œuvre, il ressort, généralement, dans la littérature relative aux activités informelles en Afrique, qu'il existe trois types d'intervenants dans le secteur informel, à savoir : les promoteurs, les apprentis et les aides familiaux. Ces différents acteurs disposent, ou non, d'un statut de salariés.[118]

Les promoteurs d'unités de production informelles sont des individus qui créent des entreprises informelles. Dans une micro entreprise, il peut y avoir un promoteur ou un groupe de promoteurs. C'est également le cas dans les MUSI, ces dernières relèvent d'initiatives individuelles ou collectives (exemple : les promoteurs issus de la même promotion qui s'associent pour créer une MUSI).

Les apprentis, quant à eux, constituent un groupe important de l'ensemble des travailleurs du secteur informel. Ils sont censés, comme leur statut l'indique, recevoir une formation de leur employeur et participer à la dépense de travail de l'unité de production. Leur rémunération, quant à elle, existe mais est généralement très faible. Le recrutement de l'apprenti est souvent lié à l'existence de liens familiaux entre apprentis et patrons. Ce dernier s'engage à enseigner son savoir-faire et la famille de l'apprenti à payer l'apprentissage. Toutes les études reconnaissent l'importance du réseau familial ou ethnique dans le recrutement des apprentis, considérés comme des stagiaires dans le milieu sanitaire informel camerounais. Le recours à l'apprentissage, dans la petite production artisanale, est une condition indispensable à sa survie (Charmes, 1997 ; Morice, 1985). En effet, le faible coût de cette main d'œuvre permet, en pesant sur les coûts de production, le maintien de l'activité, et ce, malgré la concurrence croissante des autres unités de production artisanales, voire industrielles. L'importance des apprentis dans la main d'œuvre des unités de production informelles est donc le résultat d'une évolution de l'apprentissage : du statut de main d'œuvre en formation à celui de main d'œuvre bon marché. Parmi les apprentis, certains sont rémunérés et d'autres pas. Dans les MUSI, les apprentis sont rémunérés et ne paient pas leurs formations dans les MUSI. Généralement il s'agit d'individus qui se préparent pour les concours

---

[118] Les salariés sont des individus ayant un emploi rémunéré, en espèces et/ou en nature, de façon régulière et selon une périodicité définie, titulaires d'un contrat de travail, explicite ou implicite, avec le même employeur continûment.

médicaux à l'issue desquels ils espèrent intégrer les structures de santé formelles même si cet objectif est souvent très peu atteint.

Enfin, les aides familiaux sont des personnes occupant un emploi dans une entreprise informelle, exploitée par un parent, vivant souvent dans le même ménage, mais ne pouvant être considérées comme associées. Les membres de la famille, titulaires d'un diplôme médical, employés dans le formel ou pas, interviennent généralement dans les MUSI gérées par leurs proches

Contrairement aux autres activités informelles courantes, la plupart des individus employés dans les MUSI ont reçu une formation médicale dans le cursus de formation officiel, ils disposent donc de diplômes médicaux reconnus. Pour le BIT, les formations dans le secteur informel s'acquièrent en dehors du système scolaire officiel (1972) et sont d'une durée inférieure à 6 années (Sethurman, 1976). Mais cette définition du BIT se basait sur les réalités des années 1970, cette spécificité est à nuancer aujourd'hui. L'idée d'un haut niveau de compétences s'est beaucoup développée depuis les années 2000. Par ailleurs, de nombreuses MUSI sont créées par des diplômés de l'enseignement supérieur qui ont subi les rationnements dans le recrutement par la fonction publique. Elles contrastent donc avec le secteur informel traditionnel, qui comprend un type de production ne nécessitant pas une formation aussi élevée, et contredisent en ce sens les critères du BIT (formation reçue en dehors du système officiel).

b) Quelle définition des MUSI au Cameroun ?

Ces différents critères de définition des MUSI nous permettent d'aboutir à une définition plus complète des MUSI qui est la suivante : les MUSI sont de petits centres de santé, spécialisés dans la production des SSP[119], largement non répertoriés par les pouvoirs

---

[119] Le SSP sont des soins essentiels (curatifs, préventifs et promotionnels) reposant sur des méthodes, des techniques et des pratiques scientifiquement valables et

publics, et enfin gérés, pour la plupart, par des professionnels de santé dont la formation est reconnue par les pouvoirs publics (leurs diplômes sont obtenus dans le cursus officiel de formation médicale). Les activités des MUSI relèvent de la biomédecine, c'est-à-dire d'un ensemble de pratiques fondées sur le modèle et les techniques médicales des pays industrialisés (Rougemont et Brunet-Jailly, 1989).

En outre, dans le cas des MUSI, le caractère non répertorié et non déclaré des activités constitue un critère essentiel d'identification. Il est cependant vrai que certaines MUSI ont demandé des autorisations d'ouverture au MSP, ce qui les placerait en situation légale d'attente, cependant, au Cameroun, la loi interdit formellement de s'installer sans agrément, cela confère aux MUSI le statut de structures informelles. Par cette seule démarche auprès des institutions, la plupart des MUSI devrait pouvoir être répertoriées, même si l'exercice de ces activités a lieu sans autorisation préalable.

Au total, en nous basant sur notre terrain d'enquête, nous parlons ainsi de micro-unités sanitaires informelles, afin de nous détacher de l'ambiguïté du terme de secteur informel, sans toutefois faire abstraction de certaines caractéristiques. Les MUSI se caractérisent donc par :

- La faiblesse des relations informationnelles avec les pouvoirs publics
- Le fait qu'elles sont constituées d'un faible nombre d'actifs (généralement moins de 10 personnes)
- Le fait qu'elles disposent d'une modique dotation en capital matériel
- Le fait qu'elles bénéficient d'une facilité d'entrée, pour les acteurs de ce secteur, due entre autres, à l'utilisation de matériel léger (stéthoscope, tensiomètre, thermomètre, etc.) et à un bas loyer payé dans les zones urbaines modestes, permettant ainsi de contourner les barrières à l'entrée.
- Une main d'œuvre en général qualifiée.

Nous utilisons ces caractéristiques et la définition ci-dessus des MUSI dans la suite de cette thèse.

En outre, les conventions jouent un rôle important dans la prise de décisions par les acteurs des MUSI, la prochaine section est consacrée

---

socialement acceptables, rendus universellement accessibles à tous avec la pleine participation de la communauté et à coût supportable par le pays (OMS, 1978).

à la place des conventions et des motivations marchandes dans le comportement des offreurs. Le chapitre 4 porte quant à lui sur les déterminants de la demande de soins pour ces MUSI. Pour des raisons méthodologiques, nous avons séparé offreurs et demandeurs, mais ils interagissent. Néanmoins, certains passages de la partie suivante ou du chapitre 4 pourront révéler cette influence mutuelle entre offreurs et demandeurs de soins pour les MUSI.

2. Offre de soins dans les MUSI : les places respectives des conventions et des motivations marchandes

Deux raisons essentielles nous conduisent à analyser l'offre de soins des micro-unités :

- Premièrement, leur développement actuel nous pousse à nous interroger sur la qualité des soins et la satisfaction des populations qui reçoivent ces soins.
- Deuxièmement, le caractère marchand de ces unités, caractérisé par la recherche de profit.

Afin d'analyser les places respectives des conventions et des comportements marchands dans les MUSI, nous montrons d'abord les limites de la théorie néoclassique dans le domaine de la santé puis de la théorie standard étendue (à travers la théorie de l'agence et la théorie de la demande induite). Puis nous analysons la place centrale des conventions dans la coordination des décisions des acteurs dans ces MUSI.

2.1. La théorie néoclassique peut-elle être envisagée comme cadre d'analyse de l'offre de soins dans les MUSI ?

Dans cette sous-section, nous cherchons à montrer que la théorie standard et la théorie standard étendue ne peuvent constituer des soubassements théoriques satisfaisants de l'offre de soins dans le micro-marché informel.

2.1.1. Pourquoi le modèle standard médical n'explique-t-il pas l'offre de soins dans les MUSI ?

Les premiers travaux relatifs à l'offre de soins mobilisent le cadre d'analyse standard (voir Favereau, 1989) pour expliquer le comportement du producteur de soins en médecine libérale. Ce cadre standard définit un modèle « producteur/consommateur » en médecine libérale et un modèle « hôpital/entreprise » dans le secteur hospitalier. Cette approche repose sur deux hypothèses fondamentales :

- Une rationalité substantielle, calculatrice et individualiste de l'offreur de soins.
- Une coordination marchande des décisions individuelles.

La rationalité substantielle privilégiée dans l'approche standard en économie de la santé décrit le comportement optimisateur des acteurs des formations sanitaires (offreurs et demandeurs de soins) qui est à l'origine de leur prise de décision. Le producteur prend des décisions en fonction des résultats attendus de cette même décision (Carrère, 1991). Il est rationnel et cherche à maximiser le profit que lui procure l'offre de soins de santé, tout en tenant compte de leurs coûts de production. Il adopte un comportement individualiste ou égoïste, c'est-à-dire que l'objectif ciblé doit lui fournir un gain en termes d'intérêt individuel (exprimé sous forme de profit chez le producteur). Cette hypothèse suppose que le producteur dispose de capacités cognitives lui permettant d'anticiper les conséquences de ses décisions sur son intérêt personnel. Par conséquent, le mode de calcul de prise de décision est l'optimisation du résultat de la décision (le profit). Par ailleurs, des modèles, décrivant le comportement des offreurs de soins dans les pays développés (les médecins en général), sont construits dans les travaux de Carrère (1991), Delattre et Dormont (2000). Ces modèles mettent en évidence que les offreurs cherchent, soit à maximiser leur résultat financier, soit à atteindre un objectif de revenu déterminé (cf. encadré 3).

Si on adopte cette vision néoclassique du comportement de l'offreur de soins dans les MUSI, le promoteur et/ou le gérant[120] est alors considéré comme un entrepreneur individuel qui produit des services. La MUSI est considérée, quant à elle, comme une entreprise qui offre une certaine gamme de produits médicaux pro-pauvres. Ces produits sont essentiellement des soins primaires destinés aux populations socio-économiquement défavorisées[121] qui résident dans les quartiers où se développent ces MUSI. Le programme de l'offreur de soins dans les MUSI consiste donc à maximiser une certaine fonction objective, sous des contraintes qui lui sont exogènes, c'est-à-dire imposées par le monde extérieur.

Ce raisonnement n'est pas adapté dans le contexte des MUSI à cause non seulement des informations limitées dont dispose l'offreur de soins, de la non prise en compte de motivations altruistes des professionnels, mais également à cause de la coordination en partie marchande des décisions des acteurs. Ainsi, ces éléments limitent un calcul *a priori* du profit maximum du fournisseur de soins.

[120] *Le promoteur peut, ou non, être le gérant de la MUSI.*

[121] *C'est-à-dire celles donc le niveau de vie se situe en dessous du seuil de pauvreté*

Encadré 3 : Modèle de comportement des médecins

Ce premier modèle correspond aux médecins à honoraires libres, alors que le second a trait à la médecine conventionnée. Soit un médecin maximise son utilité en fonction de sa consommation (égale à son revenu) et de son loisir, sous contrainte des coûts et du temps.

En reprenant le modèle de Carrère, on a le programme suivant :

Max U (Y, l, z) avec **Y** le revenu, **l** le temps de loisir et **z** la durée de consultation,

Y= apq-b avec a et b des paramètres constants en fonction de la production **p**, leur prix unitaire et **q** le nombre de consultations

1+qz=k avec **k** la constate de temps total.

Les facteurs a et b dépendent du statut du médecin. A partir d'estimations de 1986 en France, en secteur 1 : $a_1 = 0{,}64$ et $b_1 = 81000$, en secteur 2 : $a_2 = 0{,}59$ et $b_2 = 76000$, ce qui signifie que le médecin du secteur 1 doit faire plus de consultations pour atteindre le même niveau de revenu que celui du secteur 2.

La résolution du programme permet, entre autres, de démontrer que, dans tous les cas (demande inférieure ou supérieure à l'offre), l'utilité est fonction de la hausse du prix **p** conventionné, donc de la politique de régulation de l'assurance maladie.

Modèle d'analyse de l'offre de soin en secteur 2 (Delattre et Dormont, 2000)

A partir des mêmes hypothèses de rationalité standardisées, le modèle générique proposé est le suivant :

Max $Y^a (L_0\text{-}q)^b$ avec **Y** le revenu, **L_0-q** : le temps de loisir ;

Y=pq-C avec **C** : remboursement lié à un investissement exogène ;

$P=Hq^{-\varepsilon}$ avec **H** : demande potentielle de la zone d'installation du médecin.

H dépend du revenu des ménages (rev) et de la densité médicale (d) de la zone.

($-1/\varepsilon$) représente donc l'élasticité-prix de la demande.

La résolution du programme, en étudiant les variations de la production des soins **q** et du prix **p**, ainsi que des variables exogènes (rev) et (d), montre que :

- Dans le cas d'une élasticité prix de la demande faible, un choc positif de la demande entraîne un équilibre avec un prix plus élevé et une activité moindre.
- A l'inverse, une hausse de la densité médicale engendre une baisse des tarifs médicaux et une augmentation de l'activité.

Source : Majnoni d'Intignano (2001, p 203)

a) Informations limitées et non prise en compte des motivations altruistes des offreurs dans les MUSI

Même si les responsables de MUSI connaissent le profil de leurs patients, ils ne peuvent pas prévoir certains événements futurs susceptibles de compromettre leurs aspirations en matière de profit (exemple : il peut avoir un incendie dans la MUSI). Cela remet en cause l'hypothèse de la théorie néoclassique d'une connaissance parfaite de l'avenir et cela limite les capacités de calcul de l'offreur.

La théorie néoclassique postule également dans le domaine de santé la recherche exclusive de l'intérêt individuel et ne prend pas en compte des motivations altruistes. Pourtant en médecine et en particulier dans les MUSI, le professionnel recherche également la satisfaction des usagers car sa réputation en dépend. L'altruisme est compris ici au sens de don-contre-don de Mauss (1985), c'est à dire non pas au sens du désintéressement absolu, gratuit et sans retour, mais au sens d'un égoïsme éclairé qui se situe entre le don purement gratuit et l'échange purement intéressé.

b) Une coordination en partie marchande des décisions individuelles

En outre, dans l'analyse d'inspiration néoclassique, le terme de l'échange (le prix d'équilibre) est déterminé par la confrontation de l'offre à la demande sur le marché des soins médicaux (hypothèse d'indépendance de l'offre et la demande)[122]. Or, en ce qui concerne les MUSI, offreurs et demandeurs négocient généralement les prix des soins. Les prix sont établis à travers une influence mutuelle. L'offre dépend de la demande et vice versa. Il s'agit donc d'un marché sans barrière à l'entrée, où il y a plusieurs offreurs et demandeurs de soins, mais où ces acteurs déterminent conjointement les prix.

[122] *Les professionnels de santé et les patients sont « pricetakers ».*

2.1.2. La théorie standard étendue explique-t-elle le comportement des offreurs de soins dans les MUSI

Il s'agit dans cette sous-section d'appréhender la place de la théorie d'agence et de la théorie de la demande induite dans le comportement des professionnels exerçant dans les MUSI.

a) La théorie d'agence met-elle mieux en évidence les éléments qui entrent dans la prise de décision par l'offreur de soins ?

Comme dans la théorie néoclassique, la théorie de l'agence défend *l'hypothèse de rationalité substantielle (Mougeot, 1989)*. Mais, la théorie d'agence nous permet dans le contexte précis des MUSI de présenter les relations stratégiques qui existent entre les différents protagonistes du micro-marché de soins. Ces stratégies basées sur l'asymétrie d'information entre les offreurs et demandeurs de soins.

En effet, dans les MUSI, il existe des relations stratégiques entre les intervenants, chacun ayant un intérêt distinct. Dans cette situation, l'allocation des ressources se fait en fonction des comportements stratégiques et des manipulations de l'information. C'est une conséquence des divergences d'intérêts et des pouvoirs conférés par la détention de l'information. La relation d'agence est parfaite lorsque l'action de l'agent peut être observée par le principal, et qu'aucune autre information privée ne peut être cachée (Béjean, 1994), ce qui n'est pas le cas dans les MUSI. Le professionnel (l'agent) se voit confier par le patient (le principal) le pouvoir de décision en ce qui concerne sa santé, puisque c'est le professionnel qui dispose de compétences pour prendre les meilleures décisions relatives à sa santé.

La théorie de l'agence, dans cette relation, cherche alors à déterminer les conditions de partage du risque qui permet d'atteindre une allocation de ressources que nous pouvons qualifier de sous-optimale au regard du « first best » définit par l'optimum de Pareto. Cette situation peut provenir de deux types de risques encourus par le principal (le patient) dans les MUSI :

Le risque moral : Le mandant (le patient) peut douter de l'effort réalisé par le professionnel de santé informelle pour satisfaire ses intérêts, lorsque cet effort de l'agent est inobservable comme c'est le cas dans la médecine libérale (Mougeot, 1989).

La sélection adverse : Due aux caractéristiques cachées de l'agent (Akerlof, 1970), elle correspond à la difficulté, pour le patient demandeur de soins dans les MUSI, d'appréhender le niveau de compétence et d'expérience des fournisseurs de soins, l'adéquation du produit à ses besoins sanitaires, le contenu et la qualité effective du produit ou du service sanitaire.

Ainsi, l'interprétation de la relation médecin/patient en termes de relations d'agence met en exergue la délégation de pouvoir par le patient au médecin, délégation nécessaire en raison de l'asymétrie de savoir et d'information. Cette analyse permet de prendre en compte la complexité du fonctionnement du milieu sanitaire en général et des MUSI en particulier, la divergence d'intérêts ainsi que l'asymétrie d'information entre acteurs. Cependant, la théorie de l'agence dans le domaine de la santé rencontre une limite dans la mesure où elle est fondée sur *l'hypothèse de rationalité substantielle* ; cela montre son insuffisance pour expliquer le comportement d'offre de soins.

En effet, le modèle repose sur *l'hypothèse de rationalité substantielle, intentionnelle et calculée*. Or les capacités cognitives des individus sont limitées car le médecin ne sait pas, *a priori*, quels sont les innovations et progrès qui pourraient apparaître dans le domaine de la santé (en matière de traitement et de diagnostic). Il lui est impossible de calculer la meilleure stratégie thérapeutique. Dans les MUSI, même si la médecine pratiquée n'est pas forcément basée sur une technologie poussée, le fournisseur de soins ne sait pas non plus combien il vendra ses services, ou combien de malades il recevra. Cette limite informationnelle constitue donc un frein à des anticipations de profit ou à un calcul du profit maximum espéré par l'offreur de soins et à partir duquel il prend ses décisions.

En outre, *l'hypothèse de rationalité substantielle* ne tient pas compte de l'existence de comportements désintéressés ou altruistes liés au respect des normes médicales. Pourtant, le respect de l'éthique professionnelle par le médecin est une caractéristique importante de son comportement et la confiance est une dimension cruciale de la relation qu'il noue avec son patient.

Au-delà des hypothèses de rationalité substantielle, d'asymétrie d'information et d'avenir incertain et risqué, la théorie de l'agence est également basée sur l'hypothèse de la coordination interne (Mougeot, 1989) qui relève d'une logique organisationnelle de la relation entre offreur et demandeur de soins. L'établissement hospitalier est un milieu qui a ses spécificités, et les rapports entre ses acteurs ne sauraient reposer uniquement sur une logique marchande à cause des réglementations qui les régissent. Les dysfonctionnements, qui pourraient en résulter, nécessitent également l'étude des modes de régulation inhérents au domaine de la santé (mécanismes de contrôle et d'incitation envisageables). Dans le cadre précis des MUSI, la réglementation est mise en place de manière implicite par les offreurs de soins.

b) Qu'en est-il de la théorie de la demande induite ?

Selon Rice (1983), la demande induite correspond à la situation dans laquelle un médecin peut recommander et imposer une prestation de service médical différente de celle que le patient choisirait s'il détenait la même information. Cela explique la décision d'accroître les honoraires par les médecins suite à l'augmentation de la densité médicale. L'idée ici est qu'une intensification de la concurrence dans le domaine sanitaire conduit le médecin à augmenter son volume d'activité en exerçant son pouvoir discrétionnaire sur ce volume, plutôt que de baisser les tarifs. Cela lui permet de tempérer la perte de revenu liée à l'augmentation de la densité médicale, il cherche à conserver un revenu cible en dépit de l'intensification de la concurrence (Jacobzone et Rochaix, 1997).

Les travaux de Pauly et Satterthwaite (1981) vont plus loin, elles mettent en évidence le fait que la relation positive entre horaires et densité médicale est due à la concurrence qualité. En d'autres termes, la densité médicale en médecine conduit à une réduction du temps d'attente et à une durée de consultation élevée. Cela laisse penser que les décisions qui sont prises dans ce contexte s'imposent aux acteurs dans le contexte d'un marché concurrentiel.

Ainsi, dans le domaine de la santé, la théorie de la demande induite considère l'offre comme le principal incitateur de la demande. Elle met également en exergue l'hypothèse d'asymétrie d'information dans la relation professionnel-patient qui pourrait être favorable à l'offreur de soins, ce dernier pouvant profiter de son pouvoir discrétionnaire pour inciter la demande à sa guise. Elle rejette ainsi *l'hypothèse d'indépendance de l'offre et la demande*, mais en aucun cas celle de *la rationalité substantielle* qui caractérise l'offreur de soins dans la théorie néoclassique. Cependant, cette hypothèse de *rationalité substantielle* est remise en cause par le respect de l'éthique et la déontologie médicale qui fondent la réputation du professionnel dans le domaine de la santé et qui guide également ses comportements. Dans cette optique, la thèse du monopole croissant (Pauly et Satterthwaite, 1981) met en lumière la particularité du produit médical en accentuant le rôle de la réputation. Les acteurs attribuent alors une nouvelle définition au produit médical : c'est un bien dit « de réputation », porteur d'information sur la qualité de l'intervention de chaque médecin et de son respect de l'éthique médicale[123].

Une adaptation des objectifs financiers du professionnel de santé à la modification du contexte sanitaire due à l'augmentation de la densité médicale n'est pas envisageable, ou du moins l'est dans une moindre mesure dans les MUSI. Les résultats de notre étude de terrain nous ont permis de constater que dans le micro-marché de soins, il existe des tarifs de soins bien établis même s'ils ne découlent pas des normes étatiques ; mais les patients ont la possibilité de négocier de meilleurs tarifs compte tenu de leur pouvoir d'achat. La spécificité de la médecine informelle en milieu urbain camerounais est qu'elle est une médecine de proximité pour les populations les plus défavorisées et se développe dans les quartiers où vivent ces populations. Par ailleurs, même lorsqu'il y a un accroissement de la densité médicale, les professionnels peuvent augmenter le volume de l'offre de soins,

[123]*Selon cette approche, la qualité des soins est au centre de l'analyse des déterminants de la demande.*

mais jusqu'à un certain « seuil de solvabilité des ménages ». Il s'agit donc de décisions d'offre qui tiennent compte à la fois du pouvoir d'achat des patients mais également des objectifs du professionnel, quitte à ne pas réaliser des supers profits. Pour la plupart des professionnels, il s'agit d'une activité secondaire ou de subsistance. Ces derniers se contentent le plus souvent du minimum de profit qui leur permet de faire fonctionner leurs activités et de satisfaire leurs besoins de base. En outre, la médecine pratiquée dans les MUSI est une médecine « légère et peu coûteuse », reposant sur des soins de santé primaires, ne nécessitant pas en général un plateau technique lourd. Puisqu'il subsiste donc dans les MUSI une demande limitée financièrement, l'augmentation du nombre de structures peut accroître la durée de la consultation (cela serait dû au fait que le professionnel passerait plus de temps à consulter un malade), mais pas forcément le prix des soins.

En outre, la demande induite ne pourrait s'appliquer qu'à certaines prestations dans les MUSI, elle n'intervient pas par exemple en ce qui concerne l'accouchement, cela avait déjà été souligné par Jacobzone et Rochaix (1997) à propos de la médecine libérale. Le professionnel ne peut pas provoquer une demande de soins liée aux accouchements.

La demande induite souffre également de l'absence de procédure dans la prise de décision en santé. Pourtant, le choix de recourir par exemple aux MUSI mobilise du temps et des ressources qui reflètent la stratégie du patient.

2.2. La pertinence des conventions dans l'explication des décisions prises par les fournisseurs de soins

Il est question ici de montrer que non seulement les conventions fondent la prise de décisions par les offreurs dans le cadre d'interactions avec les demandeurs, mais aussi que la rationalité des offreurs est procédurale.

2.2.1. De l'intégration des conventions dans la prise de décision à la rationalité procédurale

La théorie des conventions est une critique des hypothèses (Béjean, 1994) de la théorie standard (néoclassique) qui ne se vérifient pas forcément en médecine libérale ou informelle. On passe ainsi de la rationalité substantielle, hyper-calculatrice et égoïste, à une rationalité procédurale, qui met l'accent sur le caractère délibératif de la procédure de décision et qui permet la prise en considération d'un comportement non axé uniquement sur la recherche du profit par le médecin (Béjean, 1994), mais également sur des conventions.

La critique apportée à l'analyse néoclassique est qu'elle n'admet pas l'existence de règles sur lesquelles serait basée la prise de décision et la coordination des actions des agents économiques. Pourtant, les hypothèses néoclassiques en elles-mêmes mettent en lumière l'existence de « règles constitutives » sans lesquelles il ne pourrait pas y avoir coordination par les prix. Dans le modèle de l'équilibre général par exemple : le « secrétaire de marché » est à la fois un crieur de prix, un centralisateur d'information, il applique également la loi de l'offre et de la demande, et interdit tout échange avant la réalisation de l'équilibre. Le fait qu'il ait un certains nombres de règles à respecter pour atteindre l'équilibre par les prix est un « espace construit », les règles sont ici constitutives et respectées par tous.

En outre, les économies réelles fonctionnent tous les jours en l'absence de tels marchés et sous une incertitude forte en moyen ou à long terme. Mais les individus arrivent à se coordonner et prennent des décisions qui les engagent pour le futur. Ceci montre qu'il existe une autre façon que les seuls prix de coordonner les décisions, ce moyen repose sur « les règles pratiques ». Une règle est un énoncé qui stipule un certain comportement, que ce soit sous la forme d'une injonction, d'une interdiction ou d'une simple recommandation (Chaserant et Thévenon, 2001, p 46).

Il ressort de notre enquête de terrain relative à l'offre de soins dans les MUSI que celles-ci se fixent pour mission sociale d'offrir des soins de santé de bonne qualité aux populations vulnérables qui ont difficilement accès aux structures de santé modernes à cause de leurs moyens financiers limités. Dans ce cadre, les décisions prises par des offreurs de soins le sont dans une situation d'incertitude, c'est-à-dire des situations complexes dont ils peuvent difficilement appréhender l'évolution, ils savent par exemple *a priori* quels types de malades ils vont recevoir, mais pas de quelles maladies ils seront atteints etc.

Pour Gomez (1995), en présence de capacités cognitives limitées, l'incertitude est radicale, les modes de prise de décision peuvent alors être de nature procédurale. Cependant, les individus restent motivés par leurs intérêts personnels. Le mimétisme est la procédure de résolution des problèmes complexes en situation d'incertitude (Gomez, 1995).

En situation d'incertitude, la décision ne peut s'opérer par des calculs rationnels au sens « substantiel », d'où le choix pour les offreurs de soins dans les MUSI de s'appuyer sur des repères implicites ou explicites qui représentent des conventions (les pratiques d'autres offreurs dans le micro-marché des MUSI). Cela s'avère difficile puisque l'avenir est incertain et d'autant plus que l'analyse porte sur un contexte sanitaire informel (le professionnel ne dispose pas d'informations sur le nombre de patients qui vont solliciter les soins). Le professionnel ne peut que chercher des repères qui pourraient faciliter sa prise de décision, ces repères étant encastrés dans les pratiques courantes des offreurs de soins déjà en présence dans le micro-marché. La convention est donc un ensemble de critères, un ensemble de repères auxquels des individus confrontés à des situations incertaines, se réfèrent pour décider des comportements qu'ils vont adopter. Il s'agit d'une régularité qui a sa source dans les interactions sociales mais qui se présente aux acteurs sous une forme objectivée (Dupuy et al, 1989). La convention oriente l'action des fournisseurs de soins, elle donne une direction à leurs anticipations privées qui sans elle, regarderaient dans tous les sens (Batifoulier et Larquier, 2001). La coordination fournit des solutions au besoin de coordination entre offreurs de soins dans les MUSI en matière de fixation des prix.

L'incertitude empêche donc les offreurs de soins de décider en procédant à un calcul des coûts et des bénéfices liés à chaque alternative possible et en choisissant la plus avantageuse pour eux comme le postule la théorie néoclassique.

En outre, une partie du personnel des structures de santé formelles et même des MUSI consacre du temps et des ressources à la préparation des décisions. La rationalité des offreurs de soins est donc procédurale au sens de Simon (1976). Cette forme de rationalité admet une possibilité de modification des objectifs. La cible, ici, est la procédure de prise de décision et non « la satisfaction ».

L'égoïsme qui guide la prise de décision dans l'analyse standard est également remis en cause puisque, en médecine, l'acte du médecin n'est pas uniquement basé sur les retombées de l'acte médical, mais également sur la satisfaction des usagers[124]. Cet acte peut intégrer les valeurs telles que l'intérêt général, l'équité, la déontologie médicale etc. qui sont des conventions.

Sur le plan théorique, l'approche par les conventions et l'hypothèse de rationalité procédurale permettent d'appréhender, de façon plus réaliste, les comportements et les prises de décisions dans le domaine de la santé :

- Les médecins cherchent davantage à mettre en œuvre une procédure de diagnostic et de traitement satisfaisante qu'à obtenir un résultat maximal. Ce résultat ne pouvant d'ailleurs être jugé de façon objective par les protagonistes de la relation car les patients, en situation d'incertitude radicale (tout comme les médecins d'ailleurs), adaptent et modifient leurs décisions au fur et à mesure et en fonction d'informations et d'événements nouveaux ;
- L'hypothèse de rationalité procédurale permet d'expliquer le respect spontané, via l'éthique, des normes médicales par les médecins. L'éthique professionnelle est une norme respectée de façon ni purement intentionnelle, ni purement contraignante (une convention implicite). Elle prouve et garantit l'appartenance du médecin à une profession et économise au patient les coûts de recherche d'information (ou d'agence) sur les caractéristiques du médecin, ce qui génère finalement la coopération et la confiance entre le médecin et le patient (Peyron et Béjean, 1997).

Notre enquête de terrain relative aux MUSI nous permet d'affirmer que les professionnels mettent en place une procédure de diagnostic en fonction des informations fournies par le malade et cherchent davantage à satisfaire ce dernier puisqu'ils savent que leur réputation

---

[124] *Puisque c'est la satisfaction du patient qui fonde sa réputation.*

en dépend. En outre, les responsables de MUSI respectent l'éthique professionnelle médicale (exemple : respect des normes d'hygiène) de façon à créer un cadre semblable à celui dans lequel fonctionnent les structures formelles.

2.2.2. La mise en évidence d'une coordination non marchande par la théorie des conventions

La théorie des conventions remet également en cause l'hypothèse de coordination marchande des décisions individuelles. La coordination est en partie non marchande puisqu'elle résulte de comportements souvent intéressés et réguliers (le respect de l'éthique médicale, la garantie de la qualité des soins, la fixation des prix en fonction des prix pratiqués par les autres offreurs etc.). Dans le cadre des MUSI, c'est un raisonnement qui s'applique surtout à l'offre, qui est privée et illégale, mais en expansion. Dans ce contexte de concurrence, il est nécessaire, pour les promoteurs de MUSI, d'offrir des soins de qualité[125] pour préserver leur réputation. Dans le cadre de l'enquête réalisée pour cette thèse, il en ressort que 24% des patients de notre échantillon d'étude avancent, comme raison du choix des MUSI, la qualité des soins offerts dans ces structures. Cette qualité fonde également leur réputation, le recours massif des populations à ces structures et leur développement (cf. chapitre 5).

En outre, les professionnels de MUSI adoptent les tarifs en vigueur dans le micro-marché informel par mimétisme, ils « copient » ce que font les autres responsables de MUSI, dans le but d'éviter de perdre leur *clientèle cible*. Le danger est ici qu'en réalité, les soins peuvent coûter plus chers que les tarifs en vigueur dans l'informel et pousser les structures informelles à recourir à des pratiques peu coûteuses, mais « douteuses »[126], afin de répondre aux attentes des populations

---

[125] *Cette variable est incontournable pour l'analyse quantitative de la demande de soins dans les MUSI.*

[126] *Du fait du manque de contrôle des activités par les pouvoirs publics, rien ne prouve que les MUSI achètent leurs médicaments dans des officines agréés notamment.*

qui sollicitent des soins dans leurs structures. La coordination des offreurs dans le micro-marché s'appuie donc sur les conventions qui orientent la prise de décision. C'est pourquoi les professionnels de notre échantillon d'enquête (cf. chapitre 2) fixent par exemple les prix en référence aux prix pratiqués actuellement sur ce micro-marché.

Batifoulier et al (2001) avaient déjà mentionné que la convention est un mode de prise de décision basé sur le comportement d'autres membres de la collectivité. Il suffit que les autres auxquels on prête du crédit ou intérêt (dans le cadre des MUSI, il s'agit des autres fournisseurs déjà en présence sur le marché) soient suspectés de prendre une décision pour qu'on l'adopte. La convention n'a de sens que dans le collectif. Dans le cas précis des MUSI de Yaoundé, le professionnel choisit de pratiquer un prix de consultation de 500 FCFA, parce que c'est le taux qui est pratiqué dans le marché informel, il ne se sent pas contraint de pratiquer ce prix, mais il choisit de le faire pour confirmer de façon interne son appartenance à l'informel. Le professionnel pratique également ce prix parce qu'il craint les représailles sociales de sa décision : il risque d'avoir très peu d'usagers qui le sollicitent à un prix fixé au-delà du prix du marché. Très peu d'offreurs savent pourquoi ce prix a été choisi, ils auraient pu sélectionner une autre alternative qui aurait pu s'avérer plus intéressante ; en ce sens la convention est arbitraire. Dans le cadre de leurs activités, les professionnels de l'informel de la santé sont soumis ici beaucoup plus à la sanction sociale, il y a donc une pression sociale à suivre la convention. Le respect des règles ici est imposé de façon informelle par un milieu social précis. Les conventions sont donc des contrats sociaux implicites et non écrits dans le cadre du micro-marché de soins.

La troisième explication du caractère non marchand de la coordination des actes médicaux est que, les demandeurs de soins dans les MUSI, sont souvent « co-faiseurs de prix », grâce à la négociation possible des prix dans ce secteur (à contrario du secteur de santé formel). Dans le cadre des MUSI, même si les demandeurs connaissent les prix des soins généralement pratiqués dans le micro-marché informel, ils ont la possibilité de demander des soins à un prix inférieur. Le plus souvent, les professionnels répondent favorablement à ces requêtes. Ces professionnels intègrent donc le pouvoir d'achat des patients dans leurs décisions. Cela rejoint l'une des idées véhiculées par la théorie des conventions, à savoir que : l'acte médical n'est pas uniquement basé sur la recherche d'intérêt par le professionnel, mais également sur la satisfaction des usagers dans un contexte de respect de la déontologie médicale et de prise en compte des contraintes du malade. En outre, les demandeurs recherchent des soins de bonne qualité susceptibles d'améliorer leur état de santé. Comment ce but est-il atteint dans les MUSI ? Qu'est-ce qui explique en amont ce choix comparativement aux autres recours possibles ? Le chapitre 4 s'appuie sur la littérature pour expliquer les facteurs susceptibles d'avoir un impact sur un choix thérapeutique comparativement aux autres alternatives.

Conclusion du chapitre 3

Ce chapitre avait pour objectif de proposer une analyse socio-économique des MUSI. Pour ce faire, nous avons comparé les caractéristiques socio-économiques des MUSI à celles des activités informelles traditionnelles. Nous avons également analysé la place des motivations marchandes et des conventions dans le comportement des offreurs de soins dans les MUSI.

Il en ressort que les points communs entre les MUSI et les activités informelles traditionnelles sont d'ordre économique et social : un repérage statistique difficile, un faible accès aux crédits, une part modique de capital fixe dans la structure de production, une échelle restreinte des activités, un loyer bas, une distinction entre activités évolutives et activités involutives, la prépondérance du réseau social etc. Néanmoins, la spécificité des MUSI réside dans le fait que les professionnels ont, pour la plupart, reçu une formation médicale, contrairement aux activités informelles traditionnelles dans lesquelles les travailleurs ne bénéficient pas de formation liée au métier qu'ils exercent. De nombreuses MUSI sont créées par des diplômés de l'enseignement supérieur qui ont subi les rationnements dans le recrutement par la fonction publique. Elles contrastent donc avec le secteur informel traditionnel, qui comprend un type de production ne nécessitant pas une formation aussi élevée et contredisent en cela les critères initiaux du BIT (formation reçue en dehors du système officiel).

En outre, les conventions fondent les comportements des offreurs et la coordination du micro - marché informel de soins dans le cadre des interactions entre offreurs et demandeurs de soins. En ce qui concerne le comportement des offreurs, ces derniers ne recherchent pas exclusivement leur satisfaction dans les MUSI. Le profit qui guide la prise de décision dans l'analyse standard médicale est remis en cause, l'acte médical recherchant également la satisfaction des usagers. Cependant, l'altruisme des professionnels n'est pas non plus complètement désintéressé, ces derniers recherchent la satisfaction du malade puisqu'ils savent que leur réputation en dépend. Dans le MUSI, offreurs et demandeurs de soins sont tous deux « price-makers » ou « co-faiseurs de prix », grâce à la possibilité des demandeurs de soins de négocier les prix (à contrario du secteur formel). La rationalité de l'offreur de soins est procédurale dans les MUSI car les professionnels consacrent du temps et des ressources à la préparation de leurs décisions notamment à travers une procédure de diagnostic.

Conclusion de la première partie

L'objectif de cette première partie était d'analyser la place des micro - unités informelles de santé (MUSI) dans le système de santé camerounais. La démarche adoptée pour y parvenir a été de présenter le système de santé camerounais et ses fondements, d'examiner l'environnement et les caractéristiques des MUSI qui y émergent, mais également de réaliser une analyse socio-économique de ces MUSI. Nous en retenons les principaux éléments suivants.

Le système de santé camerounais est soumis aux injonctions internationales et internes. Ce système se veut mixte dans la mesure où il est le résultat de la cohabitation du système beveridgien et du système bismarckien. Il est dualiste car, à côté du système de santé formel, se développe un secteur de santé informel. Ce dernier bénéficie d'une régulation et d'une réglementation fondées sur des conventions présentes dans le micro-marché informel de soins, contrairement au système formel qui dispose d'un mode de régulation et de coordination organisationnel. Concernant son organisation, ce système comprend des formations sanitaires publiques, privées formelles, privées informelles et pharmaceutiques et différents modes de financements, entre autres le financement public et le financement privé (à travers le recouvrement des coûts par les populations, le financement par les partenaires de la coopération, etc.). C'est un système qui connaît une crise humaine, financière et infrastructurelle due surtout à la mauvaise gouvernance sanitaire.

En outre, les MUSI émergent en milieu urbain camerounais dans un contexte de pauvreté (dans les quartiers défavorisés). Il ressort de notre enquête de terrain menée à Yaoundé que La création de ces MUSI est liée aux sollicitations des populations riveraines et au chômage. Ces MUSI comptent peu d'employés, la main d'œuvre exerçant dans ces micro - structures est qualifiée mais elle est sous - rémunérée et le recrutement du personnel se fait sur étude de dossier, mais il est essentiellement basé sur les réseaux sociaux et amicaux.

Les MUSI ont beaucoup de points communs avec les activités informelles traditionnelles. Cependant, la spécificité des MUSI réside dans le fait que les professionnels ont, pour la plupart, reçu une formation médicale, contrairement aux activités informelles traditionnelles dans lesquelles les travailleurs ne bénéficient pas de formation liée au métier qu'ils exercent.

En ce qui concerne les comportements des offreurs, ils sont fondés sur les conventions informelles existant dans le micro - marché de soins découlant de régularités dans les comportements et de la coordination des décisions dans le cadre d'interactions entre offreurs et demandeurs de soins. La rationalité de ces offreurs est procédurale, les professionnels consacrant du temps et des ressources à la préparation de leurs décisions.

Deuxième partie : Les MUSI : déterminants de la demande et place dans une politique de santé inclusive

Introduction de la deuxième partie

La première partie nous a permis de comprendre la place des MUSI dans le système de santé camerounais. Nous avons notamment vu que la coordination entre offreurs et demandeurs est fondée sur les conventions informelles, tout comme le comportement des offreurs. Cette partie a pour but d'examiner la place de ces conventions du côté de la demande adressée aux MUSI dans le cadre des interactions avec les offreurs.

Pour atteindre cet objectif, nous avons réalisé une analyse théorique de la demande de soins pour montrer la place des conventions informelles dans la prise de décisions des patients et dans la coordination avec les offreurs (chapitre 4). Ensuite, nous avons mené une étude empirique de cette demande au Cameroun sur la base d'une enquête - ménage réalisée à Yaoundé (chapitre 5). Enfin, les résultats obtenus dans les chapitres 4 et 5 nous ont fourni des informations concernant les pistes éventuelles d'articulation des MUSI avec le système de santé camerounais. Le chapitre 6 explore cette dernière question.

Chapitre 4 : Les déterminants de la demande de soins pour les MUSI : que nous apprend la littérature ?

Les inégalités d'état de santé et d'accès aux soins modernes formels sont le plus souvent liées aux lacunes des systèmes de santé. C'est ce qui par ailleurs justifie le choix des populations de recourir au secteur informel de la santé. La littérature sur l'inégalité d'accès aux soins de santé permet d'analyser ces inégalités et se regroupe en trois courants de pensée (Bunner, 1997) : le libéralisme inspiré des théories libérales de Hayek (1994) et Nozik (1988), l'égalitarisme prôné par Wagstaff (1991) et le pôle Rawlsien. Ce chapitre a pour but d'appréhender le comportement des demandeurs de soins et non d'étudier les types d'inégalités d'accès aux soins. C'est pourquoi nous traitons exclusivement de la littérature relative aux motifs de demande de soins.

La demande de soins de santé est la quantité de soins que les individus désirent acheter dans un système de santé particulier, à un prix donné. Ce prix peut être payé directement par l'usager, ou indirectement par une assurance ou une mutuelle, etc. Les théories de la demande de soins ont souvent utilisé plusieurs approches. Les principales sont l'approche micro-économique néoclassique qui adopte un raisonnement basé sur l'individualisme méthodologique et la théorie des conventions.

L'état de santé est déterminé par les caractéristiques de l'individu et de l'environnement institutionnel et culturel dans lequel il évolue. Ces facteurs de risque peuvent donner lieu à l'apparition de maladies. Si les circonstances le permettent, les individus malades vont avoir recours au système de soins pour rétablir, dans la mesure du possible, leur état de santé initial. C'est Arrow (1963) qui traita le premier du caractère instable, irrégulier et imprévisible de la demande individuelle, de même que de l'utilité des soins qui en découle et le coût d'opportunité de la maladie. Depuis lors, de nombreux auteurs travaillent sur la question de la demande de soins.

Il est important d'étudier la formation de la demande, indépendamment de l'offre, pour appréhender les contraintes auxquelles peuvent faire face les populations et qui sont susceptibles d'influer sur leur demande de soins.

Il s'agit dans ce chapitre d'analyser en profondeur les différentes approches de l'explication de la demande de soins, mentionnées ci-dessus, avant d'analyser les résultats des études empiriques de la demande de soins menées dans les PED.

1. Les études économiques pionnières de la demande de soins : résultats et limites

Cette partie appréhende le comportement du malade-consommateur et les différentes approches analysant ce comportement : approche par le « capital santé », par les coûts connexes et par l'induction de la demande ainsi que l'approche par les « capabilités ». Elle insiste surtout sur la place prépondérante des conventions dans le processus de demande de soins comme nous l'avons montré en ce qui concerne le comportement des offreurs de soins dans les MUSI en première partie.

1.1. L'analyse néoclassique : le modèle malade-consommateur

L'approche néoclassique d'analyse du comportement du demandeur de soins repose sur le modèle du malade-consommateur de soins. Dans ce modèle, le demandeur (le malade) cherche à obtenir la quantité de soins optimale. Pour cela, il maximise son utilité en consommant des soins médicaux et d'autres biens sous contrainte de son budget et du prix des soins. L'état de santé et la maladie sont considérés comme des variables exogènes à la demande de soins. Le patient est capable d'établir un classement rationnel de ses préférences entre les utilités qu'il attribue aux différents biens et services médicaux M, et non médicaux Z. En d'autres termes, il maximise sa fonction d'utilité U (Z, M) en fonction du prix P de ces biens et services, et en fonction de sa contrainte de revenus Y, ce que l'on peut formaliser dans le modèle élémentaire suivant :

(1) $Max\, U(Z,M)$

(2) $P_Z Z + P_M M \leq Y$

Plusieurs variables déterminant la demande de soins sont prises en compte ici : l'état de santé, les prix des soins médicaux, le revenu, l'utilité associée à la qualité des soins et leur efficacité. En pratique, d'autres variables associées au malade-demandeur de soins (âge, sexe, niveau d'instruction, etc.) ont été incluses dans des équations de demande de soins. L'introduction de ces variables correspond à une modulation des goûts. L'utilisation de ces variables a surtout pallié la faible capacité explicative des disparités en matière de demande ou de consommation de soins par le prix et le revenu. Le deuxième élément d'explication de l'utilisation de ces nouvelles variables relève d'un souci purement empirique d'amélioration des ajustements statistiques. Les estimations des élasticités de la demande par rapport au prix et au revenu sont sujettes à de fortes variations, il y a là de quoi s'interroger sur le pouvoir explicatif du modèle de comportement du malade-consommateur.

Il est également devenu évident que, pour prévoir la consommation de soins, il fallait surtout connaître l'état de santé qui la détermine, donc chercher à expliquer la formation de cet état de santé plutôt que de la considérer comme donnée exogène.

Nous allons maintenant analyser les principaux modèles de demande de soins s'appuyant sur ce cadre. Il s'agit du modèle du capital santé de Grossman (Grossman, 1972), des coûts connexes (Phelps et Newhouse, 1974) et de la demande induite (Cullis et West, 1979). Nous examinons par la suite la place des « capabilités » (Sen, 1981, 1987) dans la demande de soins. Il est question de voir si ces modèles sont adaptés aujourd'hui au cadre des MUSI.

1.1.1. Du « capital santé » à l'approche par les « coûts connexes » et la « demande induite »

a) Le « capital santé » au cœur de l'analyse de la demande de soins

Dans les années 1960, les différentes études relatives à la demande de soins s'effectuent dans un cadre d'analyse néoclassique. Les individus sont supposés rationnels et les marchés coordonnent leurs décisions individuelles au terme d'échanges marchands. La théorie du capital santé s'inscrit dans cette démarche.

Dans ce cadre, la santé, comme l'éducation et la formation professionnelle, fait partie du capital humain. Le concept de capital humain a été introduit pour la première fois dans le domaine de l'éducation par Becker (1964), puis dans le domaine de la santé par Grossman (1972). Ce dernier a considéré la santé comme un investissement, c'est-à-dire comme un « stock de capital durable qui produit un input de temps de santé », ce qui implique une analyse de la demande individuelle de santé. La santé constitue ainsi, non seulement, une valeur d'usage (une fin), mais également une valeur d'échange, à partir du moment où l'amélioration du capital santé peut être à l'origine d'un accroissement de la productivité par la réalisation d'investissements sur le stock de capital santé.

Cette approche du capital santé est basée sur la maximisation d'une fonction d'utilité inter- temporelle sous contrainte du temps et du revenu. Grossman (1972) a ainsi construit deux sous- modèles. Le premier traitant la santé comme un bien d'investissement qui permet d'augmenter la capacité de production et de gain. Le second la révèle comme un bien de consommation améliorant le niveau de satisfaction de la vie et d'autres consommations. En outre, tout agent économique hérite d'un capital humain qui tend à se déprécier à un rythme croissant avec l'âge. Il optimise sa consommation et son revenu, au cours de sa vie, en luttant contre cette dépréciation par ses attitudes préventives, en y consacrant du temps et en utilisant des soins. La demande de santé est alors une demande dérivée de la demande générale de bien-être. Ce raisonnement s'applique dans une optique individuelle. Selon Grossman (1972), les variables qui influent sur la demande de soins sont : l'âge, le salaire et le niveau d'éducation.

➢ Influence de l'âge sur la demande de soins

Grossman suppose, pour simplifier l'analyse de la relation entre les salaires et la demande de soins, que le stock de connaissance, le coût marginal d'investissement brut et la productivité marginale du capital santé sont indépendants de l'âge. Pour permettre à la demande de santé de varier avec l'âge, il suppose que le taux de dépréciation δ_i dépend de l'âge. Il est également possible de supposer que δ et l'âge sont positivement corrélés[127]. Grossman s'intéresse donc aux effets d'une augmentation du taux de dépréciation du niveau de santé avec l'âge. Il suggère que l'on se contente d'un état de santé de plus en plus mauvais au cours des ans et qu'il arrive un moment où le stock de santé arrive à H_{min} [128].

La conclusion tirée, par rapport à l'âge, est que si l'efficacité marginale du capital santé prévue est inférieure à 1, l'investissement brut et le taux de dépréciation seront positivement corrélés, tant que l'investissement brut et le stock de capital seront reliés négativement. Autrement dit, étant donnée une courbe de demande relativement inélastique, les individus désirent compenser une partie de la réduction en capital santé causée par un accroissement du taux de dépréciation en utilisant leur investissement brut.

---

[127] *L'auteur estime, qu'à partir d'un certain âge, la force physique et la mémoire se détériorent.*

[128] *H_{min} représente la mort et est déterminé de manière endogène dans le modèle*

➢ Influence du salaire et de l'éducation

Le changement de salaire n'affecte pas le coût du capital. En conséquence, le niveau (r+δ) reste constant. L'augmentation du salaire accroît le bénéfice obtenu par journée de bonne santé ; des salaires plus élevés impliquent donc une efficacité marginale (EMC) du capital santé plus grande. L'augmentation de santé, que fournit une unité d'investissement supplémentaire, ne dépendant pas des variations de rémunérations, l'investissement en santé est donc positivement corrélé à la hausse des salaires.

En ce qui concerne l'éducation, plusieurs études faites dans les pays développés (basées sur des modèles de capital humain) montrent que, plus le niveau d'éducation est élevé (Becker, 1964 ; Boumahdi et al, 2005 ; Psacharopoulos, 2007 et autres), plus le salaire est élevé. De ce fait, on suppose que les changements en capital humain, mesurés par le niveau d'éducation, influencent la productivité du ménage et également du marché.

La courbe EMC_1 (efficacité marginale du capital) correspond à un faible niveau d'instruction et EMC_2 un niveau plus élevé. Le modèle indique que l'éducation augmente le produit marginal des inputs directs et réduit la quantité d'inputs nécessaires pour obtenir un niveau donné d'investissement brut. Cela implique qu'un investissement donné en santé revient moins cher pour une personne éduquée et, en conséquence, génère un plus grand rendement pour un stock de santé donné. Le résultat étant qu'une personne plus éduquée choisira un stock de santé optimal H_2 plus élevé que le stock H_1 choisi par une personne moins éduquée.

Le modèle de Grossman repose donc sur l'hypothèse centrale que la santé est un bien durable, et qu'elle produit du "temps de bonne santé". Chaque personne détermine son stock de capital santé à n'importe quel âge en égalisant l'efficacité marginale de ce capital au coût d'utilité en termes de prix d'investissement brut. L'un des enseignements principaux de ce modèle est que seuls les usagers informés par les pouvoirs publics, et non les médecins décident rationnellement de l'investissement en santé à effectuer. Il convient d'ajouter le fait que, même si le modèle de Grossman est ancien, il est néanmoins fondamental et illustre bien le concept de capital santé.

Cette théorie du capital santé présente cependant d'importantes limites. Tout d'abord, celle-ci repose selon Boidin (1994) sur l'investissement, ce qui limite la portée du modèle en le réduisant à un seul aspect des décisions individuelles. Ensuite, l'apport de la théorie du capital humain, en terrain subsaharien, réside dans l'introduction du temps au sein des modèles de demande. Cela implique que l'individu est doté de rationalité et est capable d'exercer des choix allocatifs dans le temps. Les spécificités historiques et culturelles n'empêchent pas les demandeurs de santé de disposer d'une rationalité, celle-ci leur permettant, dans certaines conditions, d'adapter leurs choix à leurs contraintes et préférences. Cependant, les limites de l'analyse par l'investissement que nous avons abordées tendent à démontrer que le simple postulat d'une rationalité individuelle s'avère limitée pour définir les comportements de demande.

En effet, si l'on considère que tout patient peut rationnellement faire le choix d'une structure en tenant compte des contraintes, une telle hypothèse se trouve néanmoins confrontée à une condition essentielle d'exercice de la rationalité : l'atteinte d'un niveau de santé minimal conditionne le comportement et borne le champ de rationalité individuelle (Boidin et Savina, 1996). Pour les individus de notre échantillon d'enquête qui ont recours aux MUSI, il est difficile de déterminer un niveau de santé minimal, la santé étant quelque chose d'abstrait. Ces individus savent qu'ils sont en bonne santé après un traitement quand ils se sentent mieux comparativement à leur état précédent. Cependant, ils ne peuvent pas établir des niveaux de bonne santé.

b) Approche par les coûts connexes et rôle de l'assurance

Nous examinons, dans cette sous-section, le rôle que jouent les frais médicaux sur la demande de soins lorsque le demandeur dispose d'une assurance. En effet, nous observons, au Cameroun, deux principaux groupes de travailleurs : les travailleurs du secteur formel et les travailleurs du secteur informel. Le premier groupe, à l'inverse du second, bénéficie souvent de prestations et d'avantages sociaux (assurance maladie, indemnités de logement ou de transports, allocations familiales, pensions, retraite…). Cela pourrait justifier les disparités de demande et de consommation de soins de santé entre ces deux groupes. Nous présentons le modèle de Phelps et Newhouse (1974), modèle qui intègre le rôle que peut jouer l'assurance dans la demande soins.

Le modèle de Phelps et Newhouse (1974) a une structure théorique, en termes de coûts, assez simple. Il concerne la sensibilité de la demande du consommateur par rapport au coût engendré par les soins de santé. Ici, les soins sont généralement couverts par une assurance. Phelps et Newhouse (1974) ont modélisé le comportement d'un individu qui maximise sa fonction d'utilité, et dont les dépenses de soins de santé sont couvertes par une forme très simple d'assurance. Le consommateur règle une prime fixe, puis, est ensuite couvert à hauteur d'un pourcentage fixe de coûts de soins de santé, indépendamment de la quantité consommée. L'état de santé du consommateur est aléatoire, cela l'incite à en assurer les coûts. Le contrat d'assurance spécifie le taux de remboursement des coûts. Le malade doit alors considérer deux éléments :

- La somme déboursée sous forme monétaire cP (où P est le prix d'une unité de service et c la fraction non remboursée par l'assurance).
- La valeur du temps Wt (où t représente le nombre d'heures consacrées aux soins et W le coût d'opportunité du temps).

Le coût total d'une unité de soins est donc $C = cP+Wt$

Il ressort surtout de l'approche par les coûts connexes que la demande n'est pas très sensible au temps, elle l'est davantage au coût couvert par l'assurance. Plus la couverture sociale est grande, plus le montant déboursé par les individus est faible et plus la demande est grande.

Les traitements des soins de santé varient en temps, suivant que l'on doit seulement prendre une aspirine ou subir une chirurgie majeure. De ce fait, la sensibilité de la demande, par rapport au coût du temps, va varier. On peut se rendre compte que le coût d'opportunité du temps n'est pas si important car il joue un rôle uniquement dans les cas d'hospitalisations, lorsque les personnes ne peuvent plus exercer leurs activités. En général, ils n'accordent que peu d'importance au temps.

Les prévisions du modèle résident dans la quantité de soins demandée, fortement influencée par le prix des soins effectivement payés, et dans le coût d'opportunité qui ne s'avère important que dans un nombre limité de maladies et de formes de soins.

Phelps et Newhouse considèrent que les individus ont, comme pour les autres biens, une capacité de choix en ce qui concerne la santé. Cette approche a souvent été contestée sous le prétexte que les besoins des individus sont déterminés par les médecins plutôt que les patients eux même. En outre, le rôle de l'affiliation à une assurance sur la demande de soins n'a pas été pris en compte et estimé dans notre étude empirique sur la demande de soins au Cameroun (cf. chapitre 5) parce qu'à peine 2% de la population de notre échantillon d'enquête bénéficie d'une assurance-santé. La majorité des populations de notre échantillon n'est pas assurée, il est logique qu'elle n'évoque pas ce facteur parmi les éléments qui expliquent leur choix thérapeutique.

b) La prise en compte de l'induction de la demande par le médecin est-elle réaliste dans le cas des MUSI ?

Cullis et West (1979) soulignent que l'agent est incapable de prévoir son état de santé, indépendamment de la conscience évidente que sa santé va décliner avec l'âge. Chaque fois qu'il est souffrant, il cherche à recevoir les conseils d'un médecin pour savoir quelle attitude adopter pour recouvrer la santé. C'est le médecin qui offre la quantité et le type de soins appropriés. Le patient a juste la possibilité d'accepter ou de refuser cette offre.

Ceci implique que l'individu malade a une courbe de demande effective totalement inélastique, c'est-à-dire que sa demande n'évoluera pas en fonction du prix mais sera seulement fonction des soins proposés par le médecin. C'est une approche qui fonctionne dans certaines circonstances, mais pas dans les MUSI. Comme nous l'avons mentionné au chapitre 2, notre enquête de terrain nous a permis de constater que le demandeur participe également à la fixation du prix des soins, puisqu'il y a la possibilité de revoir à la baisse le prix proposé par le patient. Dans les MUSI, la demande est fonction dans les MUSI des soins proposés par le professionnel, mais également du pouvoir d'achat du malade.

Soient : OA le nombre d'unités de soins prescrits par le médecin,
P le tarif d'une unité de soins

P' le tarif tel que **P' > P**

Figure 14 : Inélasticité du prix de la demande de santé

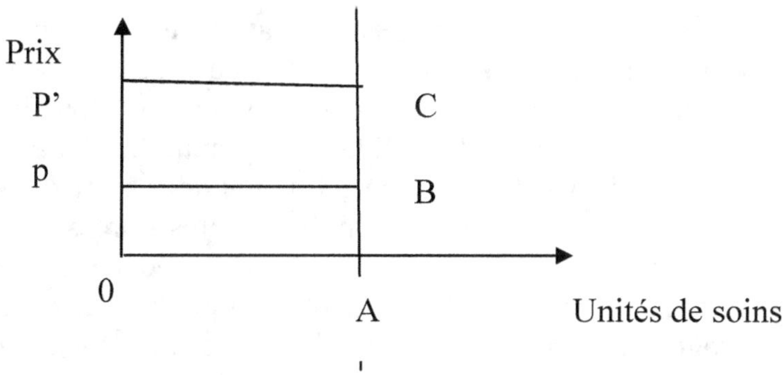

Source : Cullis et West (1979)

Le patient choisit OA unités de soins car c'est le choix du médecin, et il règle au maximum, la somme OP'CA. Si le tarif des soins est OP < OP', il acquiert la quantité OA et paie effectivement OPBA. La demande ne varie donc pas en fonction du prix.

Pour mettre en évidence l'influence du revenu sur la demande, Cullis et West (1979) effectuent une comparaison entre deux catégories de malades, l'un riche (*a*), l'autre pauvre (*b*), avec des courbes de demande élastique linéaires. Au prix OP (égal au produit marginal), *a* consomme OA et *b* consomme OB. Si la bonne santé du pauvre est jugée utile (pour lui-même et pour la société) alors elle sera subventionnée. La courbe de demande étant élastique, elle devient $D_{B'}$; et au prix OP correspondra maintenant la quantité OB'. Afin d'éviter les difficultés liées à la distribution des subventions, il serait plus facile de mettre en place la gratuité des soins. Les individus augmenteraient alors leur consommation jusqu'à OB'' pour le pauvre et OA' pour le riche. Mais la position de *a* est inefficace et trop importante, dans le sens où il accorde, à une partie de la consommation (au-delà de OA), une valeur inférieure au coût de production. Il en est de même pour *b*.

Mais lorsque la demande est complètement inélastique, la baisse des prix, voire même la gratuité, n'entraînent pas d'augmentation de la consommation de ceux qui consommaient déjà, et permettent à ceux qui ne pouvaient accéder aux soins d'y avoir droit. De ce fait, il n'y a pas d'excès de consommation et la solution est équitable, si toutefois elle est financée par un impôt juste.

Cette théorie, même si elle ne s'applique pas aujourd'hui aux MUSI, elle permit en son temps de démontrer, d'une part, les mécanismes selon lesquels la gratuité est source d'inefficience et, d'autre part, de déterminer les facteurs qui agissent sur les valeurs accordées par les patients aux soins prescrits par le médecin. Parmi ces facteurs, on peut considérer la gravité de l'affection (la maladie). Lorsque la vie est menacée, les individus sont disposés à payer un montant maximal en fonction de leurs ressources, et davantage encore s'ils peuvent emprunter. De même, l'éducation est généralement corrélée au revenu. Un patient comprend mieux les bénéfices d'un diagnostic précoce et les effets des traitements qu'il doit subir lorsqu'il a un niveau d'éducation élevé.

Rice (1983) définit plus tard la demande induite comme étant la capacité des médecins à choisir une quantité ou une qualité de traitement différente de celle que choisiraient les patients si ceux-ci disposaient de la même information. Cette théorie repose sur l'hypothèse d'un avantage informationnel des prestataires de soins. C'est pourquoi Donaldson et Gerard (1993) considèrent la demande induite comme la différence entre la quantité de soins choisie par le médecin, en vertu de son pouvoir discrétionnaire, et celle qu'un patient, correctement informé de la gravité de sa maladie et des traitements disponibles, aurait choisie. La demande induite constitue également une limite de la théorie économique standard, car elle conteste l'indépendance de la demande et de l'offre de soins sur laquelle les premiers modèles utilitaristes de la demande de soins se basent (Grossman 1972, Newhouse 1989, etc.).

La demande induite est également présentée comme un cas d'aléa moral du médecin, lequel peut prescrire un traitement plus intensif et plus coûteux que nécessaire. Le médecin bénéficie ainsi d'une rente informationnelle qui lui permet de maintenir son revenu lorsque sa part de marché diminue. Vue sous un angle différent, l'induction de la demande décrit la capacité qu'a le médecin, à augmenter la demande sans que le patient ne s'en aperçoive et sans baisser le prix. La première condition d'une induction de la demande est l'ignorance du patient qui le contraint à faire confiance à son médecin (relation d'agence). Le fait que le prix du traitement soit payé par un tiers (mutualisation du risque) peut faciliter le comportement d'induction. Le facteur responsable de la hausse des coûts est alors une situation de concurrence imparfaite (Grignon *et al.* 2002). Le diagnostic du médecin lui confère une information privée sur l'état de santé de son patient qu'il peut manipuler pour maximiser son utilité. La définition dc Rice laisse apparaître que, si la demande induite relève effectivement d'un risque moral de la part des offreurs de soins, la demande induite repose sur une structure d'information asymétrique exogène.

La cause originelle du phénomène de demande induite relève de la manipulation de l'information privée et peut, en conséquence, se traduire par de la sélection adverse (anti-sélection). Bardey (2002) fonde également son analyse de la demande induite sur l'ambivalence qui caractérise l'objectif des médecins : deux hypothèses opposées selon lesquelles le médecin cherche seulement à maximiser son profit et à améliorer l'état de santé des patients. Il considère que ces deux éléments entrent dans la fonction d'utilité des médecins. Pour pallier la demande induite, Bardey propose de construire une réglementation hospitalière reposant sur le principe de révélation qui inciterait les médecins à exposer la pathologie de leurs patients. Cela n'est pas réaliste pour les MUSI parce qu'elles ne sont sous la tutelle d'aucune autorité, il s'agit d'initiatives individuelles. Du coup, il est difficile d'envisager une révélation d'informations relatives à la pathologie des malades s'il n'y a aucun organisme qui contrôle cette révélation. Cependant, cette question de révélation de la pathologie du malade suscite dans cette étude une interrogation sur la question de la formalisation des MUSI (question qui est débattue dans le chapitre 6 relatif aux perspectives d'articulation des MUSI dans le système de santé camerounais).

1.1.2. Impact des « capabilités » dans la prise de décision en matière de demande de soins

L'analyse de Sen sur les capacités individuelles peut permettre d'appréhender l'inégalité dans l'accès aux soins de santé, mais également le choix des itinéraires thérapeutiques. L'auteur associe le bien-être individuel aux critères de satisfaction des besoins de base ou à l'atteinte de certaines « capacités » élargissant les choix de vie. Selon la théorie des capacités, l'équité du point de vue sanitaire peut se définir comme la situation qui permet à chacun de satisfaire un minimum de besoins sanitaires de base, c'est-à-dire d'accéder à un niveau minimal de santé, ce dernier constituant lui-même une condition de rationalité individuelle (Boidin, 1994).

Cette approche, développée pour la première fois dans *Commodities and Capabilities* (Sen, 1985), tient donc compte des possibilités de choix réels de la personne. Elle ne se concentre pas sur les biens et services auxquels a accès la personne, ni sur la satisfaction que lui procure sa consommation individuelle, mais sur les choix réels qui lui sont offerts et qu'elle a les moyens de réaliser.

La capacité (Sen, 2000, p.66) traduit, par conséquent, la liberté réelle de la personne, c'est-à-dire « la totalité des ensembles d'accomplissements entre lesquels la personne peut choisir, car elle a les moyens de concrétiser n'importe lequel ». Autrement dit, elle représente les différentes alternatives, en termes d'états et d'actions, qui lui sont offertes et qu'il peut effectivement réaliser. En outre, pour Sen, c'est la conversion des moyens en fins qui pose problème dans les modèles de choix basés sur l'utilité. Trois types de facteurs influent sur cette conversion (Robeyns, 2005, p.36) :

- des facteurs personnels (caractéristiques physiques, sexe, âge, etc.);
- des facteurs environnementaux (conditions climatiques, menaces d'épidémie, etc.) ;
- et des facteurs sociaux (nature du système national de santé, normes sociales, positions sociales, etc.). Sen tient bien compte des contraintes sociales qui peuvent peser sur l'acte de choix à travers les facteurs influençant la conversion des moyens en fins.

L'approche par les capabilités s'inscrit dans la continuité des travaux du philosophe John Rawls (1971) et de sa remise en cause du paradigme utilitariste, associée au refus d'endosser la base informationnelle proposée par ce dernier (les biens premiers pour évaluer le bien-être humain et les arrangements sociaux). L'argument principal présenté par Amartya Sen est que l'évaluation du statut des individus, au sein de la société, doit nécessairement dépasser l'utilité, le revenu, les droits et les autres ressources qu'il considère comme inadéquats. Cette évaluation doit s'orienter vers les libertés et les opportunités d'être et de faire ce que les individus « ont raison de valoriser », en d'autres termes, la qualité de leur vie (*quality of life*).

Sen cherche à justifier théoriquement l'espace d'évaluation, permettant de porter un jugement sur la qualité de vie d'un individu, de mener des comparaisons interpersonnelles de bien-être ou d'évaluer les politiques économiques et sociales, qui ne repose ni sur l'utilité, ni sur les biens premiers ou les ressources en général. Il propose de s'orienter vers une évaluation qui tienne compte, non seulement, de l'hétérogénéité des individus composant la société mais également du pluralisme des conceptions de la vie (Bertin, 2007).

Cette approche préconise une analyse de la qualité de la vie à partir de ce que les individus sont en mesure de réaliser vraiment, ce que Sen appelle les états (*beings*) et actions (*doings*) et qui constituent l'ensemble des fonctionnements (*functionings*). Les fonctionnements pertinents peuvent aller du plus élémentaire – être en bonne santé, pouvoir manger – aux plus complexes – prendre part à la vie de la communauté, être digne à ses propres yeux.

L'ensemble des fonctionnements potentiels, que l'individu peut réaliser, est appelé « *capabilité » (capability en anglais) et représente la liberté de fonctionner de l'individu.* « La capabilité est, par conséquent, un ensemble des vecteurs de fonctionnements, qui indique qu'un individu est libre de mener tel ou tel type de vie » (Sen, 1992, p.66). Elle représente la liberté que possède un individu de mener l'existence qu'il a raison de vouloir mener. Ainsi, pour juger de la qualité de vie d'un individu, il ne saurait être suffisant de considérer seulement les fonctionnements effectivement accomplis, puisque se concentrer sur ces derniers revient à porter un jugement sur les résultats et non sur l'ensemble des opportunités d'atteindre ce résultat. C'est également ignorer l'importance des libertés dans le quotidien de la vie humaine. Pour Sen, « si les fonctionnements accomplis constituent son bien-être, la capabilité d'accomplir des fonctionnements constituera sa liberté – ses possibilités réelles – de jouir du bien-être » (Sen, 1992, p.67). En ce sens, l'approche par les capabilités peut être classée parmi les théories des opportunités puisqu'elle ne cherche à retenir ni les ressources ni les résultats atteints pour juger de la qualité de vie mais bien des opportunités réelles qui s'offrent aux individus de mener le type de vie qu'ils ont choisi. Ainsi, l'idéal de justice prend une tournure nouvelle avec l'approche par les capabilités puisqu'il suppose d'aller au-delà d'une réduction des écarts de ressources ou de résultats, et prône une réduction des écarts de libertés entre les individus.

L'approche de Sen sur les capacités individuelles est également une analyse de l'équité dans le champ sanitaire. L'auteur lie le bien-être individuel à des critères de satisfaction des besoins de base ou à l'atteinte de certaines « capacités » élargissant les choix de vie (1981, 1987). L'équité, du point de vue sanitaire, se définit donc comme la situation qui permet à chacun de satisfaire un minimum de besoins sanitaires de base, c'est-à-dire d'accéder à un niveau minimal de santé, ce dernier constituant lui-même une condition de rationalité individuelle.

Selon Bénicourt (2004), l'approche par les capabilités a pour défaut de se prétendre à tort en rupture avec le cadre philosophique et économique des classiques qui considère l'individu comme rationnel (l'homo-economicus), cherchant à maximiser son utilité en fonction de ses moyens financiers et du prix des biens ou des services du marché. Selon Bénicourt, Amartya Sen devrait être classé, pour ses travaux en économie du bien-être, parmi les auteurs néo-classiques en raison de son allégeance à l'économie de marché.

La volonté de Sen d'embrasser simultanément liberté et égalité, à travers un principe de juste égalisation des libertés réelles, le positionne comme un économiste social libéral. Toutefois, ce modèle économique nécessite, pour être conduit de manière efficace, un système politique cohérent.

Les « capabilités » semblent être pour nous une approche pertinente pour appréhender le comportement des demandeurs dans les MUSI. Elles permettent d'expliquer ce qui motive les populations à recourir aux MUSI parce qu'il s'agit d'une approche qui ne se limite pas à ce que possèdent les individus, mais qui prend également en compte leurs capacités, leur liberté à utiliser leurs biens pour choisir leurs propres modes de vie. Dans le cas précis des populations pauvres qui font le choix de se soigner dans les MUSI au Cameroun, celles-ci ne sont pas capables de choisir leur mode de vie du fait non seulement de la faiblesse de leurs revenus, mais également à cause de la privation des droits élémentaires (l'accès aux soins, à l'éducation, à la nourriture, etc.). Ces droits élémentaires sont la résultante de l'organisation et de la gestion du système de santé et de l'environnement dans lequel émerge cette demande de soins dans les MUSI. C'est pourquoi l'association de l'analyse quantitative, basée sur l'analyse de l'impact des facteurs sociaux économiques et culturels sur la demande de soins, à l'analyse qualitative permet d'étudier en profondeur l'influence des facteurs environnementaux et institutionnels (cf. chapitre 5). Ces facteurs sont difficiles à capter uniquement par l'analyse quantitative sur la demande de soins. Nous avons réalisé un modèle de demande de soins où nous avons juste analysé l'influence de ces variables socioéconomiques et culturelles sur cette demande. Dans Ce modèle il n'est nullement question de construire un programme de maximisation de l'utilité que procure la consommation de soins de santé dans les MUSI (cf. chapitre 5). Les « capabilités » mettent en évidence le besoin d'intégrer l'environnement dans lequel s'effectue la demande comme expliquant l'état de santé des demandeurs et contraignant la demande dans les MUSI. Mais leur comportement une fois arrivé dans ces MUSI s'appuie sur les conventions présentes dans le micro-marché des soins.

1.2. La Place des conventions dans la demande de soins dans les MUSI

Il s'agit dans cette sous-section de montrer que l'éthique médicale est une convention sur laquelle s'appuie le professionnel de santé pour construire une réputation auprès des demandeurs, mais également un signal de bonne qualité des soins susceptible de motiver la demande.

1.2.1. L'éthique médicale à la base du comportement de demande de soins

Dans cette thèse, nous considérons que le courant expliquant le mieux les comportements d'offre et de demande dans les MUSI est l'économie des conventions. En effet, les comportements de demande de soins ne sauraient s'expliquer uniquement grâce à l'approche malade - consommateur de soins qui postule que le demandeur de soins peut faire un calcul *a priori* de la quantité de soins dont il a besoin. Le malade connaît bien certains frais médicaux tels ceux liés à la consultation, mais pas les frais liés à son traitement après diagnostic. En ce sens, le malade fait face à une incertitude qui ne peut aucunement faire l'objet d'anticipations *a priori*, la prescription du traitement n'étant que du ressort du médecin ou d'un autre professionnel médical. De là vient l'échec dans le domaine médical de la rationalité substantielle. Le professionnel dispose du pouvoir discrétionnaire de déterminer le (s) traitement (s) adéquat (s) pour venir à bout de la maladie de son patient.

La détention du pouvoir discrétionnaire par un professionnel médical pourrait être extrêmement avantageuse pour ce dernier, elle lui permettrait de réaliser des super profits. Mais cela est limité par le respect de l'éthique médicale par le professionnel. L'éthique professionnelle prescrit la conduite à avoir par le professionnel en matière de durée de consultation, de pratiques tarifaires, de prescription, etc. (Batifoulier, 1997). L'éthique médicale lève ainsi la rationalité maximisatrice du professionnel qui, contrairement à ce que l'on peut penser, pourrait être néfaste pour le professionnel. Le non-respect de l'éthique médicale par les professionnels peut être à l'origine de la construction à plus ou moins long terme d'une mauvaise réputation. La mauvaise réputation construite autour d'un professionnel entraîne la perte de confiance en ce médecin, voire la perte de sa clientèle. Le patient contraint directement (Rochaix, 1989) le professionnel en le menaçant d'aller en consulter un autre ou en entretenant une mauvaise réputation (Pauly et Satterthwaite, 1981). La crainte d'une perte de réputation ou d'un départ de clientèle force le médecin à respecter des règles éthiques. L'éthique professionnelle permet donc d'orienter la demande.

L'éthique professionnelle est une convention admise par le professionnel de santé parce qu'elle s'impose dans le domaine sanitaire. Le professionnel respecte l'éthique parce que les autres offreurs de soins en font de même, il évite de se retrouver « en marge de la société ». Puisque la même éthique participe à l'orientation de la demande, nous concluons que cette convention explique indirectement les comportements de demande. L'incertitude à laquelle fait face le demandeur de soins est donc apprivoisée grâce à l'éthique. Le traitement de cette incertitude radicale exige alors l'existence d'une échelle de valeur à laquelle on peut se référer. Tel est l'objet de l'éthique professionnelle (Batifoulier, 1997). Dans les MUSI, le respect de l'éthique médicale passe notamment par les compétences, le respect du secret médical, la générosité, le respect des conditions d'hygiène notamment. La défense de ces « valeurs » qui sont des conventions, met en confiance les demandeurs de soins et motive leur demande. En effet, les professionnels de MUSI disposent pour la plupart de compétences médicales pour pouvoir dispenser des soins de santé primaires. Les individus qui s'y investissent comprennent l'obligation de disposer d'une formation spécialisée en médecine pour y exercer, c'est d'ailleurs pourquoi les apprentis (cf. chapitre 3) sont tous motivés par le désir de passer un concours médical pour appartenir définitivement au corps des professionnels de santé. Le respect du secret médical est également appliqué par les professionnels de MUSI et la générosité médicale que recommande la déontologie y est également respectée, puisqu'il ressort de notre enquête relative à l'offre de soins (cf. chapitre 2) que les MUSI intègrent le pouvoir d'achat des malades pendant la fixation des prix. Le désir de respecter les conditions d'hygiène nécessaires pour exercer une activité médicale est présent chez les offreurs de soins, même si le manque de moyens financiers compromet ce respect des règles d'hygiène. C'est ainsi que l'on a pu constater notamment que certains professionnels portaient des blouses et d'autres pas (cf. chapitre 2).

1.2.2. Peut-on attester de l'échec de la coordination marchande ?

En ce qui concerne la coordination des décisions des offreurs et des demandeurs de soins, elle est garantie grâce aux conventions implicites dans les MUSI. La réglementation en matière de prix dans le domaine sanitaire relève en général de la tutelle de l'Etat (en ce qui concerne les consultations, les actes de chirurgie etc.). Au Cameroun, ces prix sont issus du consensus provenant de la négociation entre le gouvernement, l'ordre des médecins, le syndicat des médecins privés et les médecins-conseils (INS/ECAM 3, 2007). Il s'agit d'une coordination obtenue en dehors du marché des soins, ce qui est en contradiction avec l'hypothèse de coordination grâce à la confrontation de l'offre et la demande dans le marché (grâce à la confrontation de l'offre et la demande) telle que prédite par la théorie néoclassique.

Dans le cas précis des MUSI, comme nous l'avons montré au second chapitre, la définition des prix des consultations, des examens médicaux, de chirurgie etc. est obtenue grâce à des conventions informelles. Les nouveaux professionnels qui s'y établissent adoptent les prix pratiqués par les professionnels déjà installés. Ces prix sont donc des repères ou des conventions communément admis par les offreurs de soins auxquels ils s'adaptent. Dans les quartiers vulnérables, ils risquent de ne pas avoir de clientèle s'ils ne se comportent pas comme les autres offreurs de soins. La coordination des prix dans l'informel médical met en lumière l'omniprésence de conventions pour la plupart implicites (éthique, mode de fixation des prix des soins, possibilité de négocier les tarifs en vigueur etc.). En outre, en pratique, les nouvelles structures adoptent également des mesures souples telle la possibilité de négocier les tarifs déjà établis en conformité avec les pratiques des autres offreurs déjà en présence dans le micro-marché informel de soins. Les demandeurs connaissent les prix pratiqués dans les MUSI, mais savent également qu'il est possible de négocier ces prix, puisque les autres demandeurs ont l'habitude de le faire. Les demandeurs copient les pratiques habituelles de négociation des autres demandeurs de soins dans leur environnement, c'est une convention qui existe dans l'informel médical et non dans le formel. Cette possibilité de négocier les soins par les demandeurs permet une formation des prix de l'offreur en commun accord avec le demandeur.

2. Que nous apprennent les travaux empiriques relatifs à la demande de soins dans les PED ?

L'analyse de la demande de soins dans les PED est essentiellement basée sur la relation entre facteurs socio-économiques[129] et la demande de soins de santé (Akin et al, 1986 ; Gertler et Van Der Gaag, 1990 ; Litvack et Bodart, 1993, Commeyra et Ndo, 2005 ; Mariko, 2003 etc.). Ces facteurs peuvent être liés à l'offre (le coût des soins, la proximité, la qualité des soins etc.) ou à la demande (le revenu, l'âge, le sexe, le niveau d'instruction, la catégorie socioprofessionnelle, le genre, etc.). Nous regroupons ces facteurs en déterminants financiers et non financiers de la demande de soins.

2.1. Les déterminants financiers de la demande de soins dans les PED

Il s'agit, dans cette sous-section, d'étudier la relation entre le prix des soins, le niveau de revenu des populations, l'adhésion à une assurance ou à une mutuelle de santé et la demande de soins.

[129] *Les variables socio-économiques peuvent être définies comme un ensemble d'éléments distinctifs reconnaissables et relatifs aux phénomènes sociaux et économiques, touchant à un individu ou un groupe d'individus (INS/ECAM, 2007).*

2.1.1. L'influence du prix et des frais de transport

Contrairement à la plupart des pays riches, en Afrique, les patients doivent payer la totalité des coûts sans qu'aucun système d'assurance ne rembourse leurs frais. Depuis les années 1980, les systèmes de soins africains reposent sur le paiement à l'acte des prestations par les patients et non plus sur la gratuité comme dans les années 1970. Cette instauration du recouvrement des coûts a eu des résultats mitigés en Afrique. Certains auteurs ont pu montrer que dans ce contexte de paiement direct des prestations par les malades, les prix des soins n'avaient aucune influence sur la demande de soins, alors que d'autres travaux ont attesté le contraire. Il s'agit dans cette sous-partie d'analyser ces différents travaux.

a) L'influence controversée du prix

Les premières études, basées sur des données d'enquête auprès des ménages dans les PED, datent des années 1980. Elles démontrent, pour la plupart, que la demande est inélastique au prix des prestations sanitaires (Heller et al, 1982 ; Akin et al, 1986 ; Mwabu, 1986, etc.). Dans leur étude sur la demande de services sanitaires en Malaisie rurale, Heller et al (1982) nous enseignent que la probabilité, pour un malade, de consulter un médecin dans une structure sanitaire privée ou publique n'est pas statistiquement représentative de la fréquence de consultation de soins externes. Cependant, les ménages, dans leur choix d'itinéraire thérapeutique (public ou privé), préfèrent largement consulter un médecin plutôt qu'un agent paramédical. Dans cette étude, Heller et al (1982) mettent également en exergue le fait que le nombre annuel de visites totales à l'hôpital n'est pas significativement influencé par le prix des soins de santé.

Par contre, Gertler et al (1988), Gertler et Van der Gaag (1990) établissent que, étant donné que les modèles de demande de soins sont basés sur le postulat de maximisation d'utilité, les estimations des paramètres dépendent alors de la structure ou de la spécification de la fonction d'utilité de laquelle ils sont dérivés. En recourant à la fonction d'utilité, ils trouvent que le prix et le revenu influencent le choix de la structure de santé. Dans une autre étude menée au Pérou, Gertler et al (1988) montrent que les prix influencent très significativement la demande de soins de santé et que la demande devient plus élastique au fur et à mesure que le revenu baisse. Cependant, les élasticités/prix peuvent être faibles pour l'ensemble de la population et très fortes pour les groupes les plus vulnérables (pauvres et enfants). Cet effet négatif du prix sur la demande a été confirmé par d'autres travaux (Sauerborn et al, 1995 ; Barlow et Diop, 1995).

Gertler et al (1988) sont allés plus loin en démontrant que si les prix des services publics de santé doublaient, le nombre total de visites pour les soins de santé baisserait de 3%. Dor et Van der Gaag (1993) expliquent, quant à eux, qu'en l'absence de prix monétaire, certains coûts privés représentés par le temps de déplacement jouent également le rôle du mécanisme de prix en Côte d'Ivoire. Ils ont calculé l'élasticité de la demande des soins médicaux par rapport au coût d'opportunité du temps et ont trouvé qu'elle se situait entre -0,34 et -0,24.

Dans une étude réalisée auprès de quatre centres de santé au Kenya, Mwabu et al (1991) avaient estimé que, suite à une augmentation des prix des soins de santé de 1%, le recours aux soins dans ces centres de santé avait diminué de 38% entre 1989 et 1990. Huber (1993), qui avait travaillé sur les mêmes centres de santé, associait une grande partie de cette baisse de la demande de soins de santé à une insuffisance des mesures d'exemption. Notons que cette observation rejoint la conclusion formulée par Mwabu et al (1989, 1990) car les mesures d'exemption concernent des individus qui n'ont pas les moyens financiers pour accéder aux soins de santé et dont la capacité à payer s'érode beaucoup plus avec l'augmentation des prix des soins de santé.

Une autre catégorie d'études a montré que les prix ont, au contraire, un impact positif sur la demande des soins de santé. Dans ce cadre, Litvack et Bodart (1993) affirment qu'il existe des évidences empiriques de l'effet positif sur la demande de soins de santé, d'une augmentation des prix des soins de santé au Cameroun, mais à condition qu'elle soit couplée à une amélioration de la qualité des soins.

Une autre manière indirecte d'évaluer l'impact du prix des soins sur les dépenses de santé est de mesurer l'effet de la couverture : une augmentation de la prise en charge publique dans un système de santé à prix donné, doit conduire à un accroissement des dépenses des populations. L'Horthy et al (1997) obtiennent un impact positif significatif. Ainsi la baisse tendancielle de la prise en charge moyenne freine les dépenses de santé.

Les travaux plus récents relatifs à la demande de soins en Afrique partagent beaucoup plus l'idée d'un impact néfaste du recouvrement des coûts sur la demande de soins. Perrin (2001) et Koné (2001) font la distinction entre la demande des populations pauvres et celle des populations aisées et montrent bien les aspects inégalitaires de la politique sanitaire basée sur le recouvrement des coûts en Côte d'Ivoire. Par une étude comparée, suivant le niveau de vie, Perrin (2001) évalue les différences d'impact sur la demande d'une modification des prix des soins et de quelques variables. Ainsi, l'amélioration de la qualité des soins influence moins le comportement des plus nantis, alors que les pauvres sont surtout affectés par l'augmentation du prix des services sanitaires.

Dans le même ordre d'idées, Ridde et Blanchet (2009) montrent que le recouvrement des coûts constitue une barrière empêchant les plus pauvres de se soigner en Afrique. 10 à 30% de la population du continent n'auraient pas accès aux soins pour des raisons budgétaires. Ainsi, le recouvrement des coûts n'améliore pas l'accès aux soins des plus pauvres et accroît ainsi les inégalités entre ceux qui peuvent payer et ceux qui n'en ont pas les moyens. Au Niger par exemple, seulement 4% des femmes les plus pauvres accouchent avec l'aide d'un personnel médical qualifié contre 63% de leurs consœurs des ménages riches (Ridde et Blanchet, 2009). En outre, un grand nombre de personnes s'endettent pour payer leurs ordonnances ou sont obligés de vendre leurs animaux ou leurs récoltes en milieu rural. C'est ce que Ridde et Blanchet appellent des « dépenses catastrophiques » qui appauvrissent encore les pauvres lorsqu'ils tombent malades.

Même la Banque mondiale, qui a défendu l'imposition du paiement direct des soins dans les années 1980 et 1990, a changé de point de vue. Dans sa nouvelle politique de santé promue en 2007, elle affirme qu'elle soutiendra les pays qui décident d'abolir le paiement direct.

L'OMS partage la même opinion (OMS, 2009). Pour cet organisme, la réduction de la pauvreté passerait par l'abolition du recouvrement des coûts en Afrique. Une étude menée par James (2005) a même pu montrer que l'abolition du paiement des soins pour les enfants de moins de 5 ans dans 20 pays d'Afrique sub-saharienne pourrait sauver de 150 000 à 300 000 vies par an. Certaines expériences liées à la gratuité des soins sont en train d'être mises en place dans certains pays. C'est le cas par exemple au Sénégal qui a rendu gratuits les soins donnés aux personnes âgées, au Mali ce sont les césariennes qui sont gratuites, au Niger, les consultations pour les enfants de moins de 5 ans etc. Dans tous ces pays, les effets sont immédiats et le nombre de consultations a augmenté parfois de manière exponentielle.

Quand nous nous basons sur notre enquête de terrain relative à la demande de soins dans les MUSI (cf. chapitre 5), il ressort que le prix détermine la demande de soins dans les MUSI. Les populations de quartiers défavorisés de Yaoundé recourent plus aux MUSI parce que les tarifs pratiqués dans ces structures sont meilleurs selon elles. Le prix de la consultation représente un tiers du montant qu'il faut débourser pour se soigner dans les hôpitaux publics. Certains individus déclarent même avoir la possibilité de différer la totalité du règlement des prestations médicales reçues dans les MUSI au cas où ils n'auraient aucune source de financement de leur maladie. On peut en tirer ici que l'abolition du recouvrement des coûts ne pourra qu'être salutaire pour les populations pauvres qui éprouvent de nombreuses difficultés à payer les soins de santé en Afrique et au Cameroun en particulier.

En dehors des frais médicaux, la relation entre les frais de transport pour se rendre dans une structure de santé et le choix de recours thérapeutique a fait l'objet de beaucoup d'études.

b) L'importance des frais de transport dans la décision de recours aux soins

Dans de nombreux travaux, il apparaît que les coûts de transport diminuent souvent, de façon considérable, la demande de soin de santé. Au Burkina Faso, les coûts de transport représentent 28% du coût total supporté par les patients. Au nord-est du Brésil, ils représentent 25 % du coût total des frais supportés pour se soigner (Frew et al, 1999 ; Sauerborn et al, 1995 ; Souza et al, 2000). Au Bengladesh, le transport est le second poste de dépense de santé d'un patient (CIET Canada, 2000). La prise en compte de l'impact du coût du transport pour se rendre à une structure de santé est d'autant plus importante que dans un pays comme le Zimbabwe, plus de 50% de la mortalité maternelle, due à l'hémorragie, peut être attribuée à l'absence de transport d'urgence (Fawcus et al, 1996).

2.1.2. Qu'en est-il de l'impact du revenu et de l'affiliation à une assurance ou à une mutuelle ?

Il apparaît dans la littérature une influence controversée du revenu et de l'affiliation à une assurance ou une mutuelle sur la demande de soins.

a) L'influence du revenu

L'indicateur du niveau de vie est le revenu. Dans le cadre d'une famille, il s'agit du revenu du chef de famille. D'après Lavy et Quigley (1993), Dor et Van der Gaag (1993), le revenu est le principal déterminant de l'utilisation des soins de santé prénataux respectivement au Ghana et en Côte d'ivoire. Par ailleurs, Gertler et Van der Gaag (1990) affirment que les individus vivant dans les ménages à revenus relativement élevés ont une probabilité plus élevée de se faire soigner que ceux appartenant aux ménages pauvres. De plus, la demande des ménages riches est relativement plus inélastique. Ils sont donc moins sensibles aux variations de prix que les ménages pauvres. Ce résultat rejoint le raisonnement économique qui affirme que les personnes vivant dans les limites des contraintes budgétaires achètent moins un certain type de biens au fur et à mesure que leur prix augmente. A contrario, elles achètent davantage quand leur prix baisse. Si nous nous basons sur le raisonnement économique, à toute chose égale par ailleurs, la demande des individus devrait diminuer quand le revenu baisse. La faiblesse des revenus des pauvres conduirait donc à réduire au strict minimum le recours de ces derniers aux hôpitaux ou centres de santé modernes et à privilégier des solutions alternatives telles que l'automédication et le recours à la médecine traditionnelle ou à la médecine informelle.

En outre, une étude réalisée au Cameroun en 2005 (Commeyra et Ndo, 2005) estime à 9 500 FCFA les coûts en médicaments quand un malade fait appel à la médecine moderne, contre 1100 FCFA pour l'automédication moderne et 440 FCFA pour l'automédication informelle. Dans une étude au Mali, une variable permettant de classer les ménages maliens en quatre groupes économiques hiérarchisés est utilisée. Il s'agit d'un proxy fiable du niveau de vie car il est issu de la consommation alimentaire et non alimentaire des ménages maliens en 2001 (DNSI, 2004).

Dans son manuel sur le financement des soins de santé en Afrique subsaharienne par la tarification des services et l'assurance, Griffin (1988) montre, par contre, que la tarification des soins, dispensés dans les établissements de santé publics, est un facteur d'équité parce que la demande de soins de santé augmente d'une façon disproportionnée avec le revenu. Les gens de condition aisée sont plus en mesure, et acceptent plus volontiers, de payer pour des services onéreux. On peut donc améliorer les prestations adressées aux pauvres en faisant payer les gens relativement riches pour des services qu'ils demandent et qu'ils peuvent s'offrir, particulièrement dans les hôpitaux, et en utilisant le produit pour subventionner ceux qui sont le moins à même de payer.

b) Impact de l'affiliation à un système d'assurance ou à une mutuelle de santé

Les agents économiques évoluent dans un environnement incertain. Ils peuvent s'exposer ou non à certains risques dans leurs activités quotidiennes, dans leur travail ou dans leurs loisirs. L'incertitude ou le risque se traduit par la réalisation d'un dommage. Dès lors que l'individu prend conscience de la possibilité de faire face à un aléa, et s'il éprouve de l'aversion pour le risque, il va chercher à s'en prémunir, ou tout au moins, à en compenser les effets[130]. De nombreuses études mettent en évidence l'impact de la couverture sanitaire sur la demande de soins.

En effet, au Rwanda, une étude de 2004 sur le rôle de l'assurance dans l'amélioration de l'accessibilité aux soins, révèle que les mutuelles de santé ont révélé un très grand potentiel à améliorer l'accessibilité financière de la population aux soins de santé. Effectivement, dans les zones de rayonnement des centres de santé (CS) où les mutuelles de santé (MS) sont déjà fonctionnelles, on a constaté une forte augmentation de la fréquentation de la population adhérant à la mutuelle par rapport aux non-adhérant. Alors que la moyenne nationale du taux d'utilisation des services curatifs est tombée à 0,3 consultation par an, les taux annualisés des consultations, dans la plupart des MS, atteignent 1 à 1,3 consultations par an. Ainsi, chaque membre mutualiste, grâce aux MS, est à même de fréquenter son CS de premier contact.

En revanche, l'étude menée par Kouadio (2005), à partir d'un modèle économétrique de comptage et d'un modèle à équations simultanées, démontre que l'état de santé et l'anticipation du choix d'un système d'assurance apparaissent plus importants pour le recours aux soins de santé. A la question de savoir quel est le comportement thérapeutique de la population de Yopougon, selon qu'elle bénéficie ou non de l'assurance maladie, les résultats présentés par l'auteur

---

[130] *L'aversion au risque désigne le caractère de celui qui ne souhaite pas courir un risque et qui sera prêt à le transférer à un tiers moyennant une rémunération, ou qui refusera tout actif ou toute action lui faisant courir un risque qu'il perçoit comme excessif compte tenu de sa capacité à le supporter .*

affichent que l'assurance moderne, mutuelle ou privée n'est pas significative pour le recours aux soins. Cela pourrait s'expliquer, d'une part, par leur faible couverture car la mutuelle ne couvre que les prestations liées à l'achat de médicaments et non les consultations et, d'autre part, par la faible proportion d'individus assurés dans l'échantillon. En outre, Arsène Kouadio établit que la demande de soins de santé est liée à la probabilité de s'assurer, c'est-à-dire, l'anticipation future d'une assurance privée ou mutuelle. Le ménage a donc recours à plus de services de santé s'il anticipe la prise d'une assurance privée. Etant également donné que le comportement du demandeur potentiel de soins relève d'un comportement économique et rationnel, la détention d'une assurance maladie est un facteur qui favorise l'utilisation des soins de santé modernes. Nous pouvons, logiquement, nous attendre à ce que la démarche de l'adhérent, dans sa quête de recouvrement de la santé, soit fonction des services reconnus par le système de sécurité sociale en vigueur et non fonction de ses aspirations vis-à-vis de l'ensemble des services disponibles. De plus, il est reconnu que ce sont davantage les individus régulièrement malades qui ont tendance à contracter une assurance maladie, que ceux qui le sont moins souvent : il s'agit ici de la sélection adverse (Fournier et al, 1995).

Au Cameroun, le problème d'inaccessibilité financière aux soins est aggravé par l'absence d'un système formel de protection sociale universelle (Fouakeng et Schroeder, 2009). Seuls quelques fonctionnaires et salariés du secteur privé bénéficient d'une protection sociale[131]. Une grande majorité de la population - environ 90,4 % (INS/EESI, 2005) - travaille dans le monde rural et dans le secteur urbain informel et se trouve vulnérable face aux risques de santé en

---

[131] *La protection sociale représente la couverture que la société, ou une organisation, assure à ses membres grâce à un ensemble de mesures publiques ou privées (STEP/BIT, 2002):*
- pour compenser l'absence de revenu du travail ou une forte diminution de ce revenu dans une série d'éventualités (notamment la maladie, la maternité, l'accident du travail ou la maladie professionnelle, l'invalidité, la vieillesse, le décès du soutien de famille et le chômage) ;
- pour assurer les soins médicaux ;
- pour apporter une aide aux familles avec enfants.
La protection sociale dans le domaine de la santé, est assurée par une assurance ou une mutuelle de santé.

raison de conditions de travail parfois dangereuses, d'un manque de prévoyance et de revenus faibles et irréguliers. Egalement de par leur faible niveau d'instruction, ces travailleurs n'ont qu'un accès réduit aux informations et aux mesures de prévention des maladies. Ce déficit de protection sociale, dont souffre une grande partie de la population, a favorisé l'émergence d'initiatives locales basées sur la solidarité (les micro-assurances santé).

A l'instar des mutuelles de santé[132], il existe des mécanismes embryonnaires de financement collectif des soins. Par ailleurs, en raison des coûts élevés des soins de santé, les populations à faibles revenus recourent aux services de santé « bon marché » et de qualité douteuse. Ainsi s'adressent-elles aux tradi-praticiens, aux MUSI et aux prophètes miracles qui s'érigent en structures et professionnels de santé (Commeyras et Ndo, 2006). Si aucune action n'est menée pour faciliter l'accès aux soins de santé modernes, une frange importante de la population risque d'en être exclue et le taux de pauvreté, qui se situe autour de 39,9% (INS/ECAM, 2007). Ces chiffres pourraient connaître une progression très inquiétante. C'est pourquoi, la Stratégie Sectorielle de la Santé, élaborée en 2001, a prévu de couvrir, en 10 ans, 40% de la population à travers la création d'au moins une mutuelle de santé par district de santé (MSP, 2008). Mais cet objectif n'a pas été atteint en 2011, le Cameroun compte toujours très peu de mutuelles de santé.

En 2006, la Coopération Technique Allemande (GTZ) et le Service de Coopération et d'Action Culturelle Français, en appui au MSP et au Ministère du Travail et de la Sécurité Sociale[133], dénombrent un total de 101 structures de Micro Assurance Santé (MAS), parmi lesquelles 73 dans le secteur informel, 26 dans le secteur formel et 2 couvrant exclusivement les religieux. On note que 62% des MAS répertoriées sont fonctionnelles, 23% en gestation, 10% en projet et 5% en redressement. Au total, 22% des districts de santé disposent d'au

[132] *Il s'agit de « micro-assurances » qui assurent la protection des plus démunis qui travaillent pour la plupart dans le secteur informel et ne sont pas couverts par les systèmes d'assurance santé mis en place par l'Etat ou proposés par les entreprises.*

[133] *GTZ – Cameroun. (2006), Inventaire de Systèmes de Micro Assurance Santé au Cameroun. Yaoundé : GTZ Volet MAMS et Coopération Française, Yaoundé.*

moins une mutuelle, et le nombre de personnes couvertes par ces systèmes représente 1,39% de la population globale. Les régions les plus couvertes sont le Littoral (28), le Centre (25) et l'Ouest (23). Environ 78 % des MAS sont communautaires, 11% sont des MAS d'entreprise et 11% sont des MAS d'assurances. On note que 44% des MAS sont exclusivement rurales.

Le mode de paiement des cotisations est variable en fonction de la mutuelle. Il peut être mensuel, trimestriel ou annuel. Les cotisations des MAS communautaires des zones rurales sont collectées après la commercialisation des cultures de rente. Le montant moyen de la prime individuelle mensuelle, est de 336 FCFA, soit un total annuel de 20 160 FCFA pour un ménage moyen de 5 personnes avec des écarts allant de 100 FCFA à plus de 2 000 FCFA. Cela supposerait alors des revenus annuels variant entre 672 000 FCFA et 1 008 000 FCFA.

Les fonds collectés sont gérés de la manière suivante : 20% des cotisations pour le fonctionnement, 70% des cotisations pour la prise en charge et 10% des cotisations pour les réserves. L'adhésion familiale est le mode le plus répandu et le tiers payant (88%) représente le mode de prise en charge par excellence. La moyenne des bénéficiaires varie entre 746 pour les MAS gérées par des bénévoles et 7 783 pour des MAS gérées par du personnel salarié.

La prise en charge dans ces MAS concerne les consultations, les examens médicaux, les hospitalisations, les chirurgies, les accouchements et la radiologie. Toutefois, les mutualistes paient un ticket modérateur de 25% pour les soins ambulatoires et, dans certaines MAS, 50% pour la chirurgie.

La demande de couverture des pathologies chroniques (notamment le VIH/Sida), qui ne sont généralement pas prises en charge, s'est accrue. Malheureusement, la faiblesse des moyens mobilisés par lesdites mutuelles ne permet pas de satisfaire ce besoin. Il faut noter que le gouvernement camerounais a rendu gratuit le traitement par les antirétroviraux (ARV) en mai 2007. Dans certaines MAS (Sa'a, Tiko, Manjo, Kumbo et Wum, par exemple), les personnes vivant avec le VIH/Sida sont couvertes à 100% (GTZ, 2008).

Les promoteurs des MAS au Cameroun sont essentiellement les coopérations bilatérales (30%) et les organisations non gouvernementales (17%). Le Cameroun dispose, pour l'instant, de 9 structures (bureaux d'études et ONG) qui appuient le développement des MAS. Le MSP met gracieusement à la disposition des mutuelles des locaux et offre les prestations suivant les conventions signées (prise en charge, conseil, etc.). Toutefois, les MAS rencontrent certaines difficultés dans leur fonctionnement à savoir : des difficultés liées à la couverture des charges de fonctionnement, des problèmes de sensibilisation et de coordination par manque de moyens de déplacements et autres frais de motivation. Elles font également face à la rupture de stocks de médicaments génériques dans les pharmacies des formations sanitaires – qui, en conséquence, ne permet pas aux mutualistes de profiter pleinement de leur adhésion. Il existe également des irrégularités dans le recouvrement des cotisations de certains adhérents par l'absence de culture mutualiste ou par simple négligence etc. Cependant, selon une étude menée au Cameroun par Awomo et Tsafack (2012), la variable « adhésion à la mutuelle de santé » exerce une influence positive et fortement significative sur le choix et le niveau de consommation de soins. Cela confirme donc l'analyse théorique qui démontre qu'il existe une corrélation positive entre le niveau d'assurance et le niveau des dépenses de santé. La même conclusion apparaît dans plusieurs études menées dans certains pays d'Afrique subsaharienne (Tape, 2007 ; Jütting et al, 2005 ; Jütting et al, 2000, etc.). Ce résultat infirme celui de Kouadio et al. (2005) qui assurait que l'assurance mutuelle n'était pas significative dans le recours aux soins.

Nous n'allons pas tester l'influence de l'affiliation à un système d'assurance ou à une mutuelle puisqu'à peine 2% de la population de notre échantillon est affiliée à une mutuelle de santé.

2.2. Les déterminants non financiers de la demande de soins

Cette sous-partie est consacrée à l'analyse des facteurs socioculturels, institutionnels et environnementaux qui influent sur la demande de soins.

2.2.1. Les facteurs socioculturels

a) Les facteurs sociaux

Il s'agit essentiellement d'étudier l'influence de facteurs tels que l'âge, le sexe, la culture, la qualité des soins, la distance (proximité) et l'éducation (le niveau d'instruction) dans le choix de recourir à une structure de santé donnée.

- **L'influence de l'âge et du sexe**

Dans leur étude sur l'utilisation des services de santé au Burkina Faso, Sauerborn et al (1994) montrent que l'âge fait partie des facteurs déterminants de la demande de soins. Ainsi, plus les individus sont âgés, plus ils contractent des maladies dont le traitement nécessite des interventions spécialisées de la médecine moderne plus riche en équipements performants. L'impact positif et significatif de l'âge sur la demande de soins dans les structures apparaît également dans les travaux d'Awomo et Tsafack (2012). Nous vérifions si cette variable influence également le choix des MUSI au Cameroun dans le chapitre 5.

Dans une étude menée sur les déterminants de la demande de soins à Abidjan, Tape (2007) démontre également que l'âge a un impact positif et significatif sur la demande de soins dans les structures modernes (CHU, dispensaires et infirmeries publiques et privées) et sur l'automédication. Cela signifie que les adultes ont davantage recours à ces formations qu'à la médecine traditionnelle. Le choix des structures modernes pourrait trouver une explication dans le fait que les personnes âgées souffrent de maladies chroniques (diabète, rhumatisme aigu, etc.) dont le traitement exige des services spécialisés qui ne sont pas disponibles dans la médecine traditionnelle. Le choix de l'automédication pourrait, en revanche, selon Tape (2007), s'expliquer par le fait que les individus, lorsqu'ils souffrent d'une maladie comme le paludisme, peuvent, sans prescription, se procurer aisément des médicaments dans une pharmacie ou sur la place du marché (l'aspirine, la nivaquine, la chloroquine, etc.). Ces personnes savent exactement quels médicaments acheter pour soigner le paludisme puisqu'il s'agit d'une maladie fréquente. Dans une étude sur les déterminants de la demande de soins en milieu rural pauvre chinois, Qian et al (2009) obtiennent le même résultat : les personnes âgées optent plus souvent pour l'automédication mais les malades chroniques recourent plus aux formations de santé formelles.

En ce qui concerne le sexe, plusieurs études s'accordent sur le fait qu'en moyenne les hommes, accèdent plus aux soins de santé que les femmes (Nayaran, 1997). En Inde, ce biais à la faveur des hommes est réduit lorsque le chef de famille est plus éduqué (Booth et Verma 1992). Ces écarts s'expliquent à la fois par des facteurs sociaux et culturels entre les ménages et la communauté. Au Bengladesh, en Inde et en Côte d'Ivoire par contre, les femmes ont plus de chance d'accéder aux structures de soins et bénéficient plus des dépenses privées ou publiques de santé (Begum et Sen, 2000 ; Booth et Verma 1992). Il sera question de savoir au chapitre 5 si la variable « sexe » influe également sur la demande de soins dans le micro-marché informel de soins.

- **La qualité des soins : un déterminant important**

Dans leur étude sur la demande de soins de santé primaires aux Philippines (consultations externes, prénatales, vaccination, etc.), Akin et al (1986) révèlent que la demande de soins est fortement orientée vers les formations privées dans les cas de maladies les plus graves. Ils appréhendent cela comme relevant d'une appréciation subjective de la qualité des soins prodigués dans ces structures. Il ressort également de cette étude que les malades de la région de Bicol portent plus d'intérêt à l'orientation sanitaire (moderne versus traditionnelle) et au type de formations (public versus privé) qu'au type de praticiens.

D'autres études ont montré qu'une amélioration de la qualité des soins offerts permet d'atténuer, voire de compenser, l'effet négatif du prix (Litvack et Bodart, 1993 ; Mwabu et al, 1993 ; Lavy et Germain, 1994 ; Mariko, 2003). En effet, Mwabu (1986) affirme qu'au Kenya le patient attribue une faible valeur au traitement prescrit par les médecins traditionnels comparativement à celui qui pourrait être dispensé par les praticiens modernes. Cependant, les formations sanitaires confessionnelles sont préférées aux structures de santé modernes et traditionnelles. Pour Mwabu, cela est dû au fait que ces structures ne connaissent que très peu de ruptures de stocks de médicaments. Il a également classé les formations sanitaires par ordre décroissant de préférence des patients de la manière suivante : centres de santé confessionnelle, hôpitaux publics, cliniques privées, dispensaires publics. Grâce à des simulations à partir des résultats de cette étude, Mwabu trouve que la tarification pouvait occasionner des gains de bien-être si les recettes engendrées étaient utilisées pour améliorer la qualité des services de santé.

Dans une étude de Mwabu et al (1993), menée dans le district de santé de Meru (zone rurale à l'Est du Kenya), les variables de qualité sont celles relatives à la disponibilité des médicaments (nombre de différents types de médicaments disponibles : anti-paludéen, aspirine), au personnel disponible (nombre d'agents de santé en activité). Les résultats de l'estimation indiquent que seules les variables « non disponibilité d'aspirine » et « non disponibilité de chloroquine » étaient significatives, mais de signe apparemment non attendu pour la chloroquine. La demande diminue pour les centres de santé qui n'ont pas d'aspirine et augmente pour les centres qui sont en rupture de stock de chloroquine. A première vue, la non disponibilité d'aspirine serait un signe de mauvaise qualité. Les auteurs expliquent que la disponibilité ou non de médicaments, résulte de l'interaction entre les facteurs d'offre et de demande. En effet, l'aspirine étant facilement obtenue sur la place du marché, le patient préférera s'en procurer directement par ce biais plutôt que de se rendre dans un centre de santé. En ce qui concerne les médicaments antipaludéens, ils sont également disponibles sur le marché, mais en faible dosage, obligeant ainsi les patients sérieusement atteints à se tourner vers les centres de santé. Le paludisme étant une maladie très fréquente dans ce district, nous assistons à un excès de demande par rapport à l'offre de médicaments, d'où le signe positif du coefficient d'absence d'antipaludéens. Chaque usager est disposé à payer précisément 19,7 Kshs[134] supplémentaires. Cependant, il a également été démontré que, dans certains milieux, l'amélioration de la qualité des soins ne peut compenser l'effet négatif du prix.

Dans l'arrondissement de Say (Niger), la fréquentation des structures de santé par les pauvres a baissé d'environ un tiers à la suite de l'introduction du recouvrement des coûts (Bitran, 1995). Barlow et Diop (1995), dans leur étude sur le Niger, ont mené une enquête auprès des ménages et ont ainsi constaté que la qualité est prise en compte dans la fixation des prix des prestations et qu'un médecin qui offre des soins de santé à un coût élevé, dispense également des soins de qualité supérieure à ceux offerts par les infirmiers. Les cliniques offrent donc des services de meilleure qualité puisque le prix des soins est très élevé dans ces structures. En d'autres termes, les prix pratiqués par les formations sanitaires reflètent leur formation intrinsèque et donc la qualité des services offerts dans ces structures.

En utilisant un modèle logit multinomial emboîté, Mariko (2003) montre dans son étude de « la qualité des soins et la demande des services de santé à Bamako, que la disponibilité des médicaments a un effet positif et significatif sur la probabilité pour les individus de recourir aux services de santé modernes (publics ou privés) ». De plus, l'auteur décèle que la disponibilité du personnel médical n'a un effet significativement positif que pour les centres privés, qu'ils soient à but lucratif ou non. L'auteur explique qu'une augmentation du personnel n'a aucune incidence sur sa production, ni sur la qualité des soins et ne modifie donc pas la demande adressée aux centres de santé publics.

Afin de bien apprécier le rôle de la qualité dans son étude, l'auteur revoit son modèle en supprimant les composantes de la qualité. Le résultat probant est que le coefficient de prix est beaucoup plus amplifié, tout comme son effet négatif. Cela se constate à travers les élasticités/prix directes de la demande : l'effet négatif du prix est amplifié de 25 % au moins si les composantes de la qualité des soins sont négligées.

De même, le respect scrupuleux par les professionnels des étapes nécessaires pour une bonne consultation constitue un élément

---

[134] *Le Shilling Kenyan.*

déterminant du choix de recours à une formation médicale. Ce résultat montre que la présence d'un nombre suffisant de personnel ou d'équipements médicaux performants est sans doute une condition nécessaire, mais pas du tout suffisante pour agir positivement sur la fréquentation des centres de santé (privés et publics). A l'issue de son étude, Mariko (2003) émet ainsi des recommandations de politique de santé en ces termes : chaque Etat devrait mettre l'accent sur l'approvisionnement régulier en médicaments génériques (peu chers), sur la formation et la sensibilisation du personnel médical afin d'améliorer la qualité du processus de soins dans les structures sanitaires. Cette amélioration de la qualité des soins augmenterait considérablement la demande, malgré un accroissement sensible des tarifs des prestations.

Dans le même ordre d'idées, Audibert et al (2003) estiment également que les facteurs qui bloquent ou, au contraire, favorisent l'utilisation des centres de santé dans les pays d'Afrique subsaharienne sont identiques et ne sont pas en premier lieu d'ordre financier. Le principal facteur explicatif est, avant tout, l'absence de qualité, tant perçue[135] qu'objective (faible compétence du personnel de santé ou encore mauvaise application des règles classiques de conduites thérapeutiques).

Dans une étude portant sur un district de santé rural en république démocratique du Congo, Fournier et Haddad (1995), montrent par contre que les individus accordent très peu d'importance à la qualité des prestations offertes par les formations sanitaires. Il n'y a donc pas de relation significative entre la qualité et la demande de soins. En revanche, les populations accordent plus d'importance aux relations interpersonnelles entre praticiens et usagers (accueil, comportement du personnel médical dans la communauté, etc.) et l'efficacité dans le traitement des maladies. En somme, la fréquentation de ces structures de santé est étroitement liée au changement de personnel.

Compte tenu du fait que la plupart des travaux relatifs à la demande de soins dans les PED (Akin et all, 1986 ; Litvack et Bodart, 1993 ; Mariko, 2003 ; Audibert et al, 2003 etc.) attestent de l'influence de la qualité des soins sur la demande, nous analyserons l'impact de la

[135] *Il s'agit de l'indisponibilité de médicaments à moindre coût, mauvais accueil, attitude méprisante et condescendante du personnel soignant, pratiques illicites et malhonnêteté du personnel.*

qualité des soins sur le choix des MUSI (la disponibilité des médicaments à moindre coût, l'accueil, l'attitude accueillante ou non du personnel soignant et les pratiques illicites).

- **L'impact de la proximité (ou la distance) sur la demande de soins**

Dans un grand nombre de travaux, la notion de distance justifie souvent le choix des femmes d'accoucher à domicile plutôt que dans un centre de santé. C'est le cas aux Philippines (Schwartz et al, 1996). La même observation est faite en Ouganda (Amooti-Kaguna et Nuwama 2000) et en Thaïlande (Raghupathy, 1996). La distance peut avoir aussi des effets différentiels à travers les groupes de revenu. En effet, au Vietnam, une étude réalisée par Segall et al (2000) a montré que les ménages les plus pauvres ont difficilement accès aux moyens de transports en situation de maladie. Cependant, les pauvres peuvent aussi ignorer l'effet « distance » si les soins prodigués sont de bonne qualité. Les coûts d'opportunité liés à l'éloignement des centres de santé, et qui peuvent avoir un impact négatif sur la demande de soin des pauvres, sont atténués par les soins de qualité. Cela se vérifie dans une étude menée en Inde, dans le secteur privé, où on aboutit à cette conclusion : les soins de bonne qualité annulent les coûts liés à la distance (Bhatia et Cleland, 1999). En moyenne, et à toute chose égale, des centres de santé trop éloignés peuvent avoir un impact négatif sur la demande de soin. Ceci est surtout vrai chez les pauvres qui n'ont pas les moyens de supporter les frais de transport, dans certains cas, prohibitifs.

L'éloignement des centres de santé peut occasionner des coûts d'opportunité très importants surtout pour des ménages très pauvres. Cette situation peut empirer si la période de maladie coïncide avec des périodes où l'activité économique est à son maximum. Dans ces conditions, la demande de soins de santé dépend de la disponibilité d'autres personnes pour remplacer le malade ; ce qui engendre alors un coût d'opportunité faible. En Ouganda par exemple, les ménages les plus pauvres parcourent de très longues distances à la recherche de meilleurs soins de santé parce que les coûts d'opportunité sont faibles (Akin et Hutchison, 1999).

En outre, Sauerborn et al (1994) affirment que la distance ne constitue pas un obstacle important dans l'utilisation de la médecine moderne à Ouagadougou. Cela peut s'expliquer par le fait que la ville de Ouagadougou n'est pas très étendue. Ce résultat est également observé par Mamadou Mariko (2003) dans son étude sur le Mali (à Bamako). Cette étude s'est inspirée du modèle utilisé par Kroeger (1983)[136], à savoir, une régression logistique qui définit un ensemble de facteurs ou de variables indépendantes qui pourraient influencer le comportement d'un individu malade dans sa quête de fournisseur de soins de santé.

Dans une étude relative aux déterminants de la demande de soins en milieu rural chinois (dans la province de Gansu), Qian et al (2009) soulignent que la distance joue un rôle important dans le choix du fournisseur de soins de santé : plus la distance est élevée, plus la demande baisse. La province du Gansu est située en zone montagneuse et les résidents ruraux de cette région sont généralement loin des centres de santé, en particulier les hôpitaux de comté, ce qui rend difficile l'accès des populations aux soins de santé. Ainsi, il n'est pas évident de dissuader les patients du milieu rural de se rendre dans les centres de santé formels. Il ressort également de cette étude que le fait de parcourir une distance de 5 à 10 km pour trouver une institution médicale n'est pas appréciée par environ 72% de la population rurale. Le choix éventuel de recourir à un fournisseur de soins, qui se trouve dans cette fourchette (5 à 10 km de distance), pourrait s'expliquer par le fait que ce prestataire est réputé pour le traitement de leur maladie. En définitive, la distance est donc un déterminant important de la demande de soins de santé, mais son effet négatif sur le recours à une structure de soins peut être annulé par la réputation et la qualité des soins offerts par une structure.

Pour les MUSI, a priori, le fait qu'elles soient situées dans les quartiers où se trouvent les malades et qu'il n'y a donc pas de frais de

---

[136] Cf. Article « Anthropological and socio- medical health care research in developing countries". Social Sciences and Medecine 17, 147, 1983, pour une meilleure compréhension du modèle de Kroeger

transport devrait être un facteur déterminant du recours aux MUSI plutôt que dans le formel. Nous vérifions cela dans le chapitre 5.

➢ L'influence de l'éducation

L'éducation, souvent mesurée par le niveau ou la durée de scolarisation, est, dans la littérature, le facteur le plus corrélé à la bonne santé (Grossman et Kaestner, 1997). Au Pakistan, par exemple, l'éducation de la mère est le facteur le plus important dans la détermination de la survie des enfants (Agha, 2000). Il est généralement admis qu'une bonne éducation de base, suivie d'une culture personnelle dans le domaine de la santé, peut augmenter le recours aux soins de santé. Ainsi, de nombreuses études menées dans plusieurs pays montrent l'effet positif de l'éducation de la mère sur l'utilisation des services obstétricaux (Cleland et Van Ginneken 1988 ; Raghupathy 1996).

L'éducation pourrait doter les individus de la capacité à évaluer leur propre besoin et leur permet de cerner les moyens à mettre en œuvre pour accéder à la structure qui fournira les meilleurs soins. Nous étudierons l'impact de cette variable sur la demande de soins dans les MUSI.

➢ L'impact du statut matrimonial sur la demande de soins

Le statut matrimonial du demandeur de soins joue également un rôle important dans le processus de prise de décision en matière de recours thérapeutique dans les PED. Pour Qian et al (2009), les patients mariés ont, en moyenne, une probabilité plus élevée de recourir aux hôpitaux publics que les non mariés qui ont davantage tendance à se tourner vers l'auto-traitement (y compris les célibataires, divorcé(e)s, veufs (ves), etc.).

A Youpougon (quartier d'Abidjan), Tape (2007) a révélé, grâce à une spécification logit emboîtée, que le statut matrimonial de célibataire n'influe pas sur la demande de soins, et ce, quel que soit le type de recours aux soins de santé. Cependant, les patients mariés à au moins une femme ont tendance à préférer la médecine traditionnelle plutôt que les dispensaires et infirmeries parapublics. Par contre, dans les ménages de type polygame, qui sont réputés de taille plus élevée, le revenu devient insuffisant. En conséquence, ces ménages sont contraints d'abandonner le recours aux soins modernes, dont le prix moyen est plus élevé, au profit du recours traditionnel. Ce résultat corrobore celui de Mariko (2003) à Bamako au Mali.

b) Le poids des facteurs culturels dans le processus de choix thérapeutique

Lorsqu'il est question dans la littérature de la relation entre les facteurs culturels et le choix de recours thérapeutique, on fait beaucoup plus allusion à l'influence de la religion, des valeurs traditionnelles (les coutumes) et de la perception de l'état de santé sur la demande de soins. Mais les travaux relatifs à l'influence de la religion et à la perception de la maladie par les ménages sont plus nombreux que ceux liés à l'influence des coutumes sur le choix de recourir à une structure de santé. C'est pourquoi nous analysons avant tout l'influence de ces variables sur la demande de soins.

➢ De la représentation/perception de la maladie au recours thérapeutique

L'état de santé ou la gravité de la maladie influent énormément sur les choix thérapeutiques effectués par les populations pauvres en Afrique. Une grande partie de cette population disposant d'un faible niveau de revenus, le choix d'une structure de santé formelle devient difficile car il expose ces populations au dénuement.

Ainsi, dans une étude sur les pratiques thérapeutiques en cas de paludisme chez les enfants de moins de 5 ans en milieu rural sénégalais, Faye et al (2004) montrent que les parents recourent essentiellement à la médecine moderne et/ou aux plantes médicinales traditionnelles en cas de fièvre. Mais lorsque l'enfant fait une crise ou convulse, la même maladie est dès lors perçue comme ayant une cause surnaturelle et l'enfant est parfois malheureusement conduit chez le guérisseur traditionnel ou chez le marabout.

En outre, dans une étude sur les facteurs explicatifs du recours aux soins en cas de fièvre chez l'enfant en zone palustre au Bénin, Houéto et al (2007) montrent que la perception de la gravité, ou non, de la maladie influence la décision de recourir ou de ne pas recourir à une structure de santé formelle. La perception de la fièvre est telle que le recours à l'hôpital n'est pas nécessaire selon la plupart des personnes interviewées dans cette étude. Une maladie fréquente comme le paludisme est une maladie connue par les populations et implique une tendance à l'automédication. Par contre, les maladies « induites par l'homme » ne peuvent pas être traitées par l'hôpital. Seules les « maladies de Dieu » ou « maladies naturelles » peuvent être prises en charge par une structure hospitalière. Le recours aux soins modernes n'intervient qu'en cas d'échecs aux autres niveaux (domicile, voisins, guérisseurs). Un autre facteur va compliquer le recours aux formations sanitaires : le décès fréquent des cas traités à l'hôpital, en raison de l'état souvent avancé des complications de la fièvre. En général, au Sénégal ou au Bénin, la pression sociale, devant la convulsion, amène à recourir immédiatement à une personne âgée de la famille ou à un guérisseur (cela peut être appréhendée comme une convention). Cette pression sociale n'existe pas dans le cas de la fièvre simple.

Il a été important d'estimer l'impact de l'état de santé ou de la perception de la maladie dans notre enquête sur le recours des ménages aux MUSI (cf. chapitre 5), parce que, comme au Sénégal et au Benin, la fièvre est d'abord perçue au Cameroun comme du paludisme. Cette maladie est fréquente dans les ménages. Lorsqu'un membre du ménage a une fièvre, il se voit administrer le traitement qu'il a l'habitude de prendre quand il a cette maladie. De la même façon, pour le recours au MUSI, les populations peuvent faire ce choix parce qu'elles pensent que leur état de santé ne nécessite pas le recours aux hôpitaux disposant d'un plateau technique élevé. A l'issue de notre étude quantitative de la demande de soins dans les MUSI, l'estimation de notre modèle de demande au chapitre 5 nous montrera l'impact de cette variable sur la demande de soins.

➢ L'influence de la religion

Dans de nombreux travaux relatifs à la demande de soins dans les PED, la religion joue un rôle important dans le processus de décision en matière de choix thérapeutique. En effet, Akoto (2002) atteste de l'influence de la religion sur la demande de soins. Pour ce dernier, la religion chrétienne, facteur de changement et d'adaptation, favorise le recours à la médecine moderne. Des études menées par Boerma et al (2000) au Kenya aboutissent au même résultat, à savoir : les chrétiens sont plus disposés à recourir aux services de soins de santé moderne tandis que les musulmans et les adeptes des autres religions traditionnelles ont plutôt tendance à consulter les tradi-praticiens.

En revanche, en utilisant deux modèles économétriques (un probit multinomial et un logit multinomial emboîté), Tape (2007) montre que la modalité « musulman » n'a aucun impact significatif sur le choix des structures de santé publiques ou privées à Youpougon (quartier d'Abidjan). Mais les individus qui pratiquent la religion chrétienne, contrairement aux non religieux, sont plus enclins à choisir les centres hospitaliers universitaires au détriment de la médecine traditionnelle dans la spécification logit emboîté.

L'influence de la religion a également été estimée dans notre étude relative à la demande de soins dans les MUSI, cette variable n'influe pas sur la demande de soins dans ces MUSI au Cameroun (cf. chapitre 5).

➢ L'influence de la coutume

En ce qui concerne les travaux liés à l'influence des valeurs traditionnelles ou des coutumes sur la demande de soins, on peut citer l'exemple des sociétés d'Asie du Sud, dans lesquelles la belle-mère joue un rôle considérable lors de la naissance d'un enfant et des soins prénataux connexes. En effet, si une femme doit donner naissance à son enfant, la croyance de la belle-mère, qui doit nécessairement donner son avis, sera prise en compte (Piet-Pelon et al, 1999). Au niveau communautaire, l'accoucheuse traditionnelle joue un rôle important qui influence substantiellement la demande de soins de santé en matière de maternité dans les structures formelles (qui est de ce fait réduite). Au Rajasthan, plus de 90 % des femmes qui n'ont jamais reçu de soins prénataux se voient déconseiller le recours à la médecine moderne par les accoucheuses traditionnelles (Hittesh, 1996).

Il existe également d'autres normes culturelles, dans certains PED, qui peuvent empêcher les femmes de demander les soins de santé en dehors de la maison pour elles-mêmes et pour leurs enfants (Rashid et al, 2001). Cette barrière est souvent élevée lorsque ce sont les hommes qui fournissent les services. De telles restrictions peuvent aussi interagir avec d'autres barrières. En Inde, la distance constitue une barrière importante plus pour les femmes que pour les hommes avec des revenus similaires (Vissandjee et al, 1997). Ceci peut s'expliquer par le fait que, culturellement, il est inacceptable pour les femmes de quitter leur ménage pour de longues périodes, ou par le fait que ces dernières ont un accès limité aux ressources du ménage pour payer les frais de transport.

Ainsi, dans la plupart des cas, les coutumes attribuent le choix, en matière thérapeutique, aux hommes. Ces derniers prennent les décisions à la place des femmes quant au recours thérapeutique. Au Sénégal, par exemple, les hommes prennent plus de 50 % des décisions sur l'accès aux soins de santé des femmes (Post, 1997). Dans le cas de notre enquête de terrain (cf. chapitre 5), les chefs de ménages sont pour la plupart des hommes et ce sont ces derniers qui prennent les décisions les plus importantes telles le choix de recours thérapeutique quand un membre du ménage tombe malade.

2.2.2. Impact des facteurs institutionnels et environnementaux

Cette partie est consacrée, comme le titre l'indique, à l'analyse des facteurs institutionnels (organisation du système de santé, législation nationale et internationale en matière de santé) et environnementaux (insalubrité, promiscuité, nuisances sonores, manque d'infrastructures, etc.) qui pourraient influer sur la demande de soins.

a) L'impact des facteurs institutionnels dans le cadre de l'interaction entre éléments du droit international sanitaire et ceux du droit national

Dans cette sous-partie, nous analysons essentiellement l'influence que pourraient avoir les objectifs de décentralisation sanitaire et la politique de recouvrement des coûts sur l'organisation du système de santé camerounais et, par conséquent, l'influence de cette organisation sur la demande de soins dans ce pays.

➢ L'organisation du système de santé oriente-t-elle la demande vers le micro-marché informel ?

Selon Bélanger (1997), le mot « institution » désigne une structure d'origine traditionnelle ou légale qui organise la société ou l'Etat. Au rang des institutions, en matière de santé en Afrique, on peut citer les lois adoptées dans le cadre du DIS (le Droit International de la Santé), mais également celles adoptées dans le cadre du DNS (Droit National de la Santé)[137].

Encadré 4 : Sources du Droit International de la Santé

Les sources modernes du DIS sont, en réalité, présentées principalement par les chartes constitutives et les actes des organisations internationales intervenant en matière de santé. Il s'agit non seulement de l'OMS, mais également de toutes les autres organisations intergouvernementales (OIG) qui disposent en effet de compétences sanitaires. Les ONG médicales (comme l'Association Médicale Mondiale) participent également à cette élaboration. Le DIS a été longtemps analysé comme le droit à l'accès aux soins. La stratégie de l'OMS, de la santé pour tous d'ici 2000 (définie à la fin des années 1970), est la traduction opérationnelle de cette conception qui se fonde sur la généralisation de la technique de soins de santé primaires. Le droit international de la santé peut être influencé par un double mouvement institutionnel : la recherche de la centralisation et la nécessité de la décentralisation. La décentralisation sanitaire semble, de nos jours, un mouvement inéluctable (Belanger, 1983).

Source : Bélanger (1983)

Selon l'organisation du système de soins, des contraintes institutionnelles plus ou moins fortes pèsent sur l'offre et la demande (Mahieu, 2000). Par exemple, dans un système public intégré comme au Royaume-Uni, le budget annuel est fixé a priori. L'offre est par conséquent fortement contrainte. Dans les systèmes intégrés et sous

[137] *Cf. encadré 4 pour une compréhension de ces sources du droit international de la santé.*

contrats, la demande est contrainte par le biais du généraliste « porte d'entrée » du système. Les patients doivent obtenir une autorisation du généraliste pour consulter un spécialiste, ce qui pourrait être considéré comme une procédure assez longue. Deux approches sont généralement utilisées dans l'analyse de l'influence de l'organisation du système de santé sur le choix de recours thérapeutique par les malades. La première distingue les effets liés au mode de rémunération dominant des prestataires (salariat, rémunération à l'acte ou à la capitation), la seconde, les effets liés au système national de santé (système de type intégré, remboursement ou système de contrat, selon la typologie de l'OCDE). Au Cameroun, les populations se rendent directement chez le médecin sans prendre rendez-vous. Elles peuvent choisir, pour une consultation, soit de se rendre chez un généraliste, soit directement chez le spécialiste. Mais il se pose parfois des problèmes de files d'attentes, les populations s'en plaignent comme du mauvais accueil qui leur est réservé notamment dans les formations sanitaires publiques. Cela est de nature à limiter le recours des populations à ces structures de santé publiques et à favoriser leur recours vers les micro-unités informelles. Nous avons cité au chapitre 1 la corruption parmi les fléaux qui minent le secteur de la santé et favorisent l'accroissement de la demande de soins de santé dans l'informel.

b) Importance des facteurs environnementaux sur la demande de soins

L'environnement[138] dans lequel l'individu vit influe quotidiennement sur sa santé par le biais de l'eau, l'air ou le sol qui peuvent renfermer des contaminants biologiques, chimiques et physiques nocifs à la santé pouvant être à l'origine des allergies, des affections respiratoires, des cancers, des dérèglements hormonaux, des

[138] *D'après l'OMS, « l'environnement » est l'ensemble des éléments naturels et artificiels au sein duquel se déroule la vie humaine.*

accidents, des maladies, des décès, etc. Les autres facteurs environnementaux, susceptibles d'influer sur la santé et accroître la demande de soins, sont les nuisances (bruit, insalubrité etc.) et les changements environnementaux (les variations climatiques, la biodiversité, les rejets, les déchets, les rayonnements, le transport, ...). C'est pourquoi les chercheurs accordent de plus en plus d'importance à « l'impact de l'environnement sur la santé » et c'est ainsi qu'est apparu le concept de « santé environnementale ».

En outre, des dispositions juridiques tentent de prévenir les dommages causés par les désagréments environnementaux sur la santé. À l'échelle mondiale, il s'agit de la convention de Rio sur le changement climatique et du protocole de Kyoto qui visent à diminuer les émissions de gaz à effet de serre. À l'échelle européenne, il s'agit de la directive 76/464 sur la pollution des eaux, la convention de Stockholm sur les polluants organiques persistants, le programme « Reach » pour encadrer les produits pesticides.

Au Cameroun, c'est après la survenance de la catastrophe du Lac Nyos, le 21 août 1986, que le système législatif s'est véritablement penché sur la question de la prévention et de la gestion des catastrophes[139]. Afin d'éviter ces catastrophes, le gouvernement a mis en place une politique regroupée sous le vocable de « **protection civile** » consistant en l'élaboration de plusieurs textes juridiques et en l'organisation de diverses structures traitant de la question. Le droit international de l'environnement (DIE) fait de la protection de l'environnement son leitmotiv en stipulant le devoir de tout un chacun d'y participer : *« l'homme a un droit fondamental à la liberté, à l'égalité et à des conditions de vie satisfaisantes dans un environnement dont la qualité lui permette de vivre dans la dignité et le bien-être. Il a le devoir solennel de protéger et d'améliorer l'environnement pour les générations présentes et futures »*[140]. Le Cameroun a transposé cette recommandation dans son ordonnancement juridique : *« Toute personne a droit à un environnement sain. La protection de l'environnement est un devoir*

[139] *Le Cameroun a fait face aux émanations de gaz toxiques des lacs Monoun, avril 1984, tuant environ 40 personnes, et Nyos, 1986, qui s'étendirent aux villages environnants tuant 1 700 personnes.*

[140] *Principe 1 de la déclaration de Stockholm, conférence qui s'est tenue en juin 1972 sous l'égide de l'ONU.*

pour tous. L'Etat veillera à la protection et la défense de l'environnement »[141].

Dans le cas précis des micro-unités de santé au Cameroun, les quartiers, dans lesquels elles émergent en milieu urbain, se caractérisent par des équipements sanitaires insuffisants et une grande exposition aux risques naturels (inondations, pluies, orages, maladies, etc.). Cela est dû à l'environnement insalubre dans lequel émergent ces MUSI. Cet environnement est susceptible de détériorer la santé des populations et, en conséquence, d'accroître leur demande de soins (cf. chapitre 2).

Tableau 17 : Déterminants retenus pour expliquer la demande de soins dans les MUSI

Déterminants	***Dénomination***
Déterminants financiers	*- prix des soins* *- Revenu des ménages*
Déterminants non financiers	<u>*Facteurs socio-culturels*</u> - *Age du chef de ménage* - *Sexe du chef de ménage* - *La qualité des soins* - *La proximité* - *L'éducation* - *Le statut matrimonial du chef de ménage* - *La perception de l'état de santé* - *La religion* - *La coutume*
	<u>*Facteurs institutionnels*</u> - *Organisation du système de santé formel*
	<u>*Facteurs environnementaux*</u> - *Les risques naturels* - *Les conditions de vie*

Source : Auteur

[141] *Loi n° 2008/001 du 14 avril 2008 modifiant et complétant certaines dispositions de la loi n° 96/06 du 18 janvier 1996 portant révision de la constitution camerounaise du 2 juin 1972.*

L'analyse de l'influence des facteurs environnementaux sur la demande de soins met en évidence le fait que, même si les caractéristiques socioculturelles et économiques d'un individu seraient appropriées pour un recours thérapeutique particulier en cas de maladie, encore faut-il qu'il existe une offre qui puisse satisfaire cette demande. Par ailleurs, si les pauvres se concentrent dans les localités ou les milieux les moins bien desservis en infrastructures de santé, il se peut, qu'en théorie, leur faible recours aux centres de santé modernes soit partiellement dû à l'inégale répartition géographique des services. Les facteurs environnementaux prennent également en compte les conditions de vie du milieu dans lequel évoluent les populations (la pollution, l'insalubrité, les nuisances sonores, etc.) ou les catastrophes naturelles auxquelles elles font face. Il faut encore ajouter la pauvreté, les déficits communicationnels avec le personnel médical et les difficultés d'accessibilité aux centres de santé (Fournier et Haddad, 1995.).

A l'issue de l'analyse théorique des déterminants de la demande de soins et des travaux empiriques sur cette demande dans les PED, nous retenons les facteurs figurant dans le tableau ci-dessous (cf. tableau 16). Nous tenterons d'étudier leur influence sur la demande de soins dans les MUSI.

Nous allons maintenant confronter cette analyse à notre étude empirique de la demande de soins dans les MUSI de quartiers pauvres ou défavorisés de Yaoundé (cf. chapitre 1 pour une définition du quartier pauvre dans le contexte urbain camerounais). En d'autres termes, nous allons pouvoir affirmer ou infirmer la place des différents déterminants retenus en fonction des résultats de notre enquête de terrain (sur un échantillon de 500 chefs de famille) et de nos entretiens (sur 40 chefs de famille).

Il s'agit de savoir si toutes les variables socio-économiques le plus souvent utilisées dans les travaux relatifs aux PED (le prix, les frais de transport, le revenu, la qualité etc.), influent sur la demande de soins dans les MUSI du Cameroun. Dans ce contexte, en quoi les « conventions » pourront-elles être mises en évidence grâce à l'étude des déterminants choisis ?

Conclusion du chapitre 4

Nous nous sommes fixés pour objectif, tout au long de ce chapitre, d'analyser les fondements de la demande de soins. Pour ce faire, nous avons analysé les principales approches théoriques d'explication de la demande de soins (l'approche néoclassique, l'approche par les « capabilités » et l'approche par les conventions) et les études empiriques relatives aux PED qui nous permettent d'appréhender les déterminants spécifiques à ce contexte.

Il ressort de ce chapitre que le caractère multidimensionnel de la demande de soins dans le domaine de la santé et en particulier dans les MUSI nécessite le recours à un cadre d'analyse adapté tel celui de la théorie de conventions. En effet, le malade fait face à une incertitude qui ne peut aucunement lui permettre de faire un calcul a priori de la quantité optimale de soins dont il a besoin tel que le postule la théorie standard. Cependant l'éthique médicale limite les comportements opportunistes du professionnel face à cette situation d'incertitude à laquelle est confronté le malade et au pouvoir discrétionnaire du professionnel. L'éthique médicale est une convention dont le non-respect par le professionnel expose ce dernier à la construction par les patients d'une mauvaise réputation autour de lui. Cela pourrait provoquer une baisse de la demande adressée à ce professionnel. L'éthique professionnelle permet ainsi d'orienter la demande. En outre, la possibilité de négocier les soins dans les MUSI est pratiquée communément par tous les demandeurs sans que cela soit formellement institué. Cela met en lumière la présence de conventions implicites qui sont à la base de la coordination des décisions dans le cadre d'interactions entre offreurs et demandeurs de soins. Les offreurs fixent les prix notamment en collaborant avec les demandeurs de soins.

Au-delà des fondements théoriques du comportement des demandeurs de soins, nous avons analysé les études empiriques relatives à cette demande dans les PED. Ces études sont essentiellement basées sur l'appréhension des travaux controversés relatifs à l'influence de facteurs socio-économiques, culturels, institutionnels, environnementaux sur la demande de soins de santé. Le chapitre 5 confirmera ou infirmera l'influence de ces facteurs retenus sur la demande de soins dans les MUSI de Yaoundé.

Chapitre 5 : Les déterminants de la demande de soins pour les micro-unités de santé : étude empirique

Depuis les années 1980, il se développe un secteur privé de la santé, mais également une assurance privée et des mutuelles de santé au Cameroun. Les mutuelles de santé sont apparues comme des alternatives pour ceux qui ne peuvent pas bénéficier de couverture contre le risque maladie, mais le marché assurantiel privé n'est pas à la portée de tout le monde. Malheureusement, le développement de ces mutuelles fait face à de nombreuses difficultés ; une très faible partie de la population adhère à ces structures (Fonteneau, 2003).

Le recours aux structures de santé informelles et à la vente à la sauvette semble se présenter comme un moyen, pour les plus démunis, de bénéficier de soins de santé à des frais compatibles avec leur niveau de vie. Kamgnia (2008) estime que, ni la médecine traditionnelle, ni les « vendeurs à la sauvette » ne constituent les moyens les moins onéreux pour satisfaire la demande de soins de santé des populations pauvres au Cameroun, mais qu'en est-il précisément des micro-unités de santé informelles (MUSI) ? La demande massive de soins destinés aux micro-unités de santé informelles, s'explique-t-elle par le recouvrement des coûts dans les hôpitaux formels publics ? Ce qui revient à se demander si le prix des soins est l'élément déterminant de la demande de soins ? Quelle est l'influence des autres facteurs généralement présents dans la littérature (l'âge, l'éducation, la proximité, l'environnement etc.) ? C'est à ce questionnement que nous chercherons des éléments de réponse dans ce chapitre.

Ainsi, l'objectif de ce chapitre est d'analyser la demande de soins dans les MUSI à travers des facteurs socio-économiques, environnementaux et institutionnels qui influent sur cette demande. Plus précisément, nous expliquerons les effets de ces facteurs sur la probabilité de choisir une MUSI plutôt qu'un autre service de santé à partir de données issues d'une « enquête ménage » menée à Yaoundé. Pour ce faire, ce chapitre a été organisé en deux sections. La première est consacrée à la méthodologie de collecte des données et au choix du modèle d'analyse. La deuxième partie du chapitre porte sur l'analyse et l'interprétation des résultats des estimations, mais également sur une analyse qualitative de nos résultats.

1. Méthodologie de collecte, de traitement des données et échantillonnage

Dans cette partie, il est question de présenter notre échantillonnage, la méthode de collecte des données sur notre terrain d'enquête et la saisie de ces données inhérentes à l'analyse quantitative et qualitative.

1.1. Analyse quantitative

Cette sous-section présente notre terrain d'étude, nos unités d'enquête issues des zones de dénombrement de la troisième enquête camerounaise auprès des ménages et présente le déroulement de la collecte des données auprès de l'échantillon retenu pour notre enquête.

1.1.1. Champ, unités d'enquête et méthode de collecte des données

Nous présentons les champs et les unités d'enquête avant de présenter la méthode d'échantillonnage et de collecte des données sur le terrain.

a) Champ et unités d'enquête

Dans le cadre de cette thèse, l'enquête de terrain, relative à la demande de soins dans les MUSI, a couvert la ville de Yaoundé.

L'opération concernait l'ensemble des ménages[142] ordinaires (par opposition aux ménages collectifs : internats, casernes, hôpitaux, couvents, etc.), résidant sur l'ensemble de la ville, à l'exclusion des membres du corps diplomatique et de leur famille. L'unité statistique sera donc le ménage ordinaire.

La base de sondage, utilisée pour cette enquête, est celle constituée des zones de dénombrement (ZD)[143] échantillonnées pour la troisième enquête camerounaise auprès des ménages en 2007 (ECAM 3) par l'Institut National de la Statistique[144]. L'échantillon de cette enquête sera donc un sous échantillon de l'échantillon de l'ECAM 3.

L'objectif principal de l'étude étant l'identification des déterminants de la demande de soins dans les MUSI, la taille de l'échantillon des ménages à enquêter dépend de l'effectif des individus (chefs de ménages) de plus de 25 ans que l'on veut atteindre. Par ailleurs, les coûts de l'opération contraignent à un ajustement de la taille et de la répartition de l'échantillon pour prendre en compte ces contraintes ainsi que les cas de refus et de non réponses.

Avec un sondage aléatoire, la formule ci-dessous permet d'avoir la taille minimale de l'échantillon pour une marge d'erreur donnée :

---

[142] *Le ménage est une personne physique ou plusieurs personnes physiques (famille) vivant sous le même toit et dépendant économiquement les unes des autres. Le chef de ménage est la personne qui, à l'intérieur d'un ménage ordinaire, a le pouvoir de prendre des décisions et qui s'est déclarée, ou a été considérée comme telle, au moment de l'enquête et/ou des entretiens. Le mode d'organisation sociale en Afrique ne confère pas souvent le statut de chef de ménage aux personnes de sexe féminin. Néanmoins, au Cameroun, un ménage sur cinq est dirigé par des femmes. De manière générale, les femmes sont chefs de ménage en l'absence d'un aîné masculin ou dans le cadre d'un mariage polygamique.*

[143] *Le Cameroun est découpé en environ 17 800 zones de dénombrement. Une zone de dénombrement étant une portion du territoire bien délimité par des détails visibles et comprenant entre 700 à 1100 habitants.*

[144] *La base de sondage d'ECAM 3 était alors constituée des zones de dénombrement (ZD) obtenues à partir des travaux de cartographie du 3ème Recensement Général de la Population et de l'Habitat (RGPH3) de novembre 2005, réalisés par le Bureau Central des Recensements et d'Etudes de Population (BUCREP).*

$$n \geq n_0 = \frac{1}{1 - t_{nr}} \left[\frac{u_\alpha^2 pq}{\varepsilon_\alpha^2} \right] \frac{1}{g}$$ $1-\alpha$ le niveau de confiance souhaité.

u_α est la solution de $\boldsymbol{P}(\lfloor\boldsymbol{\mu}\rfloor \leq \boldsymbol{\mu\alpha})$ où u est une variable aléatoire suivant la loi normale centrée réduite.

p est la proportion du caractère recherché dans la population cible $q = 1 - p$

ε_α est la marge d'erreur tolérée.

$\bar{g}$ est la taille moyenne de la grappe tirée. t_{nr} est le taux de non réponse (supposé aléatoire).

NB. Cette formule suppose que les effets de grappe sont nuls.

Nous choisissons $1 - \alpha = 95\%$ (selon les habitudes). On a alors $\varepsilon_\alpha = 0{,}04$, $u_\alpha = 1{,}96$ et nous admettons que $\bar{g} = 2$, $t_{nr} = 0$.

On prend $pq = 0{,}25$ (le maximum que pq peut prendre).

$$n_0 = \frac{1}{1}(1{,}96)^2 \frac{0{,}25}{(0{,}04)^2} \frac{1}{2} = 300$$

D'après la formule ci-dessus, un échantillon d'environ 300 ménages permettra d'avoir des taux de couverture acceptables. La taille de l'échantillon a été réajustée d'une part afin de tenir compte de la charge de travail par enquêteur, mais également des déperditions de l'échantillon. Ainsi un échantillon d'environ 500 ménages nous permettra de pallier ces éventuels problèmes.

c) Méthode de tirage et collecte des données

Après avoir présenté le champ et les unités d'enquête, il est important d'étudier la méthode de tirage de l'échantillon sur lequel a porté notre enquête, avant de présenter la méthode de collecte des données.

➢ **Comment les structures de santé informelles sont-elles choisies par les ménages ?**

Etant donné que l'échantillon des ménages de cette enquête est un sous-échantillon de l'échantillon d'ECAM 3, la méthodologie de tirage est donc basée sur celle d'ECAM 3. Le tirage, à ECAM 3, se faisait à deux degrés : au premier degré, on tire les ZD et au second degré, on tire les ménages. Le nombre total de ZD sélectionnées dans chacune des deux métropoles du pays (Douala et Yaoundé) était de 100 ZD à ECAM 3. Le nombre de ZD tirées par arrondissement était proportionnel au nombre total de ZD de cet arrondissement dans la métropole. Ensuite, les ménages ont été tirés à raison de 20 ménages par ZD. Une fois les ZD tirées, les ménages ont été tirés au hasard dans chacune d'elles suivant un tirage systématique.

Lors du dénombrement des ZD à ECAM 3, les ménages des ZD échantillons ont été dénombrés et numérotés (ECAM 3/N° de la structure / N° du ménage dans la ZD). Des fiches de dénombrement comportant toutes les informations sur l'identification des ZD et des ménages de cette ZD (numéro, nom du chef de ménage, sexe du chef de ménage, nombre de personne dans le ménage) sont disponibles et sont utilisées comme base de travail dans les ZD. Etant donné que, pour chaque ZD échantillonnée, l'on connaît le nombre total de ménages de la ZD (notons Nzd), un « pas » de tirage a été calculé en faisant le rapport Nzd/20. Le choix du premier ménage s'est fait en choisissant un nombre au hasard entre 1 et le « pas » calculé plus haut (ce pas de sondage était de 5). Le premier ménage à enquêter est le ménage dont le numéro séquentiel dans la ZD correspond au nombre aléatoire tiré. A partir de ce premier ménage, on a appliqué à chaque fois ce « pas » pour avoir le numéro séquentiel du prochain ménage sur la fiche de dénombrement, et ainsi de suite jusqu'à atteindre le quota des 20 ménages à échantillonner par ZD. Pour cette étude, la méthode d'échantillonnage adoptée est à choix raisonné, puisque l'enquête porte uniquement sur les quartiers pauvres où sont implantés des MUSI. En outre, nous avons réalisé un sondage par grappe dans 20 zones de dénombrement correspondant aux quartiers défavorisés de la ville de Yaoundé.

Dans cette thèse, la pauvreté est un concept multidimensionnel. Sa définition découle essentiellement de celle d'ECAM 3 (INS/ECAM, 2007). Comme nous l'avons mentionné au chapitre 2, à ECAM 3, la pauvreté relève des aspects objectifs (pauvreté monétaire, pauvreté en termes de conditions de vie des ménages, pauvreté de potentialités), mais également subjectifs. Sur le plan objectif, des proxys sont utilisés comme critères de pauvreté pour identifier les quartiers sur lesquels vont porter notre enquête et nos entretiens. A savoir : le logement précaire, le niveau de revenu des ménages, l'accès difficile à l'eau potable et à l'électricité, un environnement insalubre, la non possession de certains biens durables (radio, téléviseur et téléphone mobile), l'insécurité, etc. Une personne pauvre est donc une personne qui vit dans un ménage pauvre, c'est-à-dire un ménage dans lequel la dépense moyenne par « équivalent adulte » est inférieure à 269 443 FCFA par an (soit 738 FCFA par jour ou 22 454 FCFA par mois).[145]

A ECAM 3 (INS/ECAM, 2007), il a été établi qu'il existe un lien étroit entre la pauvreté et l'habitat. Les ménages pauvres, dans leur grande majorité (83%), vivent dans des logements précaires dont ils sont propriétaires. Pour ce qui est de l'eau potable et l'électricité, un ménage sur deux y a accès. Mais les ménages pauvres y accèdent faiblement : un quart de ménages pauvres a accès à l'eau potable et moins d'un sur cinq a accès à l'électricité d'éclairage. En ce qui concerne les biens durables, seulement 2,3% des ménages possèdent un ordinateur.

L'environnement du ménage est susceptible d'avoir des effets sur la santé de ses membres. La présence des moustiques, des souris et des cafards constitue la nuisance la plus répandue pour les ménages pauvres. Le bac à ordures se trouve à moins d'un kilomètre des ménages urbains, ce qui n'est pas le cas en milieu rural. En ce qui concerne l'insécurité, près de 10% des ménages déclarent être victimes de vols ou d'agressions au Cameroun, mais le phénomène est plus récurrent dans les quartiers pauvres.

---

[145] *Le seuil de pauvreté est évalué aux prix de Yaoundé (ECAM 3, 2007).*

Les aspects subjectifs de la pauvreté sont ceux issus de la perception de la personne pauvre par les populations camerounaises, en rapport avec l'alimentation, l'habillement, l'équipement du ménage, la santé, les soins du corps, le transport, la communication, le loisir, l'éducation et les réseaux relationnels. Le pauvre pour la population est par exemple celui qui ne peut pas avoir trois repas par jour.

c) Méthode de collecte des données

Il est question ici de présenter comment étaient administrés les questionnaires pendant l'enquête de terrain, mais également comment étaient menés les entretiens.

➢ Exposé du déroulement de l'enquête de terrain

Pour mener à bien notre « enquête ménage », nous avons recruté 4 agents d'enquête que nous avons formés sur le sujet et le questionnaire, sur sa compréhension et la meilleure façon de le présenter aux ménages. Comme nous l'avons mentionné, l'enquête a porté sur 500 ménages répartis dans 20 zones de dénombrement. Chaque agent a administré des questionnaires dans 5 zones de dénombrement correspondant à des quartiers vulnérables de Yaoundé, chaque zone de dénombrement comprenant 25 ménages. Chaque enquêteur avait donc en charge 125 ménages à consulter, répartis sur 5 jours, ramenant ainsi à 25 ménages sur une zone de dénombrement précise par jour.

En dehors de l'administration des questionnaires, nous nous sommes également entretenus avec les ménages afin d'obtenir des informations plus précises sur le contexte de développement de ces structures et la perception des ménages quant à l'offre de soins, et ce, dans le but d'associer analyses quantitative et qualitative. Parmi les modules qui composent le questionnaire, nous avons retenu les domaines suivants : les caractéristiques sociodémographiques du chef de ménage (quel est le sexe du chef de ménage ? quelle est sa religion ? quel est son niveau d'instruction ? quelle est sa catégorie socioprofessionnelle ? quelle est sa situation matrimoniale ? quel est le nombre de personnes à sa charge ?)[146], l'activité et le revenu du chef de ménage (quel est le secteur d'activité du chef de ménage ? dans quelle fourchette se situe son revenu mensuel ?), la situation sanitaire du ménage, il s'agit de répondre aux questions suivantes : quelqu'un au sein de votre ménage a-t-il été malade au cours de ces deux dernières semaines ? De quand date la dernière consultation d'un membre de votre ménage ?[147] Par qui ce membre a-t-il été examiné lors de cette consultation ? Dans quelle structure a-t-il été consulté ? Où a-t-il l'habitude de se faire soigner ? Quel est le principal motif du choix actuel ? Quelle somme avez-vous dépensée lors de cette dernière consultation ? Quel temps d'attente[148] avez-vous supporté avant d'être reçu par le professionnel de santé ? Avez-vous été satisfaits par le traitement qui vous a été administré ? Avez-vous des suggestions à faire aux promoteurs de ces structures et au gouvernement pour améliorer l'efficacité des unités de santé informelles à Yaoundé ? Les enquêtes quantitatives et qualitatives ont été réalisées en août et septembre 2011.

---

[146] *cf. annexe 7.*

[147] *Il est question ici, pour le chef de ménage, de dire si le dernier cas de maladie dans son ménage date de moins de 2 semaines, de 2 semaines à moins d'un mois, de 1 mois à moins de 6 mois ou de plus de 6 mois. Mais nous avons constaté qu'il y a eu au moins un cas de maladie (plus ou moins léger) un mois avant notre enquête.*

[148] *En minute.*

➢ Présentation de l'organisation des entretiens

Les entretiens permettent de comprendre en profondeur le phénomène étudié (la demande de soins dans les MUSI). Les entretiens ont été effectués auprès de 40 ménages issus de l'échantillon de départ (500 ménages) qui ont eu recours aux micro-unités de santé et qui semblaient plus ouverts aux débats sur la question du développement des MUSI en milieu urbain camerounais. Ces interviews ont duré 10 jours à raison d'une heure et demie par entretien en moyenne. Les populations de l'échantillon s'exprimaient bien en français ou en anglais. En outre, les ménages d'expression anglophone comprenaient bien les questions rédigées en français, mais fournissaient des éléments de réponses à ces questions en anglais (langue dans laquelle ils s'expriment le mieux).

Après avoir présenté la méthode de collecte des données pour l'enquête de terrain et les entretiens, nous présentons la méthode de saisie et la méthode de traitement des données.

1.1.2. Saisie et traitement des données

a) Saisie des données issues de l'enquête de terrain

La saisie des données est le processus par lequel on transfère les données d'une copie papier (questionnaires et réponses d'enquête) vers un fichier électronique. Le *logiciel CSPRO* que nous avons utilisé est actuellement un outil de saisie d'accès facile. Son principal avantage est le traitement des fichiers hiérarchiques. Il permet de concevoir des masques de saisie fidèles à la structure du questionnaire. Les écrans de saisie sont des copies conformes des pages du questionnaire.

Notre étude se fonde sur une méthode d'analyse tant quantitative que qualitative des données (analyse mixte). La méthode quantitative s'attarde sur les éléments qui peuvent être comptés et soumis à une analyse statistique et économétrique. L'analyse qualitative, quant à elle, a comme objectif de décrire une situation. Elle cherche à répondre à des questions telles : que veut dire ce phénomène ? Qu'est ce qui peut faire évoluer ce phénomène ? Elle permet également d'identifier les points de vue d'un groupe (besoins, opinions), de découvrir des expériences humaines et d'étudier la perception des populations sur un fléau ou un phénomène donné. Elle est également effectuée, dans le cas précis de cette étude, pour analyser en profondeur la demande de soins dans les MUSI en intégrant, au-delà des facteurs socio-économiques, des déterminants institutionnels et environnementaux. L'analyse qualitative se fait grâce à des entretiens approfondis (interviews). Dans le cadre de cette étude, les entretiens sont individuels.

Les données qualitatives permettent ainsi de réaliser une description détaillée du comportement de choix d'une structure sanitaire par les ménages et de leurs opinions sur le rôle de la médecine informelle dans le système de santé camerounais. Les données qualitatives sont recueillies à titre de narrations libres sans catégorie fixe ou normalisée.

b) Le traitement quantitatif et qualitatif des données

Cette section est consacrée à l'analyse des modèles à choix discret (MCD) et en particulier à l'analyse du modèle logit multinomial standard utilisé dans cette étude.

➢ Présentation générale des modèles à choix discret

Les travaux liés à la demande de soins de santé en Afrique sont restés très proches du cadre de référence micro-économique des fonctions de demande d'inspiration néoclassique (Akin et al, 1981 ; Heller, 1982 etc.) où le patient est considéré comme un consommateur qui acquiert des biens et des services médicaux produits par les établissements et des producteurs de santé. Ce modèle se fonde sur le postulat de rationalité, le patient peut faire un classement rationnel de ses préférences. Il choisit donc, parmi l'ensemble des formations médicales dont l'accès est possible, la formation qui lui apportera la plus grande satisfaction (qui lui permettra de trouver la guérison). Mais sur le plan pratique, la maladie est un évènement aléatoire et le malade est en situation d'asymétrie d'information par rapport aux professionnels de santé. En outre, il n'y a aucune certitude quant aux résultats que le malade peut espérer retirer des soins choisis, l'application du modèle néoclassique traditionnel pour mesurer quel impact a pu avoir l'introduction des tarifs (du recouvrement des coûts) sur la demande de soins n'est pas toujours aisée dans le domaine de la santé.

Dans le cadre de cette étude, il est question de connaître les facteurs qui influencent la décision de recourir aux micro-unités de santé informelles au Cameroun. La variable dépendante ici est donc la demande de soins dans les formations sanitaires qui peut être influencée à la fois par des variables socio-économiques, culturelles, institutionnelles et environnementales.

Les premiers modèles à variables dépendantes quantitatives comportent le prix et le revenu comme seuls facteurs explicatifs de la demande de soins. Ensuite, certains travaux ont introduit des modèles à variables dépendantes qualitatives considérant à la fois le prix, le revenu, les variables de qualité et d'autres variables socio-économiques. Il s'agit là de deux approches théoriques faisant référence d'une part aux travaux de Grossman (1972) et d'autre part à ceux d'Acton (1975) et de Christianson (1976).

Toutes les études sur la demande de soins, menées dans les PED, sont basées sur les modèles économétriques à choix discrets (MCD) tels que le logit multinomial (LM), le probit multinomial (PM), le logit multinomial emboîté (NML) et le probit multinomial indépendant (PMI). Bolduc et al (1996), dans leur étude sur le choix des unités de santé au Bénin, ont estimé un modèle qui utilise à la fois le PM, le LM, le PMI. Cet article fait la différence entre ces modèles en y incluant la variable « tontine » qui est un système informel d'épargne que l'on rencontre beaucoup dans les pays africains (Cameroun, Gabon, Benin, ...). C'est une association qui permet à ses membres de cotiser périodiquement une somme d'argent donnée. La cotisation globale est alors remise, à tour de rôle, à chacun des membres, selon un calendrier bien précis. Ainsi, dans une tontine de dix membres qui cotisent mensuellement dix mille FCFA chacun, une somme de cent mille FCFA sera remise chaque mois à un bénéficiaire déterminé par rotation de tous les membres. La tontine peut être renouvelée ou arrêtée une fois que tous les membres auront reçu leur quote-part. Dans cette étude, le prix influence significativement la demande de soins et est identique dans les modèles MP et IMP.

En outre, plusieurs aspects de la demande de soins font intervenir des décisions de recours de nature discrète, comme le choix entre un nombre entier restreint et fini d'alternatives thérapeutiques mutuellement exclusives. La décision de recourir ou non à une structure de santé moderne, le choix d'acquérir ou non des médicaments modernes ou traditionnels après une consultation ou non entrent dans cette catégorie. Dans de tels ensembles à cardinalité finie, la décision d'un agent économique ne constitue pas la réalisation d'une variable continue, mais plutôt celle d'une variable discrète (Alban, 2000). Il peut donc être assigné à chacune des alternatives constituant l'ensemble de choix, une probabilité de réalisation. Dans ce cas, le modèle de régression linéaire simple n'est pas approprié pour analyser de telles réalisations puisqu'il produit des prédictions qui ne sont pas nécessairement limitées à l'intervalle $[0,1]$, comme doivent l'être des valeurs probabilistes. Pour analyser ce type de décisions, on fait plutôt appel aux modèles à choix discrets (MCD). En effet, dans ces modèles, la probabilité d'observer une réalisation spécifique de la variable discrète est déterminée suivant une règle de décision formulée en termes d'une variable latente (c'est-à-dire non observable) associée (Mc Fadden, 1981).

L'estimation des modèles polytomiques est réalisée grâce au maximum de vraisemblance. Le principal avantage des modèles logit et probit dichotomiques tient à la simplicité de la formulation analytique de leurs probabilités de choix qui sont facilement calculables. Cependant, ces modèles comportent également des inconvénients. L'une des limites de ces modèles dichotomiques est de supposer des termes d'erreurs, indépendamment et identiquement distribués, ce qui présume l'absence de liens entre des facteurs inobservés pouvant affecter l'utilité des différentes alternatives (Train, 2003).

En dehors de ces modèles dichotomiques, nous avons les modèles polytomiques ou multinomiaux, qui sont le plus utilisés dans les études économiques sur la demande de soins de santé (Hotchkiss, 1983 ; Mwabu et al, 1986 ; Marriko, 1999 ; 2003 ; Perrin 2001 ; etc.). Ces modèles supposent que les termes d'erreurs sont identiques et indépendamment distribués et suivent une distribution de valeur extrême de type 1 ou distribution Weibull (Madala, 1983). L'avantage de ce modèle réside dans la simplicité de sa probabilité de choix qui est facile à calculer analytiquement. Par contre, l'inconvénient majeur de ce modèle est la structure des termes d'erreurs.

En effet, le logit multinomial suppose que la corrélation entre les termes d'erreurs des fonctions d'utilité indirectes est nulle. En d'autres termes, il est contraint par l'hypothèse d'indépendance des états non pertinents ou IIA (Train, 2003). Selon l'IIA, le choix entre deux alternatives ne dépend que des attributs de celles-ci, indépendamment des caractéristiques offertes par toute autre alternative. Ainsi, ajouter une nouvelle modalité, ou modifier les caractéristiques d'une tierce modalité figurant déjà dans l'ensemble de choix, ne modifiera pas le ratio de probabilité de choix entre deux alternatives (Alban, 2000). Par conséquent, le choix du modèle logit multinomial n'est pas conseillé quand il y a différents degrés de substitution ou de complémentarité entre diverses alternatives considérées. L'IIA peut être acceptable, si les alternatives sont difficilement comparables, mais elle devient discutable quand on modélise des choix très similaires (Alban, 2000).

Le test de Hausman et Mc Fadden (1984), dénommé HM permet de rejeter ou non l'hypothèse IIA. Ce test implique la réestimation du modèle après élimination d'une alternative pour vérifier si les coefficients estimés restent les mêmes. Si les coefficients sont stables, on en déduit que le problème IIA n'affecte pas les coefficients estimés. Dans le cas où le test rejetterait l'hypothèse d'indépendance des alternatives, le logit multinomial deviendrait inapproprié. Afin d'éviter ce genre de difficultés, trois types de modèles peuvent être utilisés : le logit multinomial emboîté, le probit multinomial ou le logit mixte.

En d'autres termes, le test de l'hypothèse IIA permet de montrer si oui ou non deux alternatives m et n sont complètement indépendantes des autres alternatives. Si tel est le cas, on parlera de « independance of irrelevant alternatives », c'est-à-dire que les autres alternatives n'affectent pas le calcul des rapports de chance entre m et n.

En effet, Mc Fadden (1987), Amemiya (1981) et Maddala (1983) ont montré que ce modèle fournit non seulement les liens entre les différentes alternatives, mais indique aussi les différentes étapes pour arriver au choix de chaque alternative, tout en minimisant la restriction sur la substitution des alternatives. Supposons, par exemple, qu'en cas d'épisode morbide, un malade pour se soigner doive d'abord choisir entre la médecine moderne et la médecine traditionnelle. S'il opte pour les soins médicaux modernes, il devrait choisir entre les dispensaires et infirmeries publiques et les dispensaires et infirmeries privées (cf. graphique 15). Le logit multinomial emboîté, devrait être appliqué ici, il suppose qu'il y a un lien de dépendance entre la médecine moderne et la médecine traditionnelle, alors, les alternatives à l'intérieur de la médecine moderne (dispensaires et infirmeries publiques, dispensaires et infirmeries privées) sont indépendantes entre elles. Ainsi, on constate que le choix des dispensaires ou des infirmeries publiques n'intervient qu'après que le patient ait décidé de recourir à la médecine moderne. La probabilité de choix des dispensaires et infirmeries publiques est déterminée en tenant compte de celle du choix de la médecine moderne face à la médecine traditionnelle. Ce modèle a été utilisé par Mariko (1999, 2003) dans ses études sur le Mali.

Figure 15 : Exemple d'une structure d'emboîtement à deux niveaux

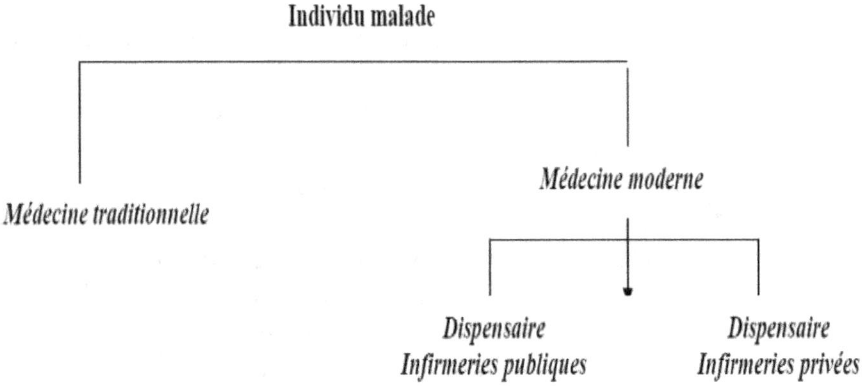

Source : Mariko (1999, 2003)

Le probit multinomial standard, quant à lui, évite aussi le problème IIA parce que toutes les corrélations possibles entre les termes d'erreurs sont permises. Mais le problème pratique, lié à l'estimation du modèle probit multinomial, est qu'il nécessite l'évaluation des probabilités de choix constitués d'intégrales multiples qui ne peuvent être évaluées analytiquement. Ce calcul implique en fait autant de niveaux d'intégration qu'il comporte d'alternatives distinctes. Ce qui rend nécessaire le recours aux méthodes de simulation numériques. Mc Fadden (1989), Pakes (1989) et Pollard (1989) ont suggéré une méthode de simulation où les intégrales multiples sont remplacées, dans la procédure standard de maximisation des vraisemblances, par un simulateur asymptotiquement efficient et non biaisé, estimé à partir d'un modèle à variable latente sous-jacente : c'est la méthode des vraisemblances simulées. Sur la base de cette méthode, un autre simulateur appelé GHK [149], qui s'est révélé plus efficient, a été mis au point (Keane, 1999). Malgré ces améliorations, le probit multinomial est toujours difficile à estimer si le nombre d'alternatives dépasse quatre. Cela explique d'ailleurs sa faible utilisation dans les études de

[149] *Ce nom découle du fait que cet estimateur provient des travaux de Geweke (1991), Hajivassilion et al (1990) et Keane (1990)*

demande de soins. Les études d'Akin et al (1995) au Nigeria (trois alternatives), Bolduc et al (1996) au Benin (quatre alternatives), Audibert et Mathonnat (1998) en Côte d'Ivoire (trois alternatives) sont les seuls à avoir utilisé le modèle probit multinomial pour expliquer quels sont les facteurs qui influencent la demande de soins dans ces pays.

En outre, le modèle logit mixte n'est pas contraint par l'IIA. Il admet des différences intrinsèques entre les différences individuelles qui ne sont ni observées, ni mesurables, comme le souci du malade d'avoir des soins de meilleure qualité qui peut aussi avoir un impact déterminant sur le choix du praticien. En exploitant les méthodes de simulation (Train, 2003), il est relativement facile de calculer les probabilités de choix pour ce modèle qui s'expriment comme des intégrales de fonctions de probabilité du logit standard sur toutes les valeurs admissibles des paramètres. Mc Fadden et Train (2000) montrent que le modèle logit mixte produirait des estimations de meilleure qualité que les modèles à choix discret conventionnels, eu égard à sa grande généralité.

Figure 16 : Différents modèles économétriques pour estimer la demande de soins de santé

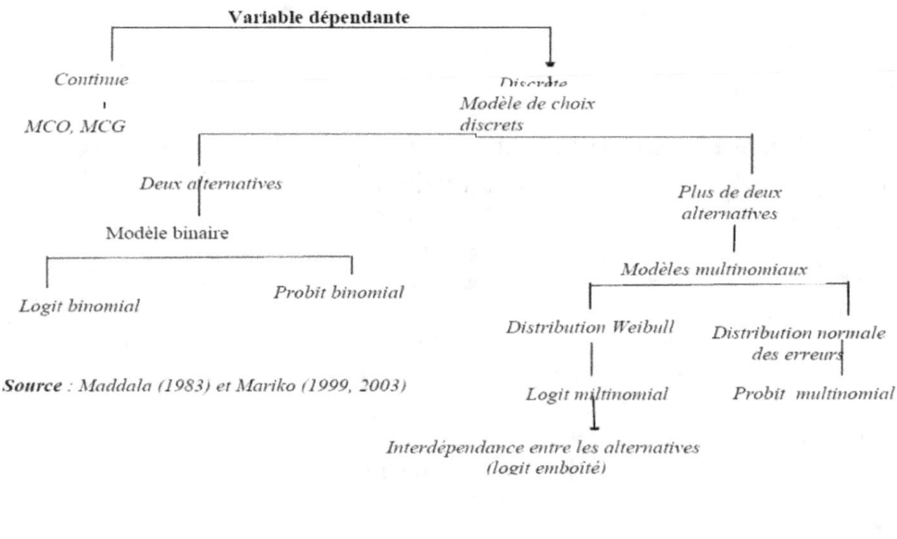

Source : Auteur

On peut dire, en quelque sorte, que le modèle logit mixte combine la flexibilité du probit multinomial à la maniabilité du logit multinomial.

- **Justification de l'usage du modèle logit multinomial standard dans cette étude**

Pour notre étude, nous retenons le modèle multinomial standard. La variable dépendante est la demande de soins (cf. figure 17). Il s'agit d'une variable discrète qui comprend plus de deux alternatives ou possibilités (structure publique, centre de santé, clinique privée, micro-unité de santé ou automédication), mais ces différentes possibilités ne comprennent pas des modalités ou attributs. En effet, il s'agit pour l'individu de choisir entre un établissement public (de première ou de seconde catégorie ou un centre de santé)[150], ou encore une clinique privée, une micro-unité de santé informelle ou l'automédication (quand il se rend à la pharmacie ou chez les vendeurs ambulants de médicaments).

Figure 17 : Choix thérapeutiques des ménages de notre échantillon

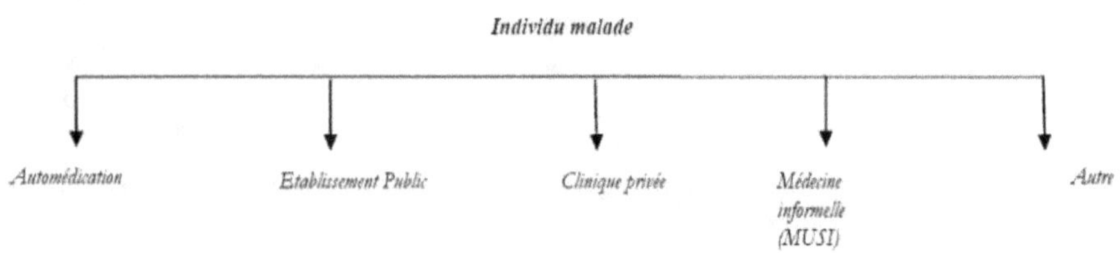

Source : Auteur

[150] *Comme centre de santé, on peut citer : un CSI, un DS ou un CMA (cf. chapitre 1 pour une littérature exhaustive sur les centres de santé au Cameroun)*

Le choix du multinomial standard se justifie par le fait nous avons plusieurs alternatives de recours thérapeutique qui ne sont pas ordonnées et en faisant un test d'Hausman, l'hypothèse IIA (l'hypothèse d'Indépendance des Etats non Pertinents) n'est pas rejetée (cf. tableau 18).

Après avoir analysé le modèle économétrique que nous utilisons pour répondre à notre questionnement de recherche, nous analysons ensuite l'approche qualitative que nous mobilisons également dans cette étude inhérente aux déterminants de la demande de soins dans les micro-unités de santé au Cameroun.

Tableau 18 : Test IIA de Hausman de choix de la méthode d'estimation

Omitted	*Chi2*	*Df*	*p>chi2*	*Evidence*
Hôpital	*-0,000*	*1*	*1,000*	*For H0*
Centre de santé	*-0,000*	*1*	*1,000*	*For H0*
Automédication	*1,278*	*57*	*1,000*	*For H0*
Clinique	*-963,153*	*55*	*1,000*	*For H0*
Micro-unité	*-0,000*	*1*	*1,000*	*For H0*

Source : Auteur

1.2. Méthode d'analyse qualitative du choix de recours thérapeutique

Le but de l'analyse qualitative de la demande de soins dans les MUSI est de mieux répondre à la problématique de l'étude et d'obtenir des conclusions approfondies sur la situation concrète des acteurs, mais il s'agit également de mettre en évidence la place des conventions dans les comportements des demandeurs. Pour ces entretiens semi-directifs, nous avons retenu un échantillon de 100 ménages, cet échantillon est un sous-échantillon de l'échantillon de départ (500 ménages). Cet échantillon est constitué de ménages plus ouverts au débat relatif aux MUSI et ayant eu recours à ces MUSI lorsqu'un membre de leur ménage est tombé malade la dernière fois, avant nos entretiens (au maximum deux semaines avant l'entretien). Les entretiens ont tourné autour de deux questions : l'accessibilité des populations aux services de santé et la qualité du service dans les MUSI (cf. annexe 8 pour une présentation de la grille d'entretien).

1.2.1. L'analyse de contenu et la retranscription des données sur la demande de soins

c) L'analyse de contenu

Dans les études relatives à la demande de soins de santé, l'analyse de contenu est la méthode qui cherche à rendre compte de ce qu'ont dit les interviewés sur leur comportement en matière de recours thérapeutique, cela de la façon la plus objective et la plus fiable possible. Berelson (1952), son fondateur, la définit comme une technique de recherche pour la description objective du contenu manifeste de la communication. Généralement utilisée en marketing, l'analyse de contenu permet d'analyser le matériel d'enquête collecté à l'occasion d'observations, d'entretiens de groupes (Focus group) ou d'entretiens individuels : les comportements, les mots, les gestes, ce qui n'est pas dit et ce qui est sous-entendu. Dans le cadre de nos entretiens relatifs à la demande de soins dans les MUSI, nous avons individuellement interviewé les chefs de ménages de notre échantillon. Nous nous sommes entretenus avec ces chefs de ménages de façon approfondie (pendant en moyenne une heure et demie par entretien). Il s'agit de comprendre le discours des ménages et leur choix de recourir à ces structures, au moment où des initiatives formelles sont mises en place au Cameroun pour rapprocher les populations des soins de santé primaires censés être à leur portée (tels les paquets minimums d'activité offerts dans les districts de santé).

d) Retranscription des données

Nos entretiens ont été enregistrés sur un dictaphone, ensuite, ils ont été mis à plat par écrit (pour en faciliter l'exploitation et en avoir une trace fidèle). Enfin nous avons analysé la signification des propos des différents chefs de ménage interviewés. Cette analyse nous a permis de décrire et d'évaluer en détail la décision de recourir aux MUSI par les ménages de notre échantillon. Pendant cette retranscription, nous avons noté mot à mot tout ce qu'ont dit les interviewés, sans en changer le texte, sans l'interpréter et sans abréviation.

1.2.2. Interprétation des discours des ménages

Le traitement des données qualitatives peut être mené d'un point de vue sémantique ou statistique (Andreani et Conchon, 2001). Dans le cas des traitements dits « sémantiques », l'analyse est conduite à la main, selon la démarche de l'analyse de contenu. Par approximations successives, elle étudie le sens des idées émises ou des mots. Les études réalisées par les professionnels suivent souvent cette approche traditionnelle (Morrison et al, 2002). Au contraire, les traitements statistiques sont réalisés sur ordinateur à partir de logiciels de traitement de textes. Les analyses procèdent à des comptages de mots, des morceaux de phrases ou des catégories, et à des analyses de données (exemple : l'analyse factorielle des correspondances).

Dans notre analyse nous avons utilisé la méthode du tri expertisé avec saturation dont l'intérêt ici est de cibler les personnes potentiellement à même de fournir des informations relatives aux objectifs de l'étude (les personnes qui vivent dans les quartiers où se développent les micro-unités de santé). Puis, nous avons recueilli les données relatives aux entretiens ; nous avons analysé les idées véhiculées par les ménages de notre échantillon (traitement sémantique des données), les mots qu'ils utilisent et le sens qu'ils leur donnent.

2. La demande de soins dans les micro-unités de Yaoundé : résultats des analyses quantitative et qualitative

2.1. Résultats de l'analyse quantitative

Dans cette sous-section, nous analysons le profil socio-démographique des chefs de ménages de notre échantillon, l'analyse descriptive des variables susceptibles d'avoir un impact sur la demande de soins, puis nous présentons les résultats de l'estimation du modèle de demande de soins.

2.1.1. Profil sociodémographique, analyses bivariée et multivariée des données d'enquête

e) Profil sociodémographique des chefs de ménage enquêtés

Notre enquête a porté sur un échantillon de départ de 500 ménages. L'apurement et le traitement informatique des données nous ont permis de valider 496 questionnaires. Ainsi, notre analyse a porté sur les 496 questionnaires validés. Sur ces 496 questionnaires retenus, 45,16 % des ménages de notre échantillon ont choisi de recourir aux formations publiques (hôpitaux et centres de santé) lorsqu'un membre de leur famille est tombé malade la dernière fois (deux semaines au maximum avant notre enquête), 33,67% environ aux MUSI (c'est cette population qui nous intéresse), 7,26 aux pharmacies (à l'automédication), 10,08% se sont tournés vers les cliniques privées, 2,02% se sont rendus chez les tradipraticiens[151] et le reste (1,81%) s'est adressé à d'autres structures (centres de santé confessionnels par exemple). Ce premier résultat de notre analyse quantitative nous permet de constater que les structures de santé publiques représentent le premier recours et que les MUSI sont le deuxième recours loin devant les pharmacies, l'automédication, les tradipraticiens et autres.

Tableau 19 : Structures de santé choisies par les chefs de ménage

Différentes structures	***Pourcentage***
Formation publique	*45,16*
MUSI	*33,67*
Automédication	*7,26*
Clinique	*10,08*
Tradipraticien	*2,02*
Autres	*1,81*
Total	***100,0***

Source : construit par l'auteur à partir des données de l'enquête

[151] *Chez les offreurs traditionnels de soins : guérisseurs, marabouts, herboristes, etc.*

Plus de la moitié (57,6%) des ménages sont dirigés par des hommes, alors que les 42,4% restant sont dirigés par les femmes (cf. tableau 20).

Tableau 20 : Répartition de la population de l'échantillon en fonction du sexe

Genre du chef de famille	***Total***	***Pourcentage***
Hommes	*286*	*57,6*
Femmes	*210*	*42,4*
Total	***496***	***100,0***

Source : Construit par l'auteur à partir des données de l'enquête

S'agissant de l'âge du chef de ménage, plus de la moitié des chefs de ménage de notre échantillon ont entre 25 et 45 ans. Ensuite, 12,3% ; 26,2% et 5,4% ont respectivement entre 15 et 25 ans, 45 et 60 ans et plus de 60 ans (cf. tableau 21).

Tableau 21 : Répartition de la population de l'échantillon par tranche d'âge

Tranche d'âge du chef de ménage	***Total***	***Pourcentage***
15- 25 ans	*61*	*12,3*
25-45ans	*278*	*56,0*
45-60 ans	*130*	*26,2*
Plus de 60 ans	*27*	*5,4*
Total	*496*	*100,0*

Source : construit par l'auteur à partir des données de l'enquête

Sur le plan de la religion, 48 % des chefs de ménage de notre échantillon sont catholiques, 33,9 % sont protestants, 10 % sont musulmans et 7,9% pratiquent d'autres religions (animisme[152] et autres religions).

L'analyse de la situation matrimoniale des chefs de ménage nous permet de constater que plus de la moitié des chefs de ménage de notre échantillon sont mariés (64,9%), alors que 23,8% sont célibataires. A peine 10,3% des chefs de ménage sont veufs (ves) ou divorcé(e)s.

En outre, on constate une très forte disparité des niveaux d'instruction des chefs de ménage de notre échantillon. En effet, moins de 5% des chefs de ménage (4,2%) sont sans niveau, alors que plus d'un ménage sur deux (52,2 %) est dirigé par un chef ayant un niveau secondaire. Les chefs de ménage ayant un niveau primaire et supérieur représentent respectivement 22,2 et 22,4% de la population de notre échantillon.

En ce qui concerne la catégorie socioprofessionnelle du chef de ménage, nous avons recensé un grand nombre de travailleurs indépendants. En effet, 54% des chefs de ménage travaillent de façon indépendante et cela dans le secteur informel, alors qu'à peine 3,6% et 7,9% sont respectivement cadre supérieur et cadre moyen. 11,7% de ces chefs de ménage sont employés qualifiés et 11,1% sont semi-qualifiés. Dans notre échantillon, 11,7% des chefs de ménage sont étudiants, élèves ou retraités. Il ressort également que plus de la moitié des chefs de ménages travaillent dans le secteur informel (66,9%), alors que 13,9% d'entre eux travaillent dans le secteur public. 10,5%, 5% et 3,6% travaillent respectivement dans le privé formel, le secteur parapublic et autre.

L'étude du niveau de revenu des chefs de ménage de notre échantillon nous permet de constater que 27% des chefs de ménage disposent d'un revenu compris entre 50 000 et 100 000 Francs CFA, 22,8% ont un revenu compris entre 23 500 et 50 000 FCFA. En outre, 15,5% des chefs de ménages disposent d'un revenu mensuel compris entre 100 000 et 150 000 FCFA. 17,9% ont un revenu de moins de

[152] *L'animisme est la religion ou la croyance dans laquelle tous les êtres vivants, et même les objets, disposent d'une âme. Cette âme ou cet esprit mystique, manifestations de défunts ou de divinités animales, peut agir sur le monde tangible, de manière bénéfique ou non. Il convient donc de leur vouer un culte.*

23 500 FCFA. A peine 6,5%, 6,3% et 4% des chefs de ménage ont un revenu respectivement compris entre 150 000 et 200 000 FCFA, entre 200 000 et 300 000 FCFA et enfin de plus de 300 000 FCFA.

Tableau 22 : Répartition de la population de l'échantillon par tranche de revenu

Tranche de revenu	Total	Pourcentage
Moins de 23500	*89*	*17,9*
23 500-50 000	*113*	*22,8*
50 000-100 000	*134*	*27*
100 000-150 000	*77*	*15,5*
150 000-200 000	*32*	*6,5*
200 000-300 000	*31*	*6,3*
Plus de 300 000	*20*	*4*
Total	*496*	*100,0*

Source : Auteur

b) Analyses bivariée et multivariée de l'influence de différentes variables sur la demande de soins

Il est ici question d'étudier l'influence de différents facteurs sur la demande de soins. Pour ce faire, nous examinerons la demande de soins en fonction de chaque facteur et nous verrons à travers le test de khi-deux les liens de dépendance entre ces facteurs et la demande.

- **Choix de la structure de santé en fonction de l'âge du chef de ménage**

61 chefs de ménages ont entre 15 et 25 ans. Pour cette tranche d'âge, 50,82% des chefs de ménage ont choisi de recourir aux formations publiques de santé (hôpitaux publics et centres de santé) ; 26,23% aux MUSI et 16,39% aux cliniques. Seulement 3,28% ; 1,64% et 1,64% des chefs de ménages ont fait le choix respectivement des pharmacies, des tradipraticiens et bien d'autres alternatives (cf. tableau 22).

Dans notre échantillon, 278 chefs de ménages ont entre 25 et 45 ans. Pour cette tranche d'âge, 43,52% des chefs de ménages se sont rendus dans les formations sanitaires publiques, 35,25% dans les MUSI ; 10,07% dans les pharmacies ; 7,55% dans les cliniques ; 2,88% chez les tradipraticiens et 0,70% des chefs de ménages âgés de 25 à 45 ans ont fait d'autres choix.

130 chefs de ménages de notre échantillon ont 45 à 60 ans. En ce qui concerne cette tranche d'âge, 42,30% des ménages de notre échantillon ont eu recours aux formations sanitaires publiques, 35,38% aux MUSI ; 4,62% aux pharmacies, 12,31% aux cliniques ; 0,77% ont fait le choix des tradipraticiens et 4,62% ont fait d'autres choix.

27 chefs de famille ont plus de 60 ans. Parmi ces chefs de famille, 62,96% ont choisi les formations publiques, 25,93% les MUSI et 11,11% ont choisi les cliniques.

Finalement, quelles que soient les tranches d'âge des chefs de famille, les ménages de notre échantillon ont beaucoup plus choisi les structures publiques de santé lorsque le dernier cas de maladie s'est présenté. Après cela viennent les MUSI, mais en ce qui concerne le choix des autres alternatives l'ordre d'importance en matière de choix des structures de santé varie d'une tranche d'âge à l'autre.

En outre, entre 25 et 60 ans, les individus choisissent les MUSI par rapport aux tranches d'âge plus jeunes ou plus vieilles.

Tableau 23 : Choix de la structure en fonction de l'âge du chef de ménage

Tranches d'âge	***Structures de santé choisies (en pourcentage)***					
	Formations publiques	***MUSI***	***Pharmacies***	***Cliniques***	***Tradipraticiens***	***Autres***
15 et 25 ans	*50,82*	*26,23*	*3,28*	*16,39*	*1,64*	*1,64*
Entre 25 et 45 ans	*43,52*	*35,25*	*10,07*	*7,55*	*2,88*	*0,77*
Entre 45 et 60 ans	*42,30*	*35,38*	*4,62*	*12,32*	*0,77*	*4,62*
Plus de 60 ans	*62,96*	*25,93*	*0*	*11,11*	*0*	*0*

Source : construit par l'auteur à partir des données de l'enquête

➢ Choix de la structure de soins en fonction du sexe du chef de ménage

Notre échantillon compte 286 chefs de ménage de sexe masculin. Parmi ces chefs de ménage, 44,40% ont eu recours aux formations publiques ; 34,62% aux MUSI ; 8,04% aux pharmacies ; 9,44% aux cliniques ; 2,10% aux tradipraticiens et 1,40% des ménages ont fait d'autres choix.

210 chefs de ménages sont de sexe féminin. Dans cette population, 46,19% des chefs de famille ont choisi les structures publiques, 32,38% les MUSI, 6,19% les pharmacies ; 10,96% les cliniques ; 1,90% chez les tradipraticiens et 2,38% ont fait d'autres choix.

Les chefs de ménage de sexe masculin et ceux de sexe féminin ont donc tous beaucoup plus choisi les formations sanitaires publiques quand un membre de leur foyer est tombé malade la dernière fois.

Mais les ménages dont le chef est de sexe masculin sont ceux qui ont plus eu recours aux MUSI. Cependant la différence de recours aux structures de santé publiques et aux MUSI entre les deux sexes est faible.

Tableau 24: Choix de la structure de soins en fonction du sexe du chef de ménage

Sexe du chef de ménage	***Structures de santé choisies (en pourcentage)***					
	Formations publiques	*MUSI*	*Pharmacies*	*Cliniques*	*Tradipraticiens*	*Autres*
Masculin	*44,40*	*34,62*	*8,04*	*9,44*	*2,10*	*1,40*
Féminin	*46,19*	*32,38*	*6,19*	*10,96*	*1,90*	*2,38*

Source : construit par l'auteur à partir des données de l'enquête

➢ **Choix de la structure de santé en fonction de l'appartenance religieuse**

En ce qui concerne l'appartenance religieuse des chefs de famille de notre échantillon, 238 chefs de famille sont catholiques. Parmi ces catholiques, 53,68% ont eu recours aux formations sanitaires publiques lorsqu'un membre de leur ménage est tombé malade la dernière fois. 30,67% des chefs de ménage ont eu recours aux MUSI ; 3,36% aux pharmacies ; 9,66% aux cliniques ; 1,68% aux tradipraticiens et 2,94% ont fait d'autres choix.

168 chefs de ménage sont protestants, dans notre échantillon, 38,09% ont choisi de recourir aux formations publiques la dernière fois qu'un membre de leur ménage est tombé malade. 39,28% ont

choisi les MUSI ; 11,90% les pharmacies ; 8,93% les cliniques ; 1,90% les tradipraticiens et 0,59% ont fait d'autres choix.

51 ménages de notre échantillon sont musulmans, parmi ces musulmans, 47,07% ont eu recours aux structures de santé publiques ; 25,49% aux MUSI ; 9,80% aux pharmacies ; 15,68% aux cliniques et 1,96% aux tradipraticiens.

En ce qui concerne le choix des structures de santé en fonction de l'appartenance religieuse du ménage, les musulmans et les catholiques choisissent nettement plus les formations publiques que les autres alternatives thérapeutiques. Les protestants quant à eux ont plus recours à la fois aux MUSI et aux formations publiques. Les protestants choisissent donc plus les MUSI que les catholiques et les musulmans.

Tableau 25 : Choix des structures de soins en fonction de l'appartenance religieuse

Religion du ménage	***Structures de soins choisies par le chef de ménage (en pourcentages)***					
	Formations publiques	***MUSI***	***Pharmacie***	***Clinique***	***Tradipraticien***	***Autres***
Catholique	*53,68*	*30,67*	*3,36*	*9,66*	*1,68*	*2,94*
Protestant	*38,09*	*39,28*	*11,90*	*8,93*	*1,90*	*0 ,59*
Musulman	*47,07*	*25,49*	*9,80*	*15,68*	*1,96*	*0*

Source : construit par l'auteur à partir des données de l'enquête

➢ Choix de la structure thérapeutique en fonction du niveau d'éducation du chef de ménage

Dans notre échantillon d'analyse, 21 ménages sont sans niveau d'étude. 47,63% de ces ménages ont eu recours aux formations de santé publiques ; 33,33% aux MUSI ; 14,28% aux cliniques et 4,76% aux tradipraticiens.

110 chefs de famille de notre échantillon ont un niveau d'étude primaire, dans cette population, 40% des chefs de ménage ont choisi les formations publiques ; 39,10% les MUSI ; 9,10% ont choisi les pharmacies ; 8,18% les cliniques ; 2,23% les tradipraticiens et 0,91% ont fait d'autres choix.

254 chefs de ménage de notre échantillon ont un niveau d'éducation secondaire. 46,46% ont eu recours aux formations sanitaires publiques ; 33,07% ont choisi les MUSI ; 6,69% les pharmacies ; 9,84% les cliniques ; 2,36% la médecine traditionnelle et 1,57% ont fait d'autres choix.

111 chefs de ménage ont un niveau d'étude supérieure. 46,85% ont préféré demander les soins dans les structures publiques, 29,73% dans les MUSI ; 8,11% dans les pharmacies ; 11,71% dans les cliniques et 3,60% ont fait d'autres choix.

Finalement, on se rend compte du fait que quel que soit le niveau d'éducation, les personnes interrogées préfèrent s'orienter vers les établissements publics de santé. Les MUSI occupent le second rang pour chaque niveau d'instruction, bien avant les autres options.

En outre, on constate que ceux qui ont un niveau d'instruction primaire sont ceux qui choisissent le plus les MUSI et ceux qui ont un niveau d'étude supérieur sont ceux qui choisissent le moins ces MUSI.

Tableau 26 : Choix de la structure de soins en fonction du niveau d'éducation du chef de ménage

Niveau d'instruction	*Structures de santé choisies*					
	Formations publiques	***MUSI***	***Pharmacie***	***Clinique***	***Tradipraticien***	***Autre***
Sans niveau	*47,63*	*33,33*	*0*	*14,28*	*4,76*	*0*
Primaire	*40*	*39,10*	*9,10*	*8,18*	*2,23*	*0,91*
Secondaire	*46,46*	*33,07*	*6,69*	*9,84*	*2,36*	*1,57*
Supérieur	*46,85*	*29,73*	*8,11*	*11,71*	*0*	*3,60*

Source : construit par l'auteur à partir des données de l'enqu

- **Recours thérapeutique en fonction du statut matrimonial du chef de ménage**

118 chefs de famille de notre échantillon sont célibataires, un peu plus de la moitié de ces chefs de ménage (50,85%) ont eu recours aux formations sanitaires publiques. 27,96% ont choisi les MUSI ; 6,78% les pharmacies ; 11,86% les cliniques ; 1,69% les tradipraticiens et 0,86% ont fait d'autres choix.

Dans notre échantillon, nous comptons également 322 chefs de ménage mariés, parmi ces derniers, 43,48% ont choisi les structures publiques. 35,09% ont eu recours aux MUSI ; 8,07% les pharmacies ; 9,63% les cliniques ; 2,17% aux tradipraticiens et 1,55% ont fait d'autres choix.

38 chefs de ménage sont veufs/veuves, dans cette population, 42,11% ont choisi les formations sanitaires publiques ; 39,48% les MUSI ; 2,63% les pharmacies ; 7,89% les cliniques et 7,89% ont fait d'autres choix.

Tableau 27 : Choix de la structure de soins en fonction du statut matrimonial du chef de ménage

Situation matrimoniale des chefs de ménage	***Structures de santé choisies (en pourcentage)***					
	Formations publiques	*MUSI*	*Pharmacies*	*Cliniques*	*Tradipraticiens*	*Autres*
Célibataires	*50,85*	*27,96*	*6,78*	*11,86*	*1,69*	*0,86*
Mariés	*43,48*	*35,09*	*8,07*	*9,63*	*2,17*	*1,55*
Veuves/veufs	*42,11*	*39,48*	*2,63*	*7,89*	*0*	*7,89*
Divorcés	*44,44*	*33,33*	*5,55*	*11,11*	*5,55*	*0*

Source : construit par l'auteur à partir des données de l'enquête

A peine 18 chefs de ménage de notre échantillon sont divorcés, dont 44,44% ont eu recours aux structures publiques ; 33,33% aux MUSI ; 5,55% aux pharmacies ; 11,11% aux cliniques et 5,55% aux tradipraticiens.

En ce qui concerne le statut matrimonial, les célibataires, les mariés, les veuves/veufs et les divorcés ont tous plus choisi les formations publiques que les autres alternatives thérapeutiques.

- **Choix de la structure de soins en fonction de l'habitude en matière de recours thérapeutique**

Dans notre échantillon, 261 ménages ont l'habitude de recourir aux formations sanitaires publiques. Dans cette population, 67,82% des ménages ont choisi les formations publiques la dernière fois qu'un membre de leur ménage est tombé malade.16,10% ont choisi les

MUSI ; 9,96% les pharmacies ; 4,21% les cliniques ; 1,15% les tradipraticiens et 0,77% ont fait d'autres choix.

158 ménages ont l'habitude de demander les soins dans les MUSI. Parmi ces ménages, 20,89% ont choisi les formations publiques ; 67,09% ont eu recours au MUSI ; pendant que, 3,80% ont choisi les pharmacies ; 3,80% les cliniques ; 3,16% les tradipraticiens et 1,26% ont fait d'autres choix.

Très peu de personnes ont l'habitude de se rendre dans les pharmacies quand un membre de leur famille tombe malade (8). 12,5% de ces ménages ont choisi les formations publiques ; 75% ont choisi les MUSI quand un membre de leur ménage est tombé malade la dernière fois et 12,5% les pharmacies.

En ce qui concerne les cliniques, 49 ménages y ont l'habitude de s'y rendre, parmi lesquels, 12,24% des ménages ont choisi les formations publiques ; 14,29% aux MUSI ; et 4,08% aux pharmacies. Plus de la moitié des ménages (67,35%) se sont encore rendu dans les cliniques la dernière fois qu'un membre de leur ménage est tombé malade et 2,04% ont fait d'autres choix.

A peine 4 ménages ont déclaré avoir l'habitude de solliciter les services des tradipraticiens. Lorsqu'un membre de leur ménage est tombé malade la dernière fois, la moitié de ces ménages (50%) a eu recours aux formations publiques et l'autre moitié (50%) a choisi la médecine traditionnelle.

11 ménages de notre échantillon ont l'habitude de recourir aux vendeurs ambulants de médicaments. 36,36% de ces ménages ont choisi les formations publiques, 54,55% les MUSI et 9,09% les pharmacies.

Tableau 28 : Choix de la structure de santé en fonction du recours sanitaire habituel

Structures de recours habituel	***Structures de santé choisies (en pourcentage)***					
	Formations publiques	***MUSI***	***Pharmacies***	***Cliniques***	***Tradipraticiens***	***Autres***
Formations publiques	*67,82*	*16,10*	*9,96*	*4,21*	*1,15*	*0,77*
MUSI	*20,89*	*67,09*	*3,80*	*3,80*	*3,16*	*1,26*
Pharmacies	*12,5*	*75*	*12,5*	*0*	*0*	*0*
Cliniques	*12,24*	*14,29*	*4,08*	*67,35*	*0*	*2,04*
Tradipraticiens	*50*	*0*	*0*	*0*	*50*	*0*
Vendeurs ambulants de médicaments	*36,36*	*54,55*	*0*	*9,09*	*0*	*0*

Source : construit par l'auteur à partir des données de l'enquête

Les personnes qui ont l'habitude de se rendre dans les formations publiques pour se faire soigner ont donc pour la plupart refait le même choix la dernière fois qu'ils ont fait face à un cas de maladie dans leur ménage. C'est également le cas en ce qui concerne les MUSI, les cliniques et les tradipraticiens, cela contrairement aux autres individus recourant souvent aux pharmacies et aux vendeurs ambulants de médicaments qui ont opté pour un comportement inhabituel. Ces populations de notre échantillon qui choisissent habituellement les pharmacies et les vendeurs ambulants dans les marchés ou dans la rue ont eu tendance à se reporter sur les MUSI.

➢ Demande de soins en fonction de la catégorie socioprofessionnelle du chef de ménage

Dans notre échantillon, 57 chefs de ménage sont cadres. Parmi ces cadres, 45,62% ont choisi les formations sanitaires publiques quand un membre de leur ménage est tombé malade.19,30% ménages ont choisi les MUSI ; 12,28% les pharmacies, 21,05% les cliniques et 1,75% ont fait d'autres choix.

Notre échantillon compte 268 travailleurs indépendants. 43,66% ont eu recours aux établissements publics, 37,31% aux MUSI, 6,34% aux pharmacies, 9,33% aux cliniques, 2,98% aux tradipraticiens et 0,37% ont fait d'autres choix.

113 chefs de ménage de notre échantillon sont des employés (qualifiés, sémi-qualifiés ou des ouvriers). Parmi ces employés, 40,71% ont choisi les structures de santé publiques, 39,82% les MUSI ; 8,85% les pharmacies ; 5,31% les cliniques ; 1,77% chez les tradipraticiens et 3,54% ont fait d'autres choix.

58 chefs de ménage sont élève/étudiants/retraité. Dans cette population, 60,34% des chefs de famille ont demandé les soins dans les hôpitaux et centres de santé publics ; 18,96% dans les MUSI ; 3,45% dans les pharmacies ; 12,07% dans les cliniques et 5,17% ont fait d'autres choix.

Tableau 29 : Choix de la structure de soins en fonction de la catégorie socioprofessionnelle (CSP) du chef de ménage

Catégorie socioprofessionnelle du chef de ménage	***Structures de santé choisies (en pourcentage)***					
	Formations publiques	***MUSI***	***Pharmacies***	***Cliniques***	***Tradipraticiens***	***Au***
Cadre	*45,62*	*19,30*	*12,28*	*21,05*	*0*	*1*
Travailleur indépendant	*43,66*	*37,3*	*6,35*	*9,34*	*2,98*	*0*
Employé	*40,71*	*39,82*	*8,85*	*5,31*	*1,77*	*3*
Elève/Etudiant/Retraité	*60,34*	*18,96*	*3,45*	*12,08*	*0*	*5*

Source : construit par l'auteur à partir des données de l'enquête

Ainsi, l'analyse du choix des structures de santé en fonction de la CSP du chef de ménage, nous permet d'affirmer que toutes les CSP ont beaucoup plus eu recours aux établissements publics quand un membre de leur ménage est tombé malade la dernière fois. Dans un second temps, le choix de la structure de soins s'est beaucoup plus porté sur les MUSI pour toutes les CSP, hormis les cadres dont le second choix le plus important a été les cliniques.

En outre, les employés sont ceux qui ont le plus choisi les MUSI et les élèves/étudiants/retraites sont ceux qui ont le moins eu recours aux MUSI.

- **Choix de la structure de soins en fonction du temps d'attente**

Dans notre échantillon, 253 ménages ont attendu pendant moins de 30 minutes avant d'être consulté par un professionnel de la santé. Parmi ces ménages, 33,20% ont eu recours aux établissements publics ; 43,87% aux MUSI ; 5,93% aux pharmacies ; 11,46% aux cliniques ; 2,77% aux tradipratciens et 2,77% ont fait d'autres choix.

243 ménages ont attendu pendant plus de 30 minutes avant d'être reçu par un professionnel médical. Dans cette population, 57,61% individus ont choisi les formations publiques ; 23,04% les MUSI, 8,64% les pharmacies, 8,64% les cliniques ; 1,23% les tradipraticiens et 0,82% ont fait d'autres choix.

Tableau 30 : Choix de la structure de soins en fonction du temps d'attente

Temps d'attente	*Structures de santé choisies (en pourcentage)*					
	Formations publiques	***MUSI***	***Pharmacies***	***Cliniques***	***Tradipraticiens***	***Autres***
Moins de 30 minutes	*33,20*	*43,87*	*5,93*	*11,46*	*2,77*	*2,77*
Plus de 30 minutes	*57,61*	*23,05*	*8,64*	*8,64*	*1,24*	*0,82*

Source : construit par l'auteur à partir des données de l'enquête

En définitive, l'attente a été plus longue dans les formations publiques que dans les autres structures de santé, la population ayant le plus attendu pour bénéficier de soins étant celles qui a eu recours aux structures publiques. On compte beaucoup plus de personnes ayant attendu pendant moins de 30 minutes dans les MUSI, cela peut être déterminant pour la demande dans ces MUSI.

f) Analyse des variables susceptibles d'influer sur la demande de soins par le test de Khi-deux

L'analyse de la dépendance entre variables explicatives et demande[153] de soins dans les MUSI de Yaoundé, au travers du test de Khi-deux (cf. annexe 9 pour la présentation de la réalisation d'un test de khi-deux), permet de constater que les variables susceptibles d'influer sur la demande de soins sont : l'âge du chef de ménage

[153] *Qui est captée par la structure où un membre de la famille s'est fait consulté lorsqu'il est tombé malade la dernière fois (avant notre enquête).*

($\chi^2 = 0{,}025 \prec 0{,}05$), sa religion ($\chi^2 = 0{,}006 \prec 0{,}05$), sa catégorie socioprofessionnelle ($\chi^2 = 0{,}003 \prec 0{,}05$), le nombre de personnes à sa charge ($\chi^2 = 0{,}026 \prec 0{,}05$), l'habitude en matière de choix thérapeutique ($\chi^2 = 0{,}000 \prec 0{,}05$) et le temps d'attente $\chi^2 = 0{,}000 \prec 0{,}05$.

L'hypothèse d'indépendance entre ces variables et la demande de soins dans les MUSI est rejetée, les valeurs du Khi-deux de ces variables étant inférieures au seuil de 0,05 (cf. tableau 30).

Tableau 31 : Khi-deux

Variables	***Khi-deux***
Age du chef de ménage	$\chi^2 = 0{,}025$
Religion	$\chi^2 = 0{,}006$
Catégorie socioprofessionnelle	$\chi^2 = 0{,}003$
Nombre de personne à sa charge	$\chi^2 = 0{,}026$
Habitude du ménage en matière de choix de structure sanitaire	$\chi^2 = 0{,}000$
Temps d'attente	$\chi^2 = 0{,}000$

Source : construit par l'auteur à partir des données de l'enquête

Le test de khi-deux nous a permis de constater que la demande de soins dans les MUSI peut être influencée par l'âge du chef de ménage, la religion, la catégorie socioprofessionnelle, le nombre de personne à la charge du ménage, l'habitude du ménage en matière de choix thérapeutique et le temps d'attente avant d'être reçu par un professionnel de santé. Grâce à notre modèle économétrique de demande de soins, nous allons affirmer ou infirmer l'influence de ces variables sur la demande de soins.

d) Présentation simultanée des interactions entre plusieurs variables et la demande de soins à partir de nos données d'enquête

L'analyse bivariée présentée ci-dessus souffre du handicap qu'est l'impossibilité de révéler les liaisons multiples entre la demande de soins et les différents facteurs susceptibles de l'expliquer. Les liaisons détectées ne rendent pas compte de toute l'information et des interactions qui peuvent exister entre les variables. Elle ne sera donc pas suffisante pour apprécier les choix thérapeutiques des ménages de notre échantillon. L'analyse multidimensionnelle apportera plus de précisions en rapport à cette préoccupation. Les variables en présence étant à la fois qualitatives et quantitatives, il sera judicieux pour nous de passer à un regroupement en classes des variables quantitatives afin de passer à l'Analyse des Correspondances Multiples (ACM)[154].

Lorsque nous regardons la représentation des valeurs propres de la figure 18, nous constatons que ces dernières décroissent progressivement, à l'exception des décrochements entre les quatre premiers axes factoriels. L'évolution du taux d'information, dont rendent compte les axes, varie très faiblement d'un axe à un autre. Nous retiendrons ces quatre premiers axes factoriels, ils totalisent 34,59 % de la dispersion des nuages comme le montre l'histogramme ci-après. Le cosinus carré des variables nous permettra de discerner les variables les mieux représentées sur un axe et ce sont celles-là qui nous intéresserons. Son utilisation nous permettra d'éviter les apparences illusoires.

---

[154] *Cf. annexe 5, 6,7 pour voir comment a été construit l'ACM.*

- **Interprétation des axes factoriels**

Figure 18 : Histogramme des valeurs propres

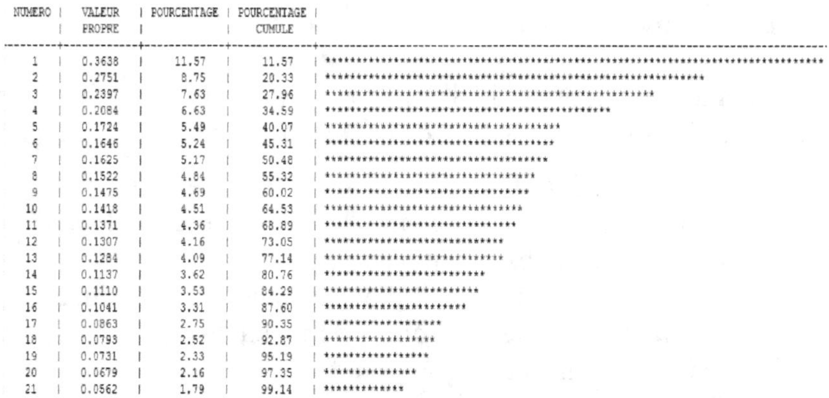

NUMERO	VALEUR PROPRE	POURCENTAGE	POURCENTAGE CUMULE
1	0.3638	11.57	11.57
2	0.2751	8.75	20.33
3	0.2397	7.63	27.96
4	0.2084	6.63	34.59
5	0.1724	5.49	40.07
6	0.1646	5.24	45.31
7	0.1625	5.17	50.48
8	0.1522	4.84	55.32
9	0.1475	4.69	60.02
10	0.1418	4.51	64.53
11	0.1371	4.36	68.89
12	0.1307	4.16	73.05
13	0.1284	4.09	77.14
14	0.1137	3.62	80.76
15	0.1110	3.53	84.29
16	0.1041	3.31	87.60
17	0.0863	2.75	90.35
18	0.0793	2.52	92.87
19	0.0731	2.33	95.19
20	0.0679	2.16	97.35
21	0.0562	1.79	99.14

Source : construit par l'auteur à partir des données de l'enquête

Premier axe factoriel

L'axe 1 restitue 11,57 % de l'information totale fournie par le tableau des données. Les plus fortes contributions à la formation de cet axe sont données par les modalités suivantes :

- Du côté négatif de l'axe, on retrouve par ordre croissant de contribution les modalités : les chefs de ménages exerçant dans le privé informel, les travailleurs indépendants, les chefs de ménage de sexe féminin, le niveau primaire et l'âge compris entre 15 et 25 ans.
- On retrouve du côté positif les modalités : les chefs de ménage de niveau supérieur, les agents de la fonction publique, les cadres et les chefs de ménage de sexe masculin.

Toutes ces modalités jouissent d'une bonne représentation sur l'axe 1. Ainsi l'information qui se dégage de cet axe est la suivante : il oppose les chefs de ménage de sexe féminin exerçant dans l'informel aux cadres de la fonction publique de sexe masculin. En d'autres termes, si on suppose qu'on segmente la population de notre échantillon en fonction du choix thérapeutique, on constate que les chefs de famille qui exercent dans l'informel sont pour la plupart des femmes, alors que les chefs de famille cadres de la fonction publique sont en majorité des hommes.

Deuxième axe factoriel

Cet axe rend compte de 8,75 % de l'information totale. En matière de contribution à la formation de cet axe, nous avons :

- Du côté négatif de l'axe, on a les chefs de ménage d'âge compris entre 25 et 45 ans, les travailleurs indépendants : les mariés et ceux exerçant dans le privé informel.
- Du côté positif de l'axe : les chefs de ménages élèves/ étudiants/ retraités, les chefs de ménages ayant plus de 60 ans, les veufs ou veuves, les chefs de ménages exerçant dans la fonction publique.

Globalement, cet axe oppose les chefs de ménages mariés exerçant dans l'informel aux chefs de ménages veufs ou veuves exerçant dans le secteur public.

Troisième axe factoriel

Il met en exergue 7,63 % des phénomènes de dissemblances et de ressemblances présents dans les données. Les plus fortes contributions à la formation de cet axe sont données par les modalités suivantes :

- Du côté négatif de l'axe, on a les chefs de ménage célibataire, âge compris entre 15 et 25 ans, les étudiants/élèves /retraités, la religion catholique.
- Du côté positif, nous retrouvons les veufs/veuves, les chefs de ménage n'ayant aucun niveau et la religion protestante.

Cet axe est caractéristique des informations personnelles relatives aux chefs de ménages. Toutefois, il oppose les chefs de ménage célibataires et de religion catholique aux veufs ou veuves de religion protestante.

Quatrième axe factoriel

Cet axe met en évidence 6,63 % de l'information totale. Les variables bien représentées sur cet axe sont :

- Du côté négatif de l'axe, le privé formel, employé qualifié et le niveau d'instruction secondaire.
- Du côté positif, nous retrouvons le parapublic, les cadres supérieurs et moyens et le privé informel. Cet axe oppose les chefs de ménage du formel à ceux de l'informel.

Interprétation des proximités entre les modalités

Nous retenons l'axe factoriel (1,2) qui nous fournit la meilleure information en matière de choix des MUSI par les populations de notre échantillon.

Plan factoriel (1,2)

L'analyse des proximités entre les modalités montre que :

- Les chefs de ménage recourant aux micro-unités de santé informelles ont un niveau d'étude secondaire, travaillent dans le privé informel, sont âgés entre 25 à 45 ans et sont en majorité divorcés ou séparés.
- Quand on combine les résultats de l'analyse des variables susceptibles d'influer sur la demande de soins (grâce au test de Khi-deux) à ceux de l'ACM, on constate que ce sont les individus dont l'âge est compris entre 25 et 45 ans, travaillant de façon indépendante (exerçant le plus dans l'informel) qui demandent les soins dans les MUSI. Ces chefs de ménage ont 4 à 6 personnes à leur charge et la somme la plus dépensée par ces derniers pour se soigner dans les MUSI est comprise entre 5 000 et 10 000 FCFA. Le temps mis pour être reçu dans ces structures est, quant à lui, en moyenne de moins de 30 minutes.

Figure 19 : Plan factoriel (1,2)

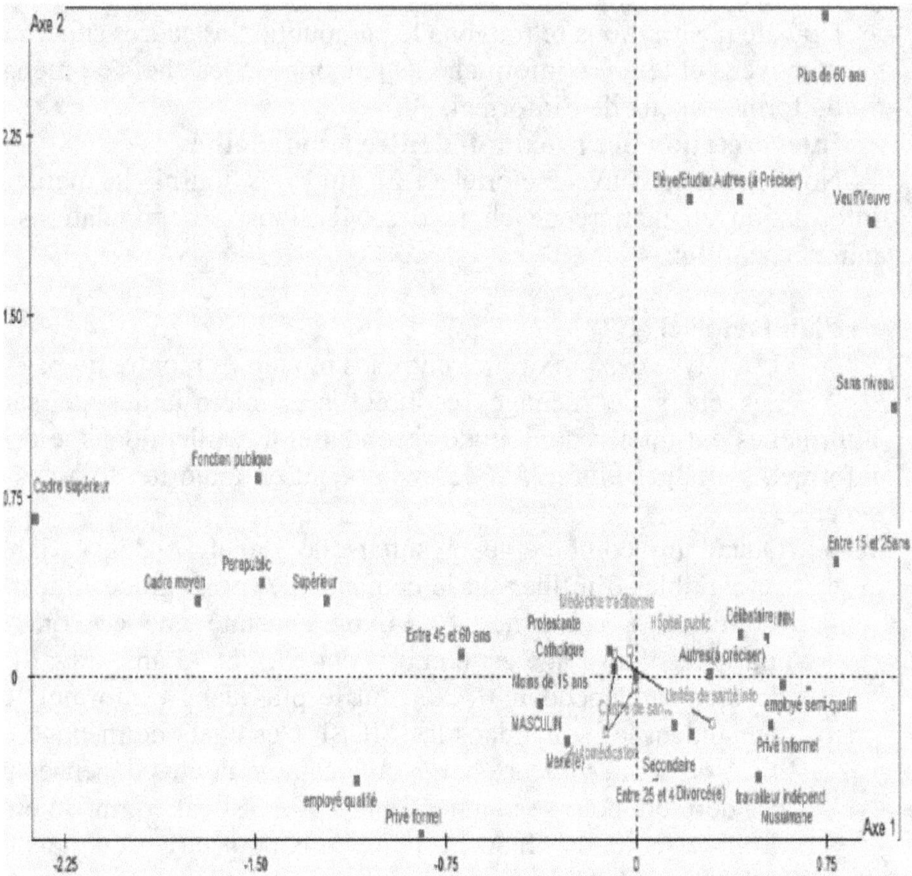

Source : construit par l'auteur à partir des données de l'enquête.

2.1.2. Estimation du choix des MUSI

Dans cette partie, il est question d'analyser le modèle économétrique qui est utilisé pour appréhender les facteurs explicatifs de la demande de soins, avant de présenter les résultats issus de l'estimation de ce modèle.

a) Le modèle économétrique

Cette étude a pour but de comprendre quels sont les motifs des usagers en matière de choix des MUSI, plutôt qu'une structure de santé publique, une clinique, une pharmacie, un tradipraticien ou une autre alternative telle la médecine confessionnelle ou la prière. Pour ce faire, nous avons construit un modèle logit multinomial (Mc Fadden, 1974) qui fait partie des modèles à choix discret (MCD).

Théoriquement, nous avons la fonction suivante :

$$D_{nj} = X_{nj}\beta_{nj} + Z_{nj}\alpha_{nj} + \varepsilon_{nj}$$

D_{nj} représente la demande de soins par un individu n (n= 1,2,......N) de l'option ou de l'alternative j (j=1,2,...., 6)

$X_{nj}\beta_{nj} + Z_{nj}\alpha_{nj}$ constitue la partie déterministe de notre modèle. Mais les variables du modèle qu'on ne connaît pas nous amènent à analyser la probabilité que l'évènement soit choisi. Avec j=1 qui correspond à une structure publique ; j=2 qui correspond à une MUSI ; j=3, qui correspond à l'automédication (recours à une pharmacie) ; j=4, qui correspond à une clinique, j=5, qui correspond à un tradipraticien et j=6 qui correspond à une autre alternative (médecine confessionnelle ou prière) .

Le vecteur X_n représente les caractéristiques individuelles et socio-économiques de l'individu *n* ou du ménage et les caractéristiques de la maladie. Il s'agit notamment de : l'âge, le sexe, le niveau d'instruction ou d'éducation, la religion, l'état de santé, la taille du ménage, le statut matrimonial du chef de ménage et le revenu du chef de ménage.

Le vecteur Z_{nj} quant à lui, inclut les caractéristiques liées à l'offre de soins, la qualité des soins offerts, la distance parcourue et le temps d'attente.

ε_{nj} est le terme aléatoire (terme d'erreur) qui tient compte de notre incapacité à considérer tous les facteurs qui sont susceptibles d'influencer les choix des agents économiques. L'individu choisit le recours i si et seulement si la satisfaction qu'il retire de celui-ci est supérieure aux autres recours (si le traitement est meilleur) : $D_{ni} > D_{nj}\ ,\ \forall j \neq i$.

La probabilité que l'individu n choisisse l'alternative K est :

$$P_{nk} = \frac{\exp(Z^{*}_{nka}\alpha + X_n\beta^{*}_{ka})}{\sum_{k=1}^{j=1}\exp(Z^{*}_{nka}\alpha + X_n\beta_{ka}^{*})}$$

La variable y_i peut s'écrire comme la somme d'une combinaison linéaire de caractéristiques propres à chaque individu Prob (Y =1) = Prob (D_1>D_0) ou P0 = Pr [v (1, R, m) + e_1 ≤ v (0, R, m) + e_0]= Pr [v (1, R, m) - v (0, R, m) ≥ □ε],

Si l'individu accède aux soins dans les MUSI, la réponse est codée 1 ; sinon 0. L'équation à estimer est la suivante :

Prob (Y = 1) = $e^{D} / (1+ e^{D})$

Où *Y= 1* veut dire que l'individu accède aux soins, *D* sera spécifié comme étant une fonction du revenu, des caractéristiques de l'individu et du ménage. L'estimation du modèle de régression logistique ci-dessus se fait par la méthode du maximum de vraisemblances. Pour cela, on écrit la vraisemblance de l'échantillon. Lorsque les observations individuelles *yi*, i=1,…, n, sont supposées indépendantes, cette vraisemblance s'écrit comme le produit des probabilités :

$$L(\beta_0, \beta_1) = \prod_{i=1}^{n} [p(y=1/x, \beta_0, \beta_1)]^{y_i}\ [1 - p(y=1/x, \beta_0, \beta_1)]^{1-y_i}$$

Ensuite, on maximise cette vraisemblance par rapport aux paramètres β_0, β_1 au moyen d'un algorithme numérique (par exemple : une méthode du gradient). Après avoir présenté le modèle théorique et montré sa méthode d'estimation, il convient de procéder à l'étude des Odds Ratio (OR). Après estimation d'un modèle logit, il faut interpréter l'Odds Ratio associé à chaque variable. Si l'on prend comme exemple la variable sexe pour expliquer la probabilité d'accès aux soins, on définit l'Odds Ratio associé à la variable sexe comme suit :

$$OR = \frac{\frac{P_1}{1-P_1}}{\frac{P_0}{1-P_0}}$$

Si P_0 représente la probabilité d'accéder aux soins dans les MUSI pour une femme et P_1 celle pour un homme, alors, un Odds Ratio de 1 signifie que la probabilité d'accéder aux soins dans les MUSI est la même chez les hommes et chez les femmes. Autrement dit, la probabilité d'accéder aux soins n'est pas associée au sexe. En revanche, un Odds Ratio différent de 1 signifie qu'il y a une association entre la demande de soins dans les MUSI et le genre. Si cet Odds Ratio est > 1 cela signifie que le numérateur est plus grand que le dénominateur et, par conséquent, que les hommes ont une plus grande chance de recourir aux soins que les femmes. C'est le contraire s'il est <1.

b) Description des variables d'entrée du modèle

Il est possible de se référer à un minimum de quatre études pour baliser le champ des variables généralement utilisées dans l'explication de l'accès aux services de santé :

- Cameron et al. (1988) proposent des variables explicatives d'accès aux soins en regroupant celles-ci en deux groupes : celles décrivant les caractéristiques socioéconomiques des ménages, notamment le sexe, l'âge, le niveau d'instruction, l'ethnie, le revenu, la distance, la religion. Mais également celles décrivant l'état de santé, notamment la durée de la maladie, le type d'agent de santé consulté.
- Juillet (1998), prenant en compte les travaux menés dans plusieurs pays en développement, sélectionne un certain nombre de variables explicatives en les regroupant en trois groupes : celles décrivant les facteurs culturels, celles décrivant les facteurs sociaux, familiaux et démographiques et enfin les facteurs économiques.
- Mariko (2003), quant à lui, propose un regroupement de déterminants de la demande de soins de la manière suivante : les caractéristiques de qualité qui sont des variables de structure (les médicaments, le personnel, les services offerts, le laboratoire et le temps d'attente). Mais également des variables de processus (la bonne consultation), des variables de résultat (la satisfaction du

patient), les caractéristiques des individus et des ménages (l'âge, l'éducation, le revenu et la polygamie), les caractéristiques d'accessibilité (le prix et le temps de déplacement) et les caractéristiques de la maladie (la gravité de la maladie).

En nous inspirant donc des études de Cameron et al. (1998), Juillet (1998), Mariko (2003), des différents déterminants de la demande de soins dans les PED analysés au chapitre 3, de nos précédentes analyses (Khi-deux et ACM) et des réalités du Cameroun, nous avons retenu ces variables explicatives de la probabilité d'accès aux soins de santé dans les MUSI : l'âge du chef de ménage, son sexe, sa religion, son niveau d'instruction, son statut matrimonial, son revenu, l'état de santé, la taille du ménage et le temps d'attente. Ces variables sont définies de la manière suivante :

Le tableau 32 regroupe les variables explicatives de notre modèle de demande de soins et présente surtout leur définition.

L'âge du chef de ménage : l'âge est une variable importante parce qu'au fur et à mesure que l'âge augmente, la santé se détériore, ce qui amène l'individu à investir plus sur la santé selon la théorie du capital santé (Grossman, 1972). Le taux de pauvreté croît avec l'âge du chef de ménage au Cameroun, passant presque du simple au double des ménages dont le chef est âgé de moins de 30 ans (28,1%) à ceux dont le chef est au moins sexagénaire (48,6%). Les mêmes fluctuations se remarquent au niveau de la profondeur et de la sévérité de la pauvreté. Ces disparités s'expliqueraient par le poids des responsabilités et des charges familiales du chef de ménage qui augmentent avec l'âge (INS/ECAM, 2007).

Les personnes d'âge avancé demandent plus de soins de santé en consultations médicales, en soins infirmiers ou en kinésithérapie. Cela s'explique par le fait que les personnes âgées souffrent d'un certain nombre d'affections qui croissent avec l'âge. Cela peut également s'expliquer, dans les pays développés, par le fait que les individus d'un âge avancé bénéficient généralement d'une bonne couverture maladie. Mais il arrive, pour certaine maladie, que la demande des personnes âgées soit inférieure à celle des jeunes. Cela relève de l'« effet génération », cet effet est dû au fait que de nombreuses maladies ne sont pas traitées chez les personnes âgées, parce que le traitement pourrait être très agressif, ou que la maladie évolue trop lentement pour constituer un risque chez la personne âgée, ou par manque d'information sur les nouvelles techniques médicales, ce qui réduit leur demande.

Par contre, les enfants d'un certain âge (moins de 5 ans) bénéficient également beaucoup de services de santé (chez les pédiatres, les oto-rhino-laryngologistes et les ophtalmologistes). Cela est dû à la fragilité relative des enfants vis-à-vis des maladies infectieuses et à l'évolution du comportement des parents qui n'hésitent pas à appeler un médecin pour chaque affection bénigne.

Le statut matrimonial : la situation matrimoniale peut expliquer le choix d'une structure de soins dans le contexte africain dans la mesure où, un individu célibataire peut ne pas avoir autant de personnes à charge qu'un individu marié (en régime monogamique ou polygamique). Cela permettrait à l'individu célibataire de faire des choix différents de ceux des individus mariés.

Le sexe du chef de ménage : dans la théorie du capital santé, le sexe paraît déterminant pour la demande de soins. Les femmes à la différence des hommes ont le pouvoir de procréer qui modifie leur capital humain, le rôle social des genres diffère également dans les sociétés et influe sur leur santé physique.

La taille du ménage : c'est le nombre de personnes que compte le ménage (personnes sous la responsabilité du chef de ménage, y compris lui-même). Au Cameroun, le taux de pauvreté augmente avec la taille du ménage. En effet, il passe d'un niveau très faible de 7,1% dans les ménages unipersonnels à un pic de 57,6% dans les ménages pléthoriques (8 personnes et plus).

Le revenu : c'est une variable qui influence beaucoup l'accès aux soins modernes de santé puisqu'il détermine les ressources dont dispose l'individu pour acquérir différents biens, y compris des biens médicaux. En effet, l'une des limites de l'initiative de Bamako réside dans le fait qu'après l'instauration de la politique de recouvrement des coûts, les populations africaines se sont trouvées dans l'incapacité de payer leurs soins à cause de leur faible revenu. Par ailleurs pour Jusot (2003), l'état de santé est croissant avec le revenu disponible.

Le niveau d'instruction du chef de ménage : nous avons choisi cette variable parce que, dans la majorité des cas, elle est déterminante pour le recours des individus à tel plutôt qu'à tel autre type de structure de santé. Lorsqu'on compare le taux de pauvreté dans les ménages, dont le chef est sans instruction, à celui dont le chef a un niveau d'enseignement supérieur, il est 15,3 fois plus important dans le premier groupe de ménages au Cameroun que dans le second. En prenant le groupe des ménages dont le chef a un niveau d'enseignement supérieur comme repère, on constate que l'incidence de la pauvreté augmente au fur et à mesure qu'on s'éloigne de ce repère, dans des proportions de 3, 6, 10 et 15 fois plus pauvre selon qu'il s'agit du niveau du 2nd cycle (INS/ECAM, 2007), du premier cycle, du primaire ou sans instruction. En outre, de nombreuses études ont pu démontrer que le niveau d'étude influence positivement la demande de soins. Des études dans d'autres pays ont également montré l'effet positif de l'éducation de la mère sur l'utilisation des services obstétricaux (Cleland et Van Ginneken 1998 ; Raghupathy 1996) comme nous l'avons mentionné au chapitre 3.

La religion : nous retenons la religion parce que c'est une variable qui peut expliquer le recours thérapeutique dans le contexte africain (exemple : chez les tradipraticiens). Les pratiquants de certaines religions traditionnelles africaines (comme l'animiste) peuvent avoir un grand attrait pour la médecine traditionnelle.

Le temps d'attente : le temps d'attente peut également être une variable déterminante du choix de la structure sanitaire. L'individu ou le ménage peut faire le choix d'une formation sanitaire parce qu'il sait *a priori* que le temps d'attente n'y est pas long.

L'état de santé : La présence dans le ménage d'un individu régulièrement malade peut influer sur le choix de la structure. En outre, le ménage qui fait face à un état de santé grave d'un de ses membres choisira une structure de santé qui dispose d'un plateau technique plus développé.

Tableau 32 : Description des variables et statistiques

Variables	*Description*	*Moyenne*	*Min*	*Max*
Age	*Age du chef de ménage* [(a)] *(continue)*	*40,19 (13,84)*	*20*	*80*
Married	*Statut matrimonial du chef de ménage prenant la valeur 1 si marié et 0 sinon*	*0,65 (0,47)*	*0*	*1*
Gender	*Sexe du chef de ménage prenant la valeur 1 si masculin et 0 sinon*	*0,58 (0,49)*	*0*	*1*
HHnumber	*Taille du ménage (continue)*	*5,45 (4,07)*	*0*	*30*
Income	*Revenu mensuel du chef du ménage* [(a)]	*93192,54 (89121,31)*	*11750*	*400000*
EDUCATION	*Niveau d'instruction du chef du ménage prenant la valeur 1 si secondaire et 0 sinon*	*0,51 (0,50)*	*0*	*1*
Protestant [(b)]	*Religion du chef du ménage prenant la valeur 1 si protestant et 0 sinon*	*0,34 (0,47)*	*0*	*1*
Musulman	*Religion du chef du ménage prenant la valeur 1 si musulman et 0 sinon*	*0,10 (0,30)*	*0*	*1*
Autre religion	*Religion du chef du ménage prenant la valeur 1 si autre religion telle que l'animisme et 0 sinon*	*0,08 (0,27)*	*0*	*1*
Temps	*Temps d'attente pour être consulté (minutes)*	*29,69 (15)*	*15*	*45*
Malade	*Etat de santé du malade prenant la valeur 1 si malade et 0 sinon*	*0,53 (0,50)*	*0*	*1*

N. B : La variance est entre parenthèses. (a) Les chefs de ménages étaient réticents pour révéler leur âge et revenu. Par conséquent, nous avons utilisé les tranches d'âge et revenu et les différents centres de ces intervalles furent retenus dans les estimations. (b) la religion catholique est considérée comme modalité de référence.

Source : construit par l'auteur à partir des données de l'enquête

d) Interprétations des résultats des estimations de notre modèle économétrique de demande de soins

Cette partie est consacrée à la présentation des résultats de l'estimation du modèle logit multinomial retenu pour étudier la demande de soins dans les micro-unités (cf. tableau 33). L'estimation de ce modèle a été réalisée grâce au logiciel STATA 11 (Data Analysis and Statistical Software).

La variable dépendante dans ce modèle est la structure de soins, cette variable a six alternatives : la structure de santé publique (référence), les MUSI, l'automédication, la clinique privée, le tradi-patricien et d'autres alternatives telles le recours à la prière ou aux structures confessionnelles. Plus de deux alternatives s'offrent à l'individu, ces alternatives sont non ordonnées justifiant ainsi l'usage d'un logit multinomial. Il serait donc intéressant de capter, dans un contexte africain, les différentes variables qui pourront être des déterminants de la demande de soins.

Une lecture attentive du Tableau 33 nous permet de constater que :

- l'âge est un facteur explicatif du recours aux MUSI. En effet, l'âge influence la demande. Ce facteur croit à taux décroissant (courbe en U inversée), ceci signifie que les adultes ont plus recours aux micro-unités de santé qu'aux hôpitaux publics. Toutefois, cet effet s'estompe à un moment de la vie où on observe un retournement de tendance marqué par le signe négatif et significatif du coefficient du carré de l'âge (AGE). Nos résultats vont dans le même sens que ceux de Sauerborn et al (1994) obtenus à l'issue d'une étude menée au Burkina Faso, ceux de Tape (2007) en Côte d'Ivoire qui ont de la même façon aboutie à un effet positif et statistiquement significatif de l'âge sur la demande de soins.
- Une autre variable qui retient notre attention est le revenu. Le coefficient de cette variable est négatif et significatif au seuil de 1%, indiquant que les ménages à faibles revenus ont plus recours aux MUSI qu'aux formations publiques. Ceci peut être expliqué par le fait que les MUSI pratiquent le plus souvent des prix de soins abordables pour les couches défavorisées.

- Les résultats du modèle permettent également de mettre en exergue le facteur temps comme variable prédominante dans le recours aux MUSI. Le coefficient de cette variable est négatif et significatif au seuil de 1%, impliquant que les ménages préfèrent recourir aux MUSI qu'aux structures publiques car le temps d'attente est plus faible dans les MUSI que dans les établissements publics. Un tel résultat n'est pas surprenant. En effet, dans certains pays africains, le temps d'attente pour être consulté est relativement long dans les hôpitaux et ceci décourage les patients qui préfèrent recourir aux MUSI. Toutefois, ce résultat ne corrobore pas celui de Mariko (2003) qui, dans son étude sur la demande de soins au Mali, révèle que le temps n'a pas d'impact sur la probabilité de consulter les services de santé modernes ; les individus faisant preuve d'une grande patience pour obtenir un service donné.
- Dans la présente étude, il s'avère que les protestants ont plus recours aux MUSI que les autres religions.
- Pour l'automédication, l'âge est également significatif et croit à taux décroissant. En outre, les protestants, musulmans, autres religions notamment l'animisme ont plus recours à l'automédication que les ménages qui sont catholiques.

En ce qui concerne les cliniques privées, les résultats de l'étude montrent que les ménages préfèrent recourir aux cliniques qu'aux formations publiques car le temps d'attente dans ces structures de soins de santé est faible. Il s'avère également que le temps d'attente est une variable expliquant le recours à la médecine traditionnelle et autres alternatives notamment les structures confessionnelles etc.

Les variables qui n'influent pas sur la demande de soins quel que soit le recours sont : le statut matrimonial du chef de ménage, son sexe, la taille du ménage et l'état de santé du ménage.

Tableau 33 : Résultat économétrique du Logit Multinomial

Variables	*MU SI*	*Automédication*	*Clinique*	*Tradi-praticien*	*Autres*
Age	*0,096**	*0,294+*	*-0,016*	*0,247*	*0,216*
	(0,040)	*(0,151)*	*(0,054)*	*(0,237)*	*(0,167)*
AGE	*-0,001**	*-0,004**	*0,0001*	*-0,004*	*-0,002*
	(0,0004)	*(0,002)*	*(0,001)*	*(0,003)*	*(0,002)*
Married	*0,215*	*0,078*	*-0,121*	*0,490*	*-0,598*
	(0,250)	*(0,438)*	*(0,363)*	*(0,779)*	*(0,812)*
Gender	*0,297*	*0,363*	*-0,154*	*0,212*	*-0,640*
	(0,231)	*(0,405)*	*(0,334)*	*(0,696)*	*(0,775)*
HHnumber	*-0,038*	*0,008*	*0,009*	*-0,026*	*0,107*
	(0,031)	*(0,051)*	*(0,039)*	*(0,115)*	*(0,066)*
Income	*-5,15e-06***	*1,34e-06*	*2,72e-06*	*-1,61e-06*	*1,80e-06*
	(1,58e-06)	*(2,26e-06)*	*(1,68e-06)*	*(5,03e-06)*	*(3,44e-06)*
EDUCATION	*0,021*	*-0,236*	*-0,002*	*0,458*	*-0,027*
	(0,221)	*(0,382)*	*(0,322)*	*(0,690)*	*(0,737)*
Protestant	*0,584**	*1,634***	*0,252*	*0,063*	*-1,501*
	(0,246)	*(0,458)*	*(0,374)*	*(0,894)*	*(1,134)*
Musulman	*-0,251*	*1,158+*	*0,700*	*0,336*	*-11,748*
	(0,398)	*(0,637)*	*(0,490)*	*(1,181)*	*(362,923)*
Autre religion	*0,487*	*1,340+*	*0,627*	*1,975**	*0,326*
	(0,434)	*(0,759)*	*(0,631)*	*(0,886)*	*(1,165)*
Temps	*-0,041***	*-0,004*	*-0,027**	*-0,047+*	*-0,063**
	(0,007)	*(0,013)*	*(0,011)*	*(0,024)*	*(0,029)*
Malade	*0,177*	*-0,084*	*0,041*	*-0,925*	*-0,944*
	(0,224)	*(0,382)*	*(0,329)*	*(0,737)*	*(0,784)*
Constante	*-1,240*	*-7,875***	*-0,709*	*-6,007*	*-6,180*
	(0,890)	*(2,982)*	*(1,205)*	*(4,417)*	*(3,959)*
Nombre d'observations	*496*	*496*	*496*	*496*	*496*

Source : construit par l'auteur à partir des données de l'enquête
*N.B: Les écarts types sont entre parenthèses, + p<0,10, * p<0,05, ** p<0,01.*

2.2. Résultats qualitatifs de l'étude de la demande de soins dans les MUSI

Comme nous l'avons mentionné plus haut, pour mener notre analyse qualitative de la demande de soins, nous avons réalisé des entretiens semi directifs pendant une semaine (7 jours) exclusivement auprès de 40 chefs de ménage de notre échantillon de départ (500 chefs de ménage) qui recourent aux micro-unités de santé. Le critère de choix est ici le grand intérêt suscité par le phénomène des MUSI pour ces ménages. L'analyse de ces entretiens permet de comprendre les motivations profondes des ménages qui sollicitent ces structures. Ces entretiens portent sur des questions liées à l'accessibilité des populations et à la qualité du service (cf. annexe 11 pour une lecture du questionnement inhérent à ces entretiens).

2.2.1. Accessibilité des MUSI

En matière d'accessibilité, il ressort de nos entretiens que les ménages, qui font le choix de recours aux MUSI, le font pour plusieurs raisons dont les plus évoquées sont : l'urgence (liée à l'état de santé du malade), le prix bas des soins et la proximité.

L'urgence qu'impose l'état de santé du malade entraîne un recours aux MUSI, plus proche de la population pauvre (exemple : un enfant qui convulse, une femme qui accouche dans la nuit, etc.) parce que pour ces populations, c'est l'alternative thérapeutique adaptée à leur besoin en ce moment précis (il y a un cas de maladie grave et il n'y a pas d'argent ou il y en a très peu pour recourir à un hôpital). C'est pourquoi, il n'est pas étonnant, dans nos entretiens, d'entendre :

« on recourt d'abord à ces micro-unités de santé avant d'arriver dans les grands hôpitaux surtout quand il y a une urgence, exemple : quand il s'agit d'un accident, pour éviter que la victime ne perde trop de sang, on la conduit dans ces centres pour qu'elle puisse recevoir les premiers soins et qu'elle puisse tenir jusqu'à l'hôpital » (cf. encadré 5), « si l'on se rend directement à l'hôpital, le malade peut mourir à cause des longues procédures de soins auxquelles nous faisons face dans nos hôpitaux, il faut prendre rendez-vous, ouvrir un dossier médical, payer un billet de session, faire la queue… pendant ce temps, la douleur nous ronge», « tu peux même faire la queue depuis 6 heures du matin, jusqu'à 11 heures, tu n'es pas reçu, le personnel sanitaire reçoit d'abord ses connaissances, du coup, on est obligé de les corrompre pour être reçu, sans argent c'est le calvaire… Alors que dans les MUSI, on peut être soigné à crédit. ».

Le choix des MUSI s'impose donc comme une voie de repli ou une solution devant l'impuissance de ces populations, pour la plupart démunies, face aux procédures administratives dans les hôpitaux publics et à leur faible pouvoir d'achat. Les populations y recourent que pour des soins primaires (pansements, accouchements, vaccins, accidents légers, etc.). Cependant, conscients des limites infrastructurelles dans les MUSI, pour des cas de maladies très graves, certains individus se rendent le plus souvent à l'hôpital pour des contre-visites :

« Quand quelqu'un est vraiment malade, je pense que le petit centre de santé du quartier n'est pas le lieu indiqué pour le soigner, surtout que ces structures manquent souvent d'infrastructures ».

De nombreux ménages pensent que la proximité explique la demande de soins dans les MUSI, le fait que les MUSI soient installées à proximité des ménages évite ainsi à ces ménages de payer du transport en sus du prix des médicaments, ces populations s'y rendent à pied ou en moto. Il faudrait néanmoins émettre une réserve en ce qui concerne l'impact de la proximité sur la demande de soins. En effet, rien ne prouve que l'effet « proximité » d'une MUSI « gommerait » les prix élevés pratiqués, et rien ne laisse présager que la demande des ménages de notre échantillon s'orienterait vers ces MUSI malgré leur situation géographique. Pour ce qui est du prix, la majorité des ménages considèrent que les prix des services offerts représentent le principal facteur qui motive leur choix de recours aux micro-structures de soins. En outre, les ménages ont la possibilité de négocier, avec le personnel de santé de ces MUSI, une exonération de certains frais et peuvent bénéficier d'autres avantages à caractère financier (report du règlement des frais médicaux, etc.). Cela met en exergue les conventions implicites qui permettent la coordination des décisions entre demandeurs et offreurs de soins et la fixation du prix de commun accord entre ces acteurs tels que mentionnés dans le chapitre 4 (le pouvoir de négocier les prix admis et pratiqué par tous les acteurs de MUSI). En effet, certains chefs de ménage ont déclaré pendant les enquêtes :

« Ils nous aident beaucoup comme les vendeurs ambulants de médicaments. On va là-bas parce qu'on n'a pas le choix, même si on doute de la qualité des soins offerts dans ces structures. Ils aident surtout la population défavorisée par les prix bas pratiqués dans ces petits centres de santé et la possibilité de venir payer les soins plus tard ».

En outre, la consultation dans les MUSI coûte en général 500 FCFA[155], ce qui représente le tiers du montant déboursé dans les structures de santé publiques. Dans ces dernières, la consultation coûte 1 500 FCFA.

Les soins proposés dans les MUSI s'avèrent donc moins onéreux que ceux offerts dans les formations publiques. Les relations qui existent dans ce micro-marché informel entre patients et professionnels, sont favorables à une négociation du prix des soins et à une possibilité de réduction de ce prix. Les acteurs participent donc à la fixation des prix des soins et la rationalité du patient est procédurale, contrairement à l'hypothèse de la théorie néoclassique selon laquelle la rationalité de l'agent économique est substantielle. Le prix des soins est fixé en fonction de la maladie, mais également en fonction du « pouvoir d'achat des soins » ou du revenu du malade. Ainsi, les prix des soins sont hyper socialisés dans les MUSI. Alors que dans le secteur public, les prix sont fixés par les pouvoirs publics et ne sont pas négociables. Au-delà de ces prix, les populations déclarent également être parfois rançonnées pour être reçues à temps par le professionnel de santé dans ces structures publiques. Pire encore, certains ménages déclarent ne pas recourir aux structures publiques à cause du manque d'intérêt envers « l'être humain » dont font preuve les professionnels de ce secteur

---

[155] *En dehors des consultations prénatales qui coûtent 1000 FCFA.*

Encadré 5 : entretien n°1 relatif à la demande de soins dans les MUSI

Etes-vous déjà allé vous faire soigner dans une micro-unité de santé ?

Oui, on recourt d'abord à ces micro-unités de santé avant d'arriver dans les grands hôpitaux surtout quand il y a une urgence. Exemple : quand il s'agit d'un accident, pour éviter que la victime ne perde trop de sang, on la conduit dans ces centres pour qu'elle puisse recevoir les premiers soins et qu'elle puisse tenir jusqu'à l'hôpital.

Avez-vous l'habitude de vous y rendre ?

Oui pour soigner les enfants. Moi je tombe rarement malade, une fois je me suis cassé le pied, mais j'ai été directement conduit dans un hôpital. Mais quand quelqu'un est vraiment malade, je pense que ce n'est pas le lieu indiqué pour le soigner, surtout que ces structures manquent souvent d'infrastructures.

Quand vous êtes allés là-bas la dernière fois, êtes-vous allé à pied ?

On est allé à pied puisque c'est proche.

Comment avez-vous été accueilli là-bas ?

J'ai été bien accueilli, ils ont vu que l'état de l'enfant était vraiment inquiétant, du coup, ils ont accouru pour le remonter. Donc l'accueil était très bien. Ils ont juste remonté l'enfant, mais c'est dans un hôpital qu'on a pu réellement détecter ce que l'enfant avait.

Avez-vous été satisfait par le traitement proposé et la consultation dans cette MUSI ?

Oui parce que ça a pu remonter l'enfant, s'il fallait juste aller directement dans un hôpital, ça pouvait compliquer la situation parce qu'il faut parfois attendre le docteur pendant plus d'une heure de temps. Avant ça, il faut même d'abord payer le ticket d'entrée à l'hôpital, l'accueil est un peu lent et pourtant dans les petits centres de santé c'est plus rapide.

Pensez-vous que ces petits centres de santé ont un rôle à jouer dans le système de santé camerounais ?

Oui pour les premiers soins, c'est nécessaire.

Quelles sont les suggestions que vous pouvez apporter à ces structures et à la communauté internationale ?

Il faudrait qu'on leur fasse des dotations financières et en médicaments dans les pharmacies, en matériel spécialisé pour toutes maladies, leur fournir des lits etc.

Souce *: Auteur*

2.2.2. Qualité du service dans les MUSI

Nous considérons la qualité tant perçue (telles la disponibilité de médicaments à moindre coût, l'attitude accueillante ou au contraire condescendante du personnel soignant, les pratiques illicites, etc.) qu'objective (telles la compétence du personnel de santé ou encore l'application des règles de conduite thérapeutique).

Les soins offerts dans les MUSI sont des soins primaires (les pansements, les circoncisions, les ablations de kystes, le traitement du paludisme[156], des toux, des maux de ventre, des blessures, de certaines maladies sexuellement transmissibles, etc.). Ainsi, de nombreux examens sont pratiqués dans ces structures, parmi lesquels : le test du SIDA, de la syphilis, de la typhoïde, de la goutte épaisse[157], le taux d'hémoglobine, les tests de grossesse, les taux de glycémie, les tests de groupe sanguin, etc. Même si les patients n'ont aucune idée quant à l'origine des médicaments, ces derniers attestent néanmoins la disponibilité de ces médicaments et de leurs prix bas. L'un des cas de maladie jugés difficiles dans ces structures est l'accès palustre aigu ou paludisme pernicieux (avec une température de 40 degrés). Les cas jugés graves et nécessitant un plateau technique plus performant sont envoyés dans les hôpitaux de district des arrondissements où se trouvent ces MUSI, ou dans les hôpitaux publics[158]. Certaines MUSI disposent de laboratoires d'analyse pour leurs examens. Pour celles qui n'en ont pas, elles demandent au malade d'aller passer l'examen concerné dans une autre structure de santé ou au centre Pasteur de Yaoundé. Les MUSI offrent des soins santé primaires au même titre que les centres de santé intégrés (CSI), les centres de santé d'arrondissement (CSA) et les hôpitaux de district (HD) au Cameroun.

La majorité des ménages atteste également de la qualité des soins dans ces MUSI, au travers d'expériences vécues. Certains déclarent y

---

[156] *Qui constitue d'ailleurs la première cause de mortalité au Cameroun et la maladie la plus rencontrée dans ces MUSI.*

[157] *La goutte épaisse est une technique de concentration des hématies en vue de la recherche de paludisme dans le sang.*

[158] *Tels que l'hôpital de la caisse, l'hôpital général de Yaoundé, l'hôpital de district de Biyemassi, l'hôpital central de Yaoundé, le Centre Hospitalier Universitaire (CHU), etc.*

avoir été soignés pour des maladies, auxquelles l'hôpital public ne trouvait pas le remède, puisqu'ils se sentaient mieux après le traitement reçu dans ces structures (cf. encadré 6).

En ce qui concerne l'accueil, les ménages de notre échantillon sont unanimes sur le fait qu'ils sont mieux accueillis dans ces MUSI que dans les hôpitaux publics :

« L'accueil est meilleur dans ces petites structures que dans les grands hôpitaux, ils sont très gentils, là-bas le personnel sait qu'il a en face de lui des personnes pauvres ».

« Nous avons été merveilleusement bien accueillis, avec le sourire, l'attention. Quand quelqu'un est malade, il a besoin que le personnel médical qui le reçoit soit attentionné. La prise en charge est aussi immédiate dans ces petits centres, quand vous arrivez, vous n'avez pas besoin d'attendre pendant une à deux heures avant d'être servi » (cf. annexe 11).

« Là-bas, on est bien suivi, le médecin passe à chaque moment pour te demander comment tu vas. Alors que pour rencontrer le docteur à l'hôpital central de Yaoundé, par exemple, c'est toute une procédure, tu arrives à 6 heures, tu es premier, il tire le 15ème, il vous dit qu'il a un rendez-vous, il vous ferme la porte au nez, il part ».

L'accueil est l'élément essentiel sur lequel les patients s'attardent pour juger de la bonne qualité des soins dans les MUSI. Il s'agit d'une convention admise par les demandeurs de soins, nous la nommons « convention-qualité ». Mais cette perception de la qualité des soins est limitée puisque dans la littérature relative aux PED présentée au chapitre 4, nous avons vu que la qualité prend en compte d'autres éléments tels la disponibilité des médicaments, le nombre d'agents en activité dans la structure de santé, la disponibilité d'infrastructures de qualité (par exemple la présence d'un laboratoire d'analyse) etc. Mais on constate surtout la faible capacité ou « capabilité » des demandeurs à juger la qualité des soins dans les MUSI, leur connaissance de tous les autres éléments qui rentrent dans la qualité des soins étant limitée. Ces « capabilités » orientent leur choix et favorise la construction des conventions qu'ils admettent dans le micro-marché informel dans lequel interviennent les MUSI.

Encadré 6 : entretien n°2 relatif à la demande de soins dans les MUSI

Etes-vous déjà allé vous faire soigner dans une micro-unité de santé ?

Oui, parce que ces petits centres de santé qui ne sont pas agréés accueillent beaucoup plus les pauvres. Aujourd'hui, dans les grands hôpitaux, quand tu n'as pas les moyens, tu ne peux pas te faire soigner. Les coûts sont bas les petits centres, même si les produits sont douteux.

Avez-vous l'habitude de vous y rendre ?

Oui parce qu'on est pauvre, on ne peut pas accéder aux hôpitaux publics.

Quand vous êtes allé là-bas la dernière fois, êtes-vous allé à pied ?

On n'a pas les moyens même d'emprunter le taxi, donc on y va à pied.

Comment avez-vous été accueilli là-bas ?

On est bien accueilli là-bas parce que même les infirmiers savent qu'ils ont en face d'eux un pauvre. Il y a le minimum là-bas.

Avez-vous été satisfait par le traitement proposé et la consultation dans cette MUSI ?

La dernière fois, quand je m'y suis rendu c'était à cause d'un mal de dos, on m'a bien soigné et jusqu'aujourd'hui je n'ai plus connu ce mal. Pourtant avant de m'y rendre, je suis allé dans un hôpital public où un médecin m'a prescrit un traitement qui n'a rien changé. J'ai été satisfait par la consultation et le traitement reçu plutôt dans le petit centre et prescrit par un infirmier.

Avez-vous croisé d'autres malades là-bas ?

Oui j'ai croisé plusieurs malades là-bas

Pensez-vous que ces petits centres de santé ont un rôle à jouer dans le système de santé camerounais ?

Ces professionnels ont la possibilité de revoir les prix en fonction de ce que leur propose les ménages, ils occupent donc une place importante, malgré leur manque d'agrément pour la plupart.

Quelles sont les suggestions que vous pouvez apporter à ces structures et à la communauté internationale ?

Il faudrait surtout que l'Etat prenne ses responsabilités pour mettre l'homme camerounais à l'aise en veillant sur la bonne qualité des soins offerts dans les formations publiques. Il faudrait également qu'il accorde une protection sociale à tous les camerounais et non aux travailleurs de la fonction publique uniquement.

Source *: Présentation de l'auteur*

En définitive, les discours des ménages de notre échantillon font essentiellement apparaître des appréciations positives sur la disponibilité de médicaments à moindre prix et sur l'accueil du personnel soignant. Mais il est difficile pour cette population d'évaluer le traitement proposé, les compétences du personnel ou encore l'application des règles de conduite thérapeutique. Objectivement, cela limite l'appréciation de la qualité des soins par les ménages et c'est la raison pour laquelle nous n'avons pas estimé cette variable dans notre modèle de demande de soins.

Conclusion du chapitre 5

En définitive, nous nous sommes fixés pour objectif dans ce chapitre d'analyser les déterminants de la demande de soins dans les MUSI par une approche empirique. Pour ce faire, nous avons réalisé une analyse mixte (quantitative et qualitative). L'analyse quantitative était consacrée à l'interprétation des résultats statistiques et économétriques inhérents à l'analyse de la demande de soins à Yaoundé, la capitale du Cameroun. Cette analyse a été possible grâce à une étude bivariée et une une étude multivariée, mais également grâce à la construction d'un modèle logit multinomial standard. L'analyse qualitative quant à elle a permis d'appréhender les discours des ménages issus d'entretiens semi-directifs.

Il ressort de cette analyse quantitative que les variables qui expliquent la demande de soins dans les MUSI sont : l'âge du chef de ménage, son revenu, la religion du ménage et le temps d'attente avant d'être reçu par un professionnel de santé. L'âge est statistiquement significatif et influence positivement la demande. En revanche, le revenu et le temps d'attente influencent négativement la demande de soins. L'analyse qualitative quant à elle met en exergue l'importance des MUSI dans la prise en charge des cas de maladies urgents et en matière de soins de santé primaire (pansements, parasitoses intestinales, sutures, paludisme etc.). Elle met également en lumière la disponibilité de médicaments à un prix bas qui tient compte du pouvoir d'achat ou des revenus des ménages et le bon accueil du personnel soignant dans ces MUSI. Cela justifie le choix des MUSI par les populations défavorisées. Les relations de voisinage qui existent dans ce micro-marché informel entre patients et professionnels permettent une négociation du prix des soins et ouvre la possibilité de réduction de ce prix. Demandeurs et offreurs de soins participent conjointement à la fixation des prix des soins et la rationalité du patient est procédurale. Le pouvoir de négocier les prix est admis dans les MUSI par tous les acteurs, cela met en évidence les conventions implicites qui permettent de coordonner les décisions dans le cadre d'interactions entre offreurs et demandeurs de soins. Il convient maintenant d'examiner l'articulation éventuelle de ces MUSI dans le système camerounais.

Chapitre 6 : Quelle articulation des MUSI avec le système de santé ?

Le précédent chapitre (chapitre 5) nous a permis de constater que les variables qui influent sur la demande de soins dans les MUSI sont : l'âge du chef de ménage, son revenu et le temps d'attente avant d'être reçu par un professionnel de santé. Nous avons également vu que la rationalité des patients est procédurale et la coordination des acteurs est possible grâce aux conventions implicites présentes dans le micro-marché informel de soins. Il ressort également des discours des ménages dans le chapitre 5 que les MUSI sont importantes du fait de leur prise en charge des cas de maladies urgents et de leur offre en soins de santé primaire notamment (pansements, parasitoses intestinales, sutures, paludisme etc.). Mais les ménages ont fait des suggestions, parmi lesquelles la nécessité du contrôle par les pouvoirs publics de cette activité.

Pour mener à bien leurs activités, les MUSI ne pourraient-elles pas avoir une place dans une politique de santé au Cameroun ? Quels en sont les enjeux ? Le gouvernement devrait-t-il, en partenariat avec les acteurs internes et externes, réorienter l'activité de ces MUSI ?

Pour trouver des éléments de réponse à ce questionnement, ce chapitre s'organise en deux sous-sections. La première traite des enjeux relatifs aux MUSI et du rôle de levier de ces structures dans le système de santé camerounais. La deuxième sous-section quant à elle analyse les perspectives sur l'articulation avec le système de santé.

1. Le rôle de levier des MUSI au Cameroun : un effet ambigu

Il s'agit ici d'appréhender le secteur informel soit comme une source potentielle de développement, soit comme une source éventuelle de renforcement de la vulnérabilité ou de la précarité des populations. Mais il est également question de montrer le rôle de levier joué par ces structures dans le système de santé camerounais.

1.1. Comment les MUSI pourraient-elles améliorer les conditions de vie des populations ?

L'ampleur et la complexité grandissante de l'informel dans la vie économique, sociale et politique des PED représentent un phénomène incontesté. Dans un pays comme le Cameroun, environ 92% des actifs travaillent dans l'économie informelle ; 28,5% travaillent dans l'informel non agricole et 63, 5% travaillent dans l'informel agricole. Cette population ne bénéficie bien sûr d'aucune protection sociale étatique, ni d'assurance chômage, ni d'assurance accident, ni d'allocations familiales, ni d'assurance vieillesse, etc.

Le secteur formel ne représente par contre que 8% des actifs, dont 3,8% sont des fonctionnaires du secteur public. Le secteur privé formel ne représente en conséquence qu'une toute petite proportion des actifs, soit 4,2% (voir tableau 32).

Il n'existe pas d'indicateurs de développement des MUSI au Cameroun, mais la présence accrue de ces structures dans plusieurs quartiers tel que nous l'a révélée notre enquête de terrain montre l'ampleur de ce phénomène (cf. chapitre 5).

Comme nous l'avons évoqué, l'Etat camerounais met actuellement en place un système d'accompagnement de ces structures appelé Comités de Santé (COSA) qui dépendent du MSP[159]. Ces COSA sont chargés de promouvoir la santé par la réalisation de campagnes de sensibilisation. Elles aident également les MUSI à devenir des centres de santé périphériques spécialisés dans la production des SSP, mais sous plusieurs conditions, dont les plus importantes sont l'obtention de bons résultats et l'existence, à leur tête, d'au moins un infirmier diplômé d'Etat, ce qui n'est pas le cas pour la plupart des MUSI. Si ces conditions sont remplies et l'activité dans ce secteur régulièrement contrôlée, les MUSI pourrons mieux exercer leur activité dans le respect des normes médicales. Cela garantirait une amélioration de la qualité des soins offerts aux populations et cela favoriserait la participation au processus de production et le développement économique. Cependant, les COSA font encore face à un problème de locaux en zone urbaine. Ces COSA ne disposent pas encore de sites

[159] *Cf. chapitre 3.*

propres qui leur permettraient de mener à bien leurs missions. A Yaoundé, le COSA occupe les locaux du Centre de Promotion de la Femme et de la Famille de Tsinga (quartier situé à l'Est de Yaoundé, dans l'arrondissement de Yaoundé 2), il est encore en cours de mise en place et ne peut pas encore remplir ses missions.

Cependant, le Cameroun pourrait utiliser le dynamisme du secteur informel, source de créativité et d'esprit d'entreprise, éléments qui représentent le socle d'un développement durable. C'est pourquoi il est important de réfléchir sur le processus évolutif spécifique du secteur informel de la santé qui pourrait être un facteur de développement du Cameroun. La contribution du secteur informel de la santé à l'économie est importante tant du point de vue des revenus générés que des emplois créés. Dans le secteur de la santé, il offre des emplois aux diplômés au chômage. Dans le cas précis des MUSI, le développement de ces unités entraîne des changements sociaux non seulement favorables aux ménages, mais également aux professionnels qui exercent dans ces unités.

1.1.2. Les MUSI : une offre adaptée aux besoins en soins de santé primaires des ménages

L'avantage du développement des MUSI pour les ménages réside essentiellement dans l'augmentation des structures de santé, la spécialisation dans les soins de santé primaires, la proximité géographique et le prix bas des soins. Ces facteurs pourraient être déterminants pour l'amélioration de la santé et des conditions de vie de la population.

Etant donné que le nombre de structures de santé desservant les populations des quartiers populaires et vulnérables des villes du Cameroun est souvent très limité[160] (cf. chapitre 3), la création de MUSI par des professionnels de la santé (individus ayant obtenu une formation médicale dans le cursus officiel) accroît l'offre de soins

---

[160] *Exemple du quartier Mokolo qui ne compte que deux centres de santé, cf. carte sanitaire de Yaoundé en annexe 3.*

dans ces quartiers. Plus le nombre de structures de santé augmente dans un espace donné, plus la distance géographique entre les domiciles des patients et les centres de santé est réduite. Cela permet surtout aux ménages défavorisés d'éviter de supporter le plus souvent les frais de transport pour se rendre au centre de santé en sus des frais liés au traitement de la maladie. De nombreuses études ont montré que la distance à parcourir pour accéder au centre de santé détermine la demande de soins (Amooti-Kaguna et Nuwama, 2000 ; Segall et al, 2000 ; Mariko, 2003 ; Qian et al, 2009 etc.). Plus cette distance est courte, plus la demande est importante. Cependant dans notre enquête (chapitre 5), la distance n'est pas une variable déterminante de la demande de soins dans les MUSI. Cela peut mettre en lumière le fait que le faible prix des soins et la possibilité de revoir ces prix joue un rôle plus déterminant que la proximité dans la décision des demandeurs.

En outre, les MUSI sont également spécialisées dans la production des soins de santé primaires (pansements, petite chirurgie, prévention, examens etc.) à des prix bas [161] au même titre que les structures de santé périphériques (centres de santé intégrés, districts de santé et centres de santé d'arrondissement). Elles viennent donc en appui au projet des soins de santé primaire prôné par l'OMS et mis en place au Cameroun à travers le « paquet minimum d'activité » offert dans les structures de santé périphériques. Les MUSI répondent à la demande de soins primaires exprimée par des populations urbaines les plus défavorisées. En effet, les populations ont déclaré pendant notre enquête de terrain relative à la demande de soins dans les MUSI qu'avec 2 000 FCFA, elles peuvent bénéficier d'une consultation et d'un bon traitement contre le paludisme dans les MUSI. Cette somme correspond juste à ce qu'il faut payer pour une consultation dans les formations publiques. C'est pourquoi cette population approuve la création de ces petites unités sanitaires, elle souhaiterait néanmoins comme nous l'avons déjà mentionné, qu'il y ait un contrôle de cette activité par le gouvernement en vue de garantir des soins de qualité aux populations. Les populations voudraient également que l'Etat dote ces structures de ressources financières, de médicaments, de matériel spécialisé, de lits, etc. Les MUSI offrent donc un minimum nécessaire pour la population défavorisée, cela permet d'éviter les files d'attente

---

[161] *Un tiers des prix pratiqués dans les établissements publics.*

dans les formations de santé publiques et surtout cela permet de ne s'y rendre que pour des cas de maladies qui nécessitent un plateau technique plus élevé.

En outre, notre analyse qualitative (cf. chapitre 5) nous a permis de constater que les MUSI jouent un rôle important dans le système de santé, dans la mesure où elles répondent à la demande de soins d'urgence dans les quartiers pauvres. Les populations de ces quartiers y recourent, le plus souvent avant de se rendre dans les hôpitaux, afin de bénéficier des premiers soins en cas d'état de santé critique. Elle a également mis en évidence la place centrale des conventions dans le comportement du demandeur et dans la coordination de ses interactions avec l'offreur de soins, la rationalité du demandeur étant procédurale.

1.1.2. Les MUSI : une opportunité temporaire ou définitive d'emploi

Les MUSI constituent pour les promoteurs et/ou les gérants de ces activités, un moyen de sortir du chômage en créant leur structure. Les origines du chômage subi dans le domaine médical sont entre autres : le rationnement des diplômés de la fonction publique découlant de la crise des années 1980, mais également la mauvaise gouvernance sanitaire que connaît le Cameroun. Les conséquences du chômage pour les professionnels sont le risque de désapprendre, la baisse des revenus et donc du pouvoir d'achat, le sentiment d'exclusion sociale etc.

Au Cameroun les grands centres urbains (Douala et Yaoundé) sont parmi les localités qui affichent les plus faibles taux d'activité et d'emploi. Le taux de chômage est de 12,1% à Yaoundé (INS/EESI, 2010), l'exode rural vers les grandes villes accroît la population des inactifs et des chômeurs. L'idée ici est que les populations issues de l'exode rural augmentent le nombre de diplômés de la profession médicale qui ne peut être totalement absorbé dans la fonction publique ou dans le secteur privé formel. Le chômage résulte ainsi également d'une inadéquation entre la formation et les emplois, la demande de travail est supérieure à l'offre. L'offre d'emploi dans les MUSI se développe au Cameroun parce qu'elle fait également face à une demande importante exprimée par les ménages (cf. chapitre 2).

L'économie informelle médicale accueille généralement les travailleurs les moins qualifiés du domaine médical (sages-femmes, techniciens de laboratoire etc.) et les migrants tout en offrant les emplois les moins rémunérateurs. Cet emploi est généralement considéré comme temporaire en attendant de trouver mieux dans le secteur formel, ce qui montre que ce type d'emploi est plus subi que choisi compte tenu du surplus de main-d'œuvre au Cameroun. Ce résultat nuance en particulier les conclusions de plusieurs auteurs privilégiant la thèse « légaliste » dans le cas de l'Amérique latine (de Soto, 1994 ; Maloney, 2004) selon laquelle les individus s'établiraient dans l'informel pour échapper aux lois souvent jugées difficilement applicables par les petits entrepreneurs. Ce chômage est involontaire parce que les professionnels travaillent dans l'informel faute d'avoir un emploi dans l'économie formelle. Cela nous pousse à penser finalement que les MUSI se situent à l'intersection des approches dualiste et structuraliste. Puisque les individus sont exclus du système formel faute d'offre de travail suffisante, ils travaillent dans l'informel en espérant intégrer l'économie formelle garante de la sécurité de l'emploi (approche dualiste). En plus, les MUSI offrent des soins plus adaptés aux populations défavorisées et « essuient les plâtres » du recouvrement des coûts fondé sur le désengagement de l'Etat (approche structuraliste). Même si en amont, de nombreux promoteurs des MUSI (en dehors des IDE) au chômage créent ces structures parce qu'ils ont beaucoup d'avantages lorsqu'ils s'établissent dans l'informel (cf. chapitre 5).

Les principaux avantages qu'offre l'informel dans le domaine sanitaire sont la facilité d'entrée sur le micro-marché (qui nécessite néanmoins le respect des conventions qui s'y imposent), des charges limitées, les contraintes administratives réduites et les réseaux de solidarité qui existent dans le cadre de l'exercice de ces activités.

Les MUSI jouent donc un rôle de levier important en matière d'emploi médical. Il s'agit d'un pourvoyeur d'emploi pour la main d'œuvre au chômage et pour celle qui est sous-employée dans le secteur formel, quoiqu'il s'agisse le plus souvent d'activités de subsistance. Elles constituent une « éponge » pour la main d'œuvre sanitaire au chômage, mais également une source de revenus supplémentaires pour les professionnels exerçant parallèlement dans le secteur formel ou dans l'informel. En ce sens l'activité des MUSI permet d'échapper à l'extrême pauvreté, elle est source de changements sociaux.

Les apports des MUSI aussi bien pour les ménages que pour les promoteurs de MUSI sont cependant construits au détriment des conditions d'activité, le plus souvent précaires. Les raisons de cette précarité se trouvent dans les modes d'organisation et de gestion de ces MUSI. Il est important dans ce contexte de montrer comment des activités mal encadrées par les pouvoirs publics pourraient maintenir les populations défavorisées dans la précarité, voire dans le dénuement.

1.2. Les MUSI : une source potentielle de précarisation des ménages

L'Afrique continue de s'illustrer par un niveau élevé d'inégalités et de pauvreté à cause d'un secteur informel précaire prédominant associé à un système de protection sociale très restreint. De plus, il n'existe pratiquement pas de système d'allocation chômage. Cela contraint les individus sans emploi dans le secteur formel à recourir à des emplois précaires ou à des activités à leur compte dans l'informel, puisqu'ils ne sont pas en mesure d'entreprendre une recherche d'emploi approfondie. Au-delà de l'informel, d'autres facteurs influent sur la pauvreté, tels un fort taux de chômage, de sous-emploi, des faibles niveaux d'instruction engendrant des rémunérations insuffisantes même pour les travailleurs formels etc.

Mais les principaux facteurs de précarité de l'emploi dans les MUSI sont l'accès difficile au crédit, l'absence de protection sociale et juridique étatique. Ces éléments favorisent l'octroi de revenus faibles aux employés des MUSI. En effet, un employé de l'économie informelle médicale ne pourra pas revendiquer ses droits vis-à-vis de son employeur devant des tribunaux officiels. De plus, cette économie n'offre pas d'autre protection sociale que la solidarité grâce à des activités telles que les tontines, les petits entrepreneurs qui y sont actifs ne bénéficient donc pas d'assurance chômage ou vieillesse.

Les éléments susceptibles de rendre précaires les activités des MUSI sont également la précarité des locaux, la non-imposition de ces activités, le manque de spécialisation dans des soins précis des MUSI et le fait que les promoteurs recrutent dans leur réseau amical et/ou familial.

Tableau 34 : Avantages et désavantages des MUSI selon notre enquête de terrain

Avantages	*Inconvénients*
Facilité d'entrée	*Accès difficile au crédit*
Peu de contraintes administratives	*Aucune protection juridique étatique*
Charges fixes limitées	*Aucune protection sociale étatique*
Solidarité des réseaux familiaux et amicaux	

Source : construit par l'auteur

1.2.1. La précarité des locaux : une source de privation des services publics nécessaires pour les MUSI

Le secteur informel se caractérise par une très grande précarité des conditions d'activité. Seulement 17,3 % des unités de production informelle (UPI) disposent d'un local spécifique d'activité (INS/ECAM, 2007), ce qui les prive d'accès aux principaux services publics (eau, électricité, téléphone etc.). Accorder une place importante aux initiatives privées dans un cadre légal en luttant contre l'informel (qui se pratique dans un environnement souvent précaire) inclut la lutte contre la pauvreté.

En milieu urbain camerounais, principalement à Douala et Yaoundé (zone de prédilection des activités industrielles), où prédominent le commerce et les services informels, l'absence de local professionnel ou la possession d'un local précaire, constituent les situations les plus répandues[162]. La plupart des activités sanitaires informelles ont lieu dans le logement du ménage ou dans la rue. Généralement, les locaux qui abritent les MUSI sont vétustes, insalubres parce que les conditions d'hygiène y sont très peu respectées, les infrastructures sont vieillissantes. Ces infrastructures sont généralement achetées au moment de la création de la MUSI et sont utilisées pendant plusieurs années. Cela expose davantage les patients à la détérioration de leur état de santé[163] et pourrait diminuer la qualité des services offerts dans ces structures. Cela montre surtout les limites de l'appréhension de la notion de « qualité des soins » par les ménages qui se concentrent uniquement sur la considération de l'accueil des professionnels (cf. chapitre 5) comme « convention de qualité ». La « qualité des soins » est en effet une notion complexe qui intègre à la fois l'accueil dans la structure de santé, la disponibilité en médicaments et en infrastructures de qualité, le respect des conditions d'hygiène, le respect de l'éthique médicale etc. Cependant, cela ne remet pas en cause la place des conventions informelles dans la coordination des décisions des acteurs de MUSI dans le cadre de leurs interactions. Le prix est obtenu à l'issue d'une collaboration entre offreurs et demandeurs, il s'agit d'une convention admise dans les MUSI.

En outre, le fait pour les ménages de penser que l'offre de soins dans les MUSI est de bonne qualité, alors qu'ils ne connaissent pas l'origine des médicaments (cf. chapitre 5), met en évidence le doute des ménages quant à l'origine de ces médicaments et montre l'ambiguïté des comportements des demandeurs. Cela met surtout en lumière le fait que les conventions n'aboutissent pas forcément à une situation satisfaisante (à l'obtention des soins de qualité par les ménages) comparativement à des activités médicales qui seraient régies par des mécanismes du marché.

---

[162] *Exemple : des vendeurs ambulants de médicament, des MUSI, etc.*

[163] *cf. chapitre 2 pour une présentation plus détaillée de l'environnement dans lequel évoluent les MUSI et les locaux qui les abritent.*

1.2.2. La difficulté d'accès au crédit et la non-imposition : des facteurs de détérioration des conditions de travail

L'autre difficulté à laquelle font face les MUSI est le non accès au crédit, cela limite les investissements susceptibles d'être réalisés dans ces MUSI et maintient leurs activités dans la précarité.

A cette contrainte économique s'ajouteraient selon l'approche « légaliste » des contraintes institutionnelles (corruption, par exemple) qui pousseraient les entrepreneurs informels à ne pas se déclarer pour échapper aux législations trop contraignantes. Cela entraîne une faible production. Selon Rakotomanana (2011), dans une étude menée à Antananarivo (Madagascar); avec les mêmes ressources mobilisées, il serait possible de tripler la production à condition de lever les contraintes liées à l'offre dans l'informel (accès au crédit, à des locaux professionnels adaptés etc.).

En outre, payer des impôts, même très faibles, comparés à ce qui est pratiqué dans le secteur formel en échange de services publics permettrait aux entreprises informelles d'améliorer leurs performances. Cela se traduirait par de plus hauts salaires pour les travailleurs informels (Beccaria et Groisman, 2007) qui pourraient de ce fait être protégés par le gouvernement, des éventuelles conventions collectives et des syndicats pour les travailleurs. En revanche, on constate au Cameroun que les MUSI ne s'acquittent pas de charges fiscales. Toutefois selon notre enquête de terrain relative à l'offre de soins dans les MUSI (cf. chapitre 2), le non enregistrement des activités informelles est le plus souvent lié à la méconnaissance des lois plutôt qu'à la volonté délibérée d'échapper à la corruption ou à des normes institutionnelles contraignantes, contrairement à ce que suggère l'approche « légaliste ». En définitive, la thèse « légaliste » n'est pas pertinente pour des professionnels tels les IDE qui s'investissent dans les MUSI tout en ayant la possibilité de basculer dans le formel. C'est à cause de leur méconnaissance des lois ou de la non-disponibilité de ressources nécessaires pour entamer une procédure de demande d'agrément auprès du MSP que ceux-ci restent dans l'informel. A contrario, cette thèse « légaliste » devient adéquate pour les professionnels pouvant intégrer le système formel, qui connaissent également les lois, mais décident délibérément de passer outre ces lois et de rester dans l'informel pour réaliser des profits importants sans s'acquitter des charges fiscales liées à l'activité médicale privée.

1.2.3. Quel effet possible du manque de spécialisation des MUSI ?

La vulnérabilité des MUSI peut également résider dans le fait que ces structures reçoivent tous les cas de maladie parce qu'elles ont besoin de faire des bénéfices. Cela pourrait représenter un danger dans la mesure où elles peuvent réaliser des interventions médicales pour lesquelles elles n'ont pas de compétences et risquent de détériorer davantage la santé des patients. C'est pour ce type de raison que nous avons constaté dans le cadre de nos entretiens (cf. chapitre 2) que certaines MUSI disposent, par exemple, de blocs opératoires mais ne le mentionnent pas systématiquement sur leurs plaques. Un grand nombre d'agents de l'Etat savent comment fonctionne ce secteur mais se gardent bien de le mettre en lumière parce qu'ils sont corrompus lors de leurs « descentes » sur le terrain.

Cela met également en lumière la limite de « la convention de qualité » établie dans le système de demande informel de soins qui se concentre uniquement sur le bon accueil du personnel et qui ne tient pas compte des compétences du professionnel. Un moyen pour les pouvoirs publics de lever cette limite serait de créer un cadre légal aux activités des MUSI, tout en spécialisant les offreurs uniquement dans le domaine où ils ont reçu leur formation médicale.

1.2.4. Le réseau familial et/ou amical : une source potentielle de faible rentabilité des MUSI

La force de travail n'est pas complètement « libre » dans les entreprises informelles (faiblesse du rapport salarial[164]). Les individus répartissent souvent leur temps de travail sur plusieurs activités économiques comme l'avait déjà souligné Freyssinet dans les années 1970 (Freyssinet, 1976), ce qui ne facilite pas la spécialisation dans un domaine médical précis dans le cas des MUSI.

En outre, le recrutement est parfois discriminatoire dans les MUSI. Les employés de ce secteur ont généralement des liens de parenté ou des liens amicaux. Cela contredit l'idée selon laquelle l'accès à ce secteur est libre. Cela peut également compromettre la rentabilité de ces micro-entreprises informelles de santé qui ne se basent pas sur la compétence ou sur les rendements de la main d'œuvre pour la recruter, mais sur des réseaux sociaux (amicaux ou familiaux).

En définitive, il ressort de la section 1 que les MUSI peuvent être à l'origine du développement social en milieu urbain camerounais en ce sens qu'elles constituent une offre adaptée financièrement à la demande des populations défavorisées. Elles participent également au développement de l'offre de soins de santé primaire, au développement de l'emploi pour les chômeurs ayant reçu une formation médicale et elles sont un moyen pour les professionnels travaillant déjà dans le formel ou l'informel d'obtenir un revenu supplémentaire. Cependant, les MUSI pourraient être néfastes pour la population à cause de la précarité des locaux qui les abritent, de la difficulté d'accès au crédit, de la non-imposition des professionnels et du manque de spécialisation des professionnels en fonction des formations médicales reçues par ces derniers. Cet effet ambigu des MUSI nous interpelle et nous pousse à nous interroger sur la nécessité d'intégrer les MUSI dans une politique sanitaire au Cameroun à côté des structures périphériques (DS, CSI et CMA) qui sont censées

[164] *Les employés ne disposent notamment d'aucun moyen juridique pour faire respecter leurs droits par les employeurs et se faire rémunérer en fonction de ce qu'ils méritent.*

garantir l'accès aux soins de santé primaires et représentées le premier contact des individus avec le système de soins.

2. La place des MUSI dans une politique de santé au Cameroun

Compte tenu de l'inégale répartition des structures de santé entre quartiers en milieu urbain camerounais, des petites initiatives privées telles que les MUSI seraient probablement intéressantes si elles étaient menées dans un cadre légal. Cependant, il convient de s'interroger sur la possibilité de formaliser les MUSI sans toutefois dénaturer leurs services. Comment ces mesures s'articuleraient-t-elles et quelle place obtiendraient les MUSI dans une politique de santé ?

2.1. La formalisation des MUSI est-elle possible ?

Dans cette sous-section, nous analysons les débats théoriques sur la nécessité de formaliser ou non les activités informelles. Mais nous expliquons pourquoi dans le cadre des MUSI la formalisation souple serait judicieuse.

2.1.1. La nécessité de la formalisation contre le besoin de maintien de certaines populations dans l'informel : le débat théorique

L'économie informelle se soustrait aux règles étatiques et ne paie pas de charges fiscales. Ce manque à gagner empêche l'Etat de mettre sur pied des politiques de lutte contre la pauvreté, de développer des infrastructures etc. D'un autre côté, les petits prestataires informels ne disposent pas de protection sociale, ni de protection juridique et restent donc dans une situation précaire. Par conséquent, favoriser la transition de l'économie informelle vers l'économie formelle est souvent avancé comme un moyen de sortir de la pauvreté et de se développer, c'était le point de vue du BIT dans les années 1970-1980[165] (Lautier, 2004). Pourtant d'autres avis considèrent l'économie informelle comme la seule opportunité pour les plus démunis de s'intégrer dans le système économique et contestent le fait que l'économie informelle puisse être formalisée (Lautier, 2004). Les politiques de formalisation de l'informel ont perdu de leur audience et ont été progressivement abandonnées à partir des années 1986□1987. Cela s'explique par le fait que de nombreux acteurs de l'économie informelle se situeraient plutôt dans une logique d'entreprise familiale et de survie. Son but est plutôt de créer des emplois et des revenus (Lautier, 2004) que de faire de super profits, développer leurs activités, et basculer dans l'économie formelle. En outre, ces politiques ont en effet le plus souvent manqué leur cible et il apparaît de plus en plus difficile de mettre en place cette transition. Certains auteurs qui partagent ce point de vue (De Soto, 1994 ; Maldonado, 1995) préconisent une formalisation minimale ou « molle ». Il s'agit d'appliquer une bureaucratie et une réglementation ne pouvant pas entraîner la faillite des petits prestataires. C'est également l'approche qui nous semble judicieuse en ce qui concerne les MUSI.

---

[165] *L'idée avancée par le BIT pour défendre cette approche est que pour grandir, les micro-entreprises doivent s'inscrire dans un cadre légal et que l'informel n'est pas une situation choisie mais le résultat d'un manque d'informations, de formation et de crédit, qu'il faudrait pallier. Les politiques qui découlent de cette réflexion consistent alors généralement dans l'octroi de crédits contre une inscription dans un registre (et donc un début de formalisation).*

2.1.2. La formalisation souple : un gage d'accès aux services publics nécessaires pour le meilleur fonctionnement des MUSI

La formalisation minimale de l'économie informelle sanitaire pourrait être propice à une meilleure collaboration avec les pouvoirs publics dans le but d'améliorer la qualité des soins offerts dans les MUSI.

2.2. Quelles mesures d'insertion des MUSI dans la politique sanitaire ?

Dans cette-sous partie, il est question de montrer que les MUSI peuvent être intégrés dans la politique de santé initiée par le Ministère de la santé publique du Cameroun au travers de mesures prises par ce dernier en faveur de l'opérationnalisation des compétences des diplômés qui n'ont pas accès au secteur formel, mais également au travers de mesures visant une extension de l'offre de santé primaire.

2.2.1. Les MUSI dans une politique d'opérationnalisation des compétences des diplômés

Au regard des résultats empiriques obtenus et présentés dans cette thèse en matière de demande de soins dans les MUSI[166], nos recommandations vont dans le sens du renforcement de ces micro-centres de santé. L'idée défendue par les tenants de la thèse du

[166] *Ces résultats mettent notamment en avant la place importante qu'occupent les MUSI dans la gestion des cas de maladies urgents par exemple dans les quartiers défavorisés.*

« laisser faire » selon laquelle la formalisation n'est pas nécessaire parce que les activités informelles sont uniquement des activités de subsistance ne tient pas forcément dans le contexte des MUSI au Cameroun. Les promoteurs de MUSI de notre échantillon d'enquête relative à l'offre de soins (cf. chapitre 2) ont déclaré vouloir tous basculer vers le système de santé formel et développer leurs activités, même si pour le moment, il s'agit pour la plupart d'activités permettant de sortir du chômage, de survivre et basées sur le réseau familial et/amical. De nombreux promoteurs de MUSI ont entamé une procédure de demande d'agrément auprès du MSP, conscients des avantages que cela pourrait générer en termes de vulgarisation et d'augmentation de la clientèle. En outre la santé est un domaine particulier qui nécessite systématiquement une formation médicale des offreurs, la formalisation de cette activité faciliterait le contrôle de son fonctionnement dans le respect de la déontologie médicale. Cette mesure de formalisation des MUSI pourrait s'inscrire dans la politique de santé mise en œuvre par le MSP. Il pourrait s'agir d'inscrire cette mesure dans le Stratégie Sectorielle de la santé 2001-2015 au Cameroun[167]. Celui-ci permettrait d'éradiquer le problème de la précarité du personnel dont souffrent ces centres. Ce renforcement passerait par l'information des prestataires des MUSI sur la procédure de formalisation qui serait mise en œuvre par le MSP. Cela pourrait leur permettre d'avoir des informations d'ordre administratif et technique nécessaires, leur permettant d'opérationnaliser convenablement leurs compétences dans le respect des normes étatiques en matière de création de structures privées, mais également des normes médicales. Cela pourrait être déterminant pour l'amélioration de la santé des populations.

[167] *La Stratégie Sectorielle de Santé 2001-2015 au Cameroun a pour but ultime d'assurer l'accès aux soins de qualité à toutes les couches sociales.*

2.2.2. Les MUSI dans une politique d'extension d'une offre de services primaires adaptés aux populations vulnérables

Les pouvoirs publics pourraient également s'efforcer de donner des agréments aux MUSI qui n'ont pas encore d'autorisation d'exercer afin de faciliter leur repérage. L'idée, ici, est que leur fermeture peut provoquer un problème plus grave : la non-satisfaction de la demande des populations pauvres en termes de soins pourrait les empêcher de vaquer à leurs occupations et les enfermerait dans le cercle vicieux de la pauvreté. Au contraire, des efforts pourraient être faits par les pouvoirs publics pour intégrer les MUSI précisément dans la politique de soins de santé primaires, le service offert dans cette structure venant combler les limites de cette politique. Cette politique se veut accessible (géographiquement et financièrement) à toute la population, mais elle ne l'est pas dans les faits. Cela se vérifie déjà parce que 70,9% de la population a eu recours à l'informel (INS/ECAM, 2007), mais également par le fait que nos résultats empiriques relatifs à la demande de soins dans les MUSI (cf. chapitre 5) nous ont permis de constater que 33,67% de la population de notre échantillon a eu recours à ces MUSI. Les pouvoirs publics pourraient chercher comment exploiter le dynamisme de ces structures en faveur du bien-être des prestataires, mais également des patients qui y trouvent leur compte. Cela pourrait être possible en confiant cette mission notamment aux COSA, tout en créant un cadre de travail permettant à ces COSA de travailler en vue de faciliter l'activité des MUSI dans un cadre légal en veillant à ne pas dénaturer leurs services.

L'Etat pourrait également, en partenariat avec les bailleurs de fonds, doter ces structures de plateaux techniques ou de matériel spécialisé, mais également de consommables médicaux, c'est-à-dire des produits à un prix plus bas que ceux des hôpitaux. En retour, l'Etat contrôlerait les activités de ces structures en s'assurant de la bonne gestion des subventions qu'il pourrait leur apporter. L'Etat pourrait exiger d'elles de respecter l'éthique médicale. Par ailleurs, l'Etat pourrait établir des catégories de MUSI en fonction du service et/ou du niveau de formation médicale du promoteur, et ce afin de les rendre spécialisés et donc plus efficaces.

En outre pour éviter que l'intervention de l'Etat, dans ce domaine ne soit asphyxiante pour les MUSI (et par conséquent, entraîne leur fermeture), l'Etat pourrait leur imposer un impôt très faible qui ne serait pas de nature à entraîner une augmentation du prix des services. Cela nécessite parallèlement la mise en place d'un programme de lutte contre le mauvais usage de l'outil fiscal dû notamment à la corruption qui mine le secteur de la santé tel que nous l'avons montré au chapitre 1.

Conclusion du chapitre 6

Ce chapitre nous a permis de montrer que les MUSI peuvent participer au développement social au Cameroun et à l'amélioration de la santé des populations dans la mesure où elles constituent une offre de soins adaptée aux besoins en soins primaires des populations vulnérables. En outre, elles constituent une opportunité d'emploi temporaire ou permanent pour les diplômés du domaine médical et une source supplémentaire de revenus pour les employés de la fonction publique. Mais ces structures pourraient maintenir les ménages dans le dénuement si elles sont mal encadrées, notamment à cause de la précarité de l'environnement dans lequel elles exercent, de la difficulté d'accès au crédit, de la non-imposition de leurs activités et de la non spécialisation des professionnels. Même si les MUSI rencontrent de nombreuses difficultés dans l'exercice de leurs activités, elles jouent néanmoins un rôle de levier important en matière de développement de l'offre d'emploi médical, mais également en termes de développement de soins de santé primaires plus adaptés aux populations urbaines défavorisées.

En matière de politique économique, dans le cas des MUSI, nous défendons la thèse de « la formalisation molle » de ces activités. Il serait convenable d'encourager le développement de petites initiatives privées telles que les MUSI dans un cadre légal. Cela permettrait un contrôle de ces activités dans le but de garantir une offre de santé de qualité dans le respect des lois liées à l'ouverture de structures de santé privées et dans le respect de la déontologie médicale. En outre, les MUSI pourraient être intégrées dans une politique de santé initiée par le Ministère de la santé publique du Cameroun telle « la Stratégie Sectorielle de Santé 2001-2015 ». Des mesures pourraient être prises par ce dernier en faveur de l'opérationnalisation des compétences des diplômés qui n'ont pas accès au secteur formel.

Conclusion générale

Notre conclusion générale présente les résultats principaux, les apports de la thèse, mais également ses limites et ses pistes d'approfondissement.

1. Principaux résultats : les MUSI, un informel spécifique fondé sur des conventions implicites

L'objectif du chapitre 1 était de présenter le système de santé de santé camerounais. On constate que le système de santé camerounais comprend plusieurs acteurs : les formations sanitaires publiques, privées formelles, privées informelles et pharmaceutiques. Il est alimenté par deux modes de financement : public via le budget alloué par l'Etat au secteur de la santé et privé à travers le recouvrement et le financement par les partenaires de la coopération. C'est un système qui connaît des carences humaines, financières et infrastructurelles dues à différents facteurs externes (les politiques sanitaires sont le fait des injonctions internationales), et surtout à la mauvaise gouvernance sanitaire (corruption, manque d'information des acteurs, lourdeur des formalités administratives notamment). Au rang des carences liées aux ressources humaines, on peut citer la faiblesse du rapport du nombre de médecins par habitants, le manque de conscience professionnelle et le faible recrutement dans la fonction publique depuis la crise des années 1980. Les infrastructures sont disponibles en quantité limitée pour une population en croissance permanente et en manque de moyens financiers. Nous avons également constaté dans le chapitre 1 que le système de santé camerounais est mixte car il est le résultat de la cohabitation du système beveridgien et du système bismarckien. Ce système est dualiste car, à côté du système de santé formel, se développe un système de santé informel.

Le chapitre 2 avait pour objectif d'analyser l'environnement dans lequel émergent les MUSI et leurs caractéristiques. Nous avons vu dans ce chapitre qu'elles se développent en milieu urbain camerounais dans un contexte de pauvreté. La pauvreté a deux dimensions au Cameroun : des aspects objectifs présentés par l'Institut National de Statistique du Cameroun (pauvreté monétaire, pauvreté en termes de conditions de vie des ménages et pauvreté de potentialités), mais également des aspects subjectifs liés à la définition que les populations camerounaises donnent au concept de pauvreté. C'est ainsi que la majorité de la population pense qu'un individu pauvre est celui qui ne peut avoir trois repas par jour. Nos enquêtes quantitatives et qualitatives sur l'offre de soins dans les MUSI nous ont permis de constater que la prolifération de ces MUSI en milieu urbain est principalement liée aux sollicitations des populations riveraines et au chômage. Cette demande peut se justifier par la répartition inégalitaire ou par l'insuffisance des structures de santé dans les villes camerounaises. Enfin, l'analyse des caractéristiques des MUSI nous a montré que ces structures sont de petite taille et qu'elles comptent peu d'employés. La main d'œuvre y est qualifiée mais elle est sous-rémunérée, on assiste à un phénomène de déclassement à l'embauche. Le recrutement du personnel dans ces structures se fait sur étude de dossier, mais il est essentiellement basé sur les réseaux familiaux et amicaux.

Le chapitre 3 a présenté une analyse socio-économique des MUSI. Il apparaît que les MUSI partagent certains points communs avec les activités informelles traditionnelles tels : un repérage statistique difficile, un faible accès aux crédits, une part modique de capital fixe dans la structure de production, une échelle restreinte des activités, un loyer bas, etc. Mais la spécificité des MUSI réside dans le fait que les professionnels ont, pour la plupart, reçu une formation médicale, contrairement aux activités informelles traditionnelles dans lesquelles les travailleurs ne bénéficient pas de formation liée au métier qu'ils exercent. Cela s'oppose en cela à l'un des critères utilisés par le BIT pour définir l'activité informelle (formation reçue en dehors du système officiel). En outre, il apparaît qu'il existe des interactions entre offre et demande de soins, les conventions qui interviennent dans le micro-marché dans lequel opèrent les MUSI peuvent être examinées sous l'angle de l'offre ou de la demande. En ce qui concerne le comportement des offreurs, les conventions qui interviennent sont de deux ordres : la « convention-éthique » et la « convention-prix »[168]. Le professionnel ne recherche pas uniquement son profit, mais également la satisfaction du patient.

En effet, l'éthique médicale est une convention à laquelle se soumettent les professionnels de MUSI comme ceux du secteur formel pour conforter leur appartenance au domaine médical. C'est pourquoi certains éléments de cette éthique sont respectés dans la plupart des MUSI. Il s'agit notamment du fait que malgré les problèmes économiques, les responsables des MUSI veulent répondre de façon adaptée aux besoins ou aux « capabilités » des patients. L'éthique médicale est une convention dont le non-respect par le professionnel expose ce dernier à la construction par les patients d'une mauvaise réputation autour de lui. Cela pourrait provoquer une baisse de la demande adressée à ce professionnel. L'éthique médicale oriente donc la demande.

La recherche de profit qui guide la prise de décision dans l'analyse standard médicale est remise en cause, le professionnel recherchant également la satisfaction les besoins de base des usagers. Cependant, l'altruisme des professionnels n'est pas complètement désintéressé, ces derniers recherchent la satisfaction du malade car leur réputation en dépend.

L'émergence de la « convention prix » résulte de la régularité des comportements des offreurs de soins. Les nouveaux arrivants dans le micro-marché informel ne respectent pas les prix fixés par les pouvoirs publics, ils adoptent les prix de consultations notamment pratiqués par les autres MUSI déjà établies sans concertation préalable avec ces dernières et sans connaître l'origine de ces prix. Par la suite, grâce à la possibilité des demandeurs de soins de négocier les prix, offreurs et demandeurs fixent conjointement les prix finaux contrairement à ce qui se passe dans le secteur formel.

En outre, la rationalité de l'offreur de soins est procédurale dans les MUSI car les professionnels consacrent du temps et des ressources à la préparation de leurs décisions à travers une procédure de diagnostic notamment.

---

[168] *Ces termes ont été choisis par nous pour montrer que les conventions auxquelles fait face l'offreur relèvent de l'éthique et du mode de fixation des prix par tous les offreurs de soins.*

Dans le chapitre 4, il était question d'analyser la place des conventions dans le comportement des demandeurs. Nous avons montré dans ce chapitre que les conventions fondent également les comportements des demandeurs de soins dans les MUSI comme c'est le cas pour les offreurs. Les conventions qui se rattachent au comportement du demandeur sont : la « convention-prix » et la « convention-qualité »[169].

En effet, la négociation des prix des soins dans les MUSI est admise et pratiquée régulièrement par tous les demandeurs sans que cela soit formellement institué. Cela met en évidence le fait que les conventions implicites sont également à la base de la coordination des décisions dans le cadre d'interactions entre offreurs et demandeurs de soins.

En ce qui concerne la qualité des soins, elle est appréhendée par tous les demandeurs à travers l'accueil toujours excellent des prestataires du micro-marché.

Les offreurs fixent les prix notamment en collaboration avec les demandeurs de soins. Par ailleurs, les études empiriques relatives à la demande dans les PED nous ont permis de mobiliser les déterminants socioéconomiques, culturels, institutionnels, environnementaux de la demande dans ce contexte de soins. Le chapitre 5 confirme l'influence de certains de ces déterminants, ainsi que la place des conventions dans la demande des soins pour les MUSI.

En effet, l'objectif du chapitre 5 était de réaliser une étude empirique des déterminants de la demande de soins dans les MUSI. L'enquête-ménage analysée au chapitre 5 met en lumière les facteurs qui expliquent la demande de soins par populations de notre échantillon : l'âge du chef de ménage, son revenu, la religion du ménage et le temps d'attente avant d'être reçu dans les MUSI. L'analyse qualitative montre l'importance des MUSI en matière de prise en charge des cas de maladies urgents et la disponibilité des médicaments à prix bas dans ces structures. Elle met en évidence notamment l'impact du mauvais fonctionnement des structures formelles sur la demande de soins dans les MUSI. Elle montre également le bon accueil de la part du personnel soignant dans ces

---

[169] *Ce sont également des termes que nous utilisons dans cette thèse pour mettre en lumière les comportements réguliers des demandeurs en matière de négociation des prix et de perception de la qualité des soins.*

MUSI. C'est également cette convention qui motive les demandeurs à y recourir, la rationalité du patient est procédurale. Cependant, la popularité des MUSI auprès des patients n'est pas entamée par leurs doutes concernant l'origine des médicaments et la qualification des offreurs. On voit donc que la « convention-qualité », telle qu'appréhendée par les demandeurs, n'aboutit pas forcément à une meilleure qualité des services. D'un point de vue objectif, on ne peut pas se baser uniquement sur l'acceuil des professionnels pour attester de la qualité des soins. Dans la littérature, la qualité des soins revêt d'autre aspects tels la disponibilité des infrastructures de qualité, de laboratoires etc. dans les structures de soins. Cela met également en exergue la capacité d'évaluation limitée ou les faibles « capabilités » de ces demandeurs.

Ces limites du micro-maché informel de soins nous ont amené à réfléchir dans le chapitre 6 aux potentialités d'articulation des MUSI avec le système de santé formel camerounais. Il apparait que les MUSI constituent un levier de développement de l'emploi médical et des SSP. Cependant, ces MUSI ont un effet ambivalent. Elles pourraient améliorer les conditions des populations, dans la mesure où elles génèrent des revenus pour les professionnels qui s'y investissent et permettent de répondre à une demande spécifique. Mais elles représentent également un danger du fait de la précarité de l'environnement, du faible accès au crédit, du recrutement basé le plus souvent sur les réseaux familiaux et/ou amicaux et non sur les compétences. Cela pourrait davantage détériorer la santé des ménages concernés et enfermer aussi bien les offreurs que les demandeurs dans un cercle vicieux de pauvreté. Ainsi, il nous a semblé judicieux de préconiser une « formalisation molle » de l'activité des MUSI au sens de Maldonado (1995). Il s'agit d'une formalisation minimale qui ne dénaturerait pas les services offerts par les MUSI et n'en entraînerait pas la faillite. Les MUSI pourraient être prises en compte dans une politique de santé initiée par le Ministère de la santé publique du Cameroun visant l'opérationnalisation des compétences des diplômés qui n'ont pas accès au secteur formel. Cela passe d'abord par la création par les pouvoirs publics d'un cadre de bonne gouvernance sanitaire basé notamment sur l'éradication de la corruption et sur la bonne utilisation des recettes fiscales.

2. Apports théoriques et empiriques de la thèse

Sur le plan théorique, cette thèse met en lumière la place fondamentale de la théorie des conventions en matière d'explication des comportements des acteurs de l'économie médicale informelle, ces comportements découlant de régularités dans les interactions entre acteurs. La théorie des conventions explique le caractère multidimensionnel des comportements d'offre et de demande de soins dans le micro-marché (caractère en particulier lié à l'incertitude). Dans cet environnement incertain, les comportements des offreurs et des demandeurs de soins découlent de conventions le plus souvent implicites établies dans le micro-marché informel de soins. Ces comportements ne sont pas basés uniquement sur la recherche de l'intérêt personnel des différents acteurs tel que postulé par la théorie néoclassique dans le domaine de la santé. La « convention-éthique » et la « convention-prix » qui s'y établissent coordonnent les comportements des différents acteurs, ces acteurs s'y conforment pour éviter d'être exclus de ce système de soins informel. En outre, les prix qui y sont pratiqués sont conventionnels et ne résultent pas de la confrontation de mécanismes marchands ; ils sont fixés par les nouveaux arrivants en fonction des prix pratiqués par les autres offreurs déjà présents dans les MUSI.

Sur le plan empirique, cette thèse a voulu être une contribution supplémentaire dans le domaine de la recherche en économie de la santé dans les pays en développement, compte tenu du nombre limité de travaux relatifs aux questions liées au système de santé informel et en particulier aux micro-unités de santé en Afrique. Deux modes principaux de financement de la santé se sont succédés au Cameroun (la gratuité des soins et le recouvrement des coûts) en vue de trouver une meilleure manière d'allouer les ressources sanitaires et de garantir des soins de santé de qualité aux populations. Mais l'accessibilité aux soins modernes n'est toujours pas garantie. Le « micro-marché » médical qui semble être aujourd'hui un palliatif en matière de demande de soins par les populations vulnérables est très peu étudié dans la littérature. Cette thèse vient de ce fait présenter les facteurs qui pourraient influer sur la demande de soins dans les structures informelles de santé. Elle met également en exergue les fondements des comportements des agents dans ce domaine en comparaison avec les travaux similaires menés sur le système moderne de santé aussi bien dans les pays développés que dans les PED. En outre, les autres travaux expliquent séparément l'offre et la demande de soins, mais ici, ces deux variables sont conjointement étudiées, ce qui permet une meilleure appréhension des interactions entre les deux.

Cette thèse pourrait également permettre aux pouvoirs publics camerounais, aux acteurs du développement et aux organismes internationaux de mieux appréhender les motivations des populations camerounaises défavorisées en matière de demande de soins dans les MUSI. Elle peut alimenter leurs réflexions liées aux mesures à prendre pour garantir l'accès des populations vulnérables aux soins, en se basant notamment sur les mesures d'articulation des MUSI avec le système de santé évoquées au chapitre 6.

3. Limites de notre travail et pistes d'approfondissement

Cet ouvrage présente un certain nombre de limites, nous évoquerons ici les limites empiriques :

D'abord, cette thèse n'a pas étudié les recours thérapeutiques en fonction de la maladie dont souffre le demandeur. La thèse se focalise en effet uniquement sur les déterminants des différents choix faits par les ménages. Construire des catégories de ménages en fonction des maladies à l'origine de la consultation des MUSI nous aurait permis de savoir exactement quelles sont les maladies courantes dans ces structures. Il serait utile de mener une telle étude parce que cela pourrait permettre aux pouvoir publics de mieux connaitre les besoins de santé des populations défavorisées et d'initier des mesures plus à même d'apporter des réponses à ces besoins.

Ensuite, nous n'avons pas divisé les ménages entre ceux pour qui les MUSI avaient été le seul choix et ceux qui ont fait d'autres choix avant ou après les MUSI. Cela aurait pu permettre de construire les itinéraires thérapeutiques des ménages dans le but de mieux comprendre la place des MUSI par rapport aux autres alternatives dans le processus de demande de soins. Cette limite pourra éventuellement être prise en compte dans nos travaux futurs.

Enfin, notre enquête de terrain s'est limitée à la ville de Yaoundé. Il serait intéressant de mener une enquête similaire dans la ville de Douala où il existe également des MUSI dans les quartiers défavorisés. L'importance économique de cette ville pourrait révéler des différences dans les caractéristiques des MUSI et dans les déterminants des choix des demandeurs. Cela permettrait de renforcer ou de nuancer les résultats obtenus dans notre enquête.

Références bibliographiques

ACTON J.P. (1975), Nonmonetary factors in demand for medical services. Some empirical evidence, *Journal of Political Economy*, 88, p. 595-616.

AERTS J.J., COGNEAU D., HERRERA J., DE MONCHY G., ROUBAUD F. (2000), *L'économie Camerounaise, Un espoir évanoui*, Paris, Khartala. 297 p.

AFRISTAT. (1999), Concepts et indicateurs du marché du travail et du secteur informel à Bamako (Mali), AFRISTAT.

AGHA S. (2000), The determinants of infant mortality in Pakistan, *Social science and Medicine,* 51, 2, p. 199-208.

AKERLOF G.A. (1970), The market for lemons: quality uncertainty and the market mechanism, *Quarterly journal of economics,* 74, p. 488-500.

AKIN J.S., HUTCHISON P. (1999), Health-care Facility Choice and the Phenomenon of Bypassing, *Health Policy and Planning,* 14, 2, p. 135-151.

AKIN J.S., GRIFFIN C.G., GUILKEY D.K., POPKIN B.M. (1981), The demand for child Health care in the Philippines, *Social science and medicine,* 13, p. 249-257.

AKIN J.S., GRIFFIN C.G., GUILKEY D.K., POPKIN B.M. (1986), The demand for adult outpatient services in the Bicol region of Philippines, *Social Science and Medicine,* 22, 3, p. 231-328.

AKIN J.S., GRIFFIN C.G., GUILKEY D.K., POPKIN B.M. (1995), Quality of services and demand for health care in Nigeria: a multinomial probit estimation, Social *science and medicine,* 40, p. 1527- 1537.

AKOTO E.M., KOUAME A., LAMLENN S.B. (2002), Se soigner aujourd'hui en Afrique de l'Ouest : pluralisme thérapeutique entre tradition et modernité (Bénin, Côte d'Ivoire et Mali), *Les cahiers de l'IFORD n°27*, Yaoundé, 169 p.

ALAMI S., DESJEUX D., GARABUAU-MOUSSAOUI I. (2009), *Les méthodes qualitatives.* Paris : P.U.F., « Que sais-je ? », 128 p.

ALBAN T. (2000), *Économétrie des variables qualitatives*, Ed. Dunod, Paris, 179 p.

AMEMIYA T. (1981), Qualitative response models: a survey, *Journal of economic literature,* 19, 4, p. 1483-1536.

AMOOTI-KAGUNA, NUWAMA (2000), Factors influencing choice of delivery sites in Rakaï district of Uganda, *Social Science and Medicine,* 50, p. 203-213.

ANDREANI J.C., CONCHON F. (2003), Les méthodes d'évaluation de la validité des enquêtes qualitatives en marketing, Congrès des tendances du marketing, Venise.

ARROW K.J. (1963). Uncertainty and the welfare economics of medical care. *American economic_review,* 53, 5, p. 941-973.

ATTANASIO O-P. ET SZÉKELY M. (2004), Wage shocks and consumption variability in mexico during the 1990s, *Journal of Development Economics,* 73, 1, p. 1-25.

AUDIBERT M., MATHONNAT J. (2000), Cost recovery in Mauritania: initial lessons, *Health Policy and Planning,* 15, 1, p. 66-75.

AUDIBERT M., MATHONNAT J., HENRY M. C. (1998), The determinants of health care demand amongst the Senufo of the Ivory Coast, *Health and system sentence,* 2, p. 111-126.

AUDIBERT M., MATHONNAT J., ROODENBEKE E. (2003), Le financement de la santé dans les pays d'Afrique et d'Asie à faible revenu, Paris : Karthala.

AUERBACH C. F., SILVERSTEIN L. B. (2003). *Qualitative data: an introduction to coding and analysis*, New York: New York University Press.

AWOMO NDONGO J. C., TSAFACK NANFOSSO R. (2012), Impact des mutuelles de santé sur les comportements de demande de santé des ménages au Cameroun, Research, paper n° 20, 22 p.

BANQUE MONDIALE (2012), Dynamiser le marché du travail, point sur la situation économique du Cameroun. *Cahiers économiques du Cameroun*, 3, 32 p.

BARDEY D. (2002), Demande induite et réglementation de médecins altruistes, *Revue économique* 53, 3, p. 581-588.

BARLOW R., DIOP F. (1995), Increasing the utilization of cost-effective health services through changes in demand, *Health policy and planning,* 10, 3, p. 284-295.

BARNAY T., BEJEAN S. (2009), Le marché de la santé : efficience, équité et gouvernance. Un avant-propos, Revue *économique,* 60, p. 233-237.

BATIFOULIER P. (1997), L'interaction médecin-patient : un examen par la théorie des jeux, *Cahiers de sociologie et de démographie médicale,* p 341-364.

BATIFOULIER P., LARQUIER (DE) G. (2001), De la convention et de ses usages, *in* Batifoulier P. (dir), *Théorie des conventions,* Economica, p. 9-31.

BATIFOULIER. P., ABECASSIS. P., LARQUIER. (DE) G, (2001), La dynamique des conventions en Théorie des jeux, in Batifoulier P. (ed), *Théorie des conventions,* Economica, p. 127-158.

BAUDEAU D., CASES C. (2004), Peut-on quantifier les besoins de santé ? *Dossiers Solidarité et Santé,* 1, Drees, janviers-mars 2004, p.

BAUNAN E., BRINT A.I., PIPER L., WRIGHT A. (1981), *The holistic health lifebook : A guide to personal and planetary well-being*, Berkeley holistic health center, And/or Press.

BECCARIA L., GROISMAN F. (2007), *Argentina Desigual,* Universidad Nacional de General Sarmiento, Buenos Aires.

BECKER G.S. (1964), Human capital and the personal distribution of income, *W. S. Woytinsky_Lecture*, 1, Ann Arbor: University of Michigan.

BEGUM S., SEN B. (2000), Not quite, not enough: financial allocation and distribution of resources in the health sector, Dhaka: Bangladesh Institute of Development Studies/OMS.

BEJEAN S. (1994), Economie du système de santé. Du marché à l'organisation, Paris : Economica.

BEJEAN S. (1997), L'induction de la demande par l'offre en médecine ambulatoirc : quelques évidences empiriques issues du contexte français, *Cahiers de Sociologie et de démographie médicale,* 37, 3-4, p. 311-339.

BEJEAN S., PEYRON C. (1997), Contrats et conventions : quels apports pour l'économie de la santé ? Actes des XVIIèmes Journées de l'Association d'Economie Sociale, Dijon, 11-12 septembre 1997.

BELANGER M. (1983), *Le droit international de la santé*, Paris : Economica.

BELANGER M. (1997), La psychologie à l'école et l'enfance « inadaptée ». Le cas de la psychologie scolaire en France après lu deuxième guerre mondiale. Thèse de doctorat, Université de la Sorbonne-Paris V.

BENABDALLAH T. (2000), L'Afrique entre ajustement structurel, mondialisation et croissance durable, *Politiques Internationales, Réalités Africaines,* E.-E. Tiers-Monde, Dakar, B.I.T., 600 p.

BENICOURT E. (2004), Contre Amartya Sen, *L'économie politique,* 23, p. 72-84.

BERELSON B. (1952), *Content Analysis in communication research,* Glencoe, Illinois: Free Press, 220 p.

BERTIN A. (2007), Liberté, égalité, capabilité : l'apport d'Amartya Sen aux questions d'inégalité. in Batifoulier P. et al. *Approches institutionnalistes des inégalités en économie sociale, tome 1: Evaluations*, Paris : L'Harmattan, p. 59-74.

BHATIA J. C., J., CLELAND (1999), Health seeking behavior of women and costs incurred, in S. Pachauri (ed.) *Implementing a reproductive Health Agenda in India*, New Delhi: The Population council, p. 207-232.

BIDANI B., RAVALLION M. (1994), How Robust is a Poverty Profile? *The World Bank Economic Review*, 8, 1, p. 75-102.

BIT (1972), Employment, Incomes and Equality. A Strategy for Increasing productive Employment in Kenya, OIT, Genève.

BIT (1993), *Statistics of employment in the informal sector*, Geneva, International Labour Office.

BITRAN R. (1995), Efficiency and the quality in the public and private sectors in Senegal, *Health Policy and planning,* 10, 3, p. 271-283.

BOERMA J.T., BENNETT F.J. (2000), Health and Illness, in Hoorweg J., Foeken D. and Obudho R.A. (ed.), *Kenya Coast Handbook: Culture, resources and development in the East African littoral*, Hamburg: Lit Verlag, p. 261-277.

BOIDIN B. (1994), Le milieu sanitaire en économie béninoise : la théorie économique mise à l'épreuve, *Cahiers lillois d'économie et de sociologie,* 24, p. 110-137.

BOIDIN B., SAVINA M-D. (1996), Privatisation des services sociaux et redéfinition du rôle de l'Etat : les prestations éducatives et sanitaires au Benin. *In: Tiers-Monde*, tome 37 n°148, Relations de travail et mondialisation (avec la collaboration de Christophe Bormans, Guy Caire, Alain Mounier), p. 853-874.

BOLDUC D., LACROIX G., MULLER C. (1996), Choice of medical providers in rural Benin: a comparison of discrete choice models, *Journal of health economics,* 15, 4, p. 477-498.

BOOTH B., VERMA M. (1992), Decreased access to medical care for girls in Punjab (India), the roles of age, religion and distance, *American Journal of Public Health*, 82, 8, p. 1155-1157.

BOUMAHDI.R., LATTES J-M., PLASSARD.J.M (2005), Droit et économie de la discrimination sur le marché du travail, in Travail et Emploi n°104, *La Documentation Française*, Paris, p. 55-68.

BOURDIEU P., SAYAD A. (1964), Le déracinement, la crise de l'agriculture traditionnelle en Algérie, Ed. de Minuit, Paris, 224 p.

BOYER R. (2002), Santé, formation et croissance : Vers un modèle anthropogénétique ? *Rapport de recherche, contrat finalisé CGP-CEPREMAP*, 4, p. 477-498.

BRUNET –JAILLY J. (1989), Le financement de la santé dans les pays pauvres : recouvrer les coûts ou les réduire (communication aux Neuvièmes Journées d'Economie Sociale), *L'économie sociale dans les pays en développement*, Caen-LERE.

BRUNNER E. J. (1997), Stress and the biology of inequality, *British Medical Journal,* 314, p. 1472-1476.

CALVES A-E., BRUNO S. (2004), Deteriorating economic context and changing patterns of youth employment in urban Burkina Faso: 1980–2000, *World development* 32,8, p. 1341-1354.

CAMERON A.C., P.K. TRIVERDI, MILNE F., PIGGOTT J. (1988), A Microeconomic Model of the Demand for Health Care and Health Insurance in Australia, *Review of Economic Studies*, 55, 181, p.85-106

CARRÈRE O. (1991), The reaction of private physicians to price regulation in France, *Social Sciences Medicine*, 33, 11, p. 1221-1228.

CARTIER-BRESSON J. (2010), La corruption entre analyse positive et normative, in Barbon D. (ed.), *Le comparatisme à la croisée des chemins*, Paris : Karthala, p. 141-153.

CASES C., BAUBEAU D. (2004), Peut-on quantifier les besoins de santé ? *Dossiers Solidarité et Santé*, Drees, n° 1, janvier-mars 2004, p. 17-22.

CHARMES J. (1997), La nouvelle définition internationale du secteur informel et ses conséquences sur les systèmes et méthodes de mesure, *AFRISTAT, Actes du séminaire sur le secteur informel et la politique économique en Afrique subsaharienne*, Bamako (Mali), 10-14 mars, p. 61-78.

CHASERANT C., THÉVENON O. (2001), Aux origines de la théorie économique des conventions : prix, règles et représentations, in Batifoulier P. (ed), *Théorie des conventions*, Paris : Economica, p. 35-61.

CHAWLA M., ELLIS R. P. (2000), The impact of financing and quality changes on health care demand in Niger, *Health policy and planning*, 15, 1, p. 76-84.

CHRISTIANSON J.B. (1976), Evaluating location for outpatient medical care facilities, *Land Economics*, 52, 3, p. 299-313.

CIET Canada (2000), *Service Delivery Survey*, Second Cycle Preliminary Findings 2000, CIET-Canada, Dhaka.

CLELAND J. G., VAN GINNEKEN J. K. (1988), Maternal education and child survival in developing countries: the search for pathways influence, *Social science and medicine*, 27, 12, p. 1357-1368.

COMMEYRAS C. et NDO J.R. (2006), Caractéristiques de la consommation de soins et de médicaments au Cameroun, *Cahiers Santé n°1*, janvier-février-mars 2006, 16, 1, p. 13-19.

CRIEL B., DORMAEL M. V. (1999), Mutuelles de santé en Afrique et systèmes nationaux d'assurance-maladie obligatoire : l'histoire Européenne se répétera-t'elle? *Tropical Médecine and international health*, 4, 3, p. 155-159.

CULLIS J.G., WEST P.A. (1979), *The economics of health. An introduction*, New York university press, (ed.) Gregg Revivals; Brookfield, Vt., USA, 309 p.

DANSOU F. E. (1988), Le développement des activités informelles dans un contexte d'Ajustement Structurel : le cas de la République Populaire du Benin, In *les pratiques juridiques, économiques et sociales informelles*, Acte du colloque de Nouakchott réunis. J. L. Lespès, PUF.

DE MELO LISBOA A. (2000), *Os desafios da economia popular solidária*, Groupe de recherches sur l'économie solidaire au Brésil, www.ecosol.org.br, 12 p.

DE MIRAS C. l. (1990), Etat de l'informel, informel et Etat. Illustrations sud-américaines, in *Tiers Monde*, Tomes 31 n°122, p. 377-391.

DE SOTO H. (1994), L'autre sentier : la révolution informelle dans le Tiers-Monde, La découverte, Paris, 245 p.

DE SOTO H., GHERSI E. ET GHIBELINI M. (1986), *El otro sendero : la revolucion informal*, Lima, Editions El Barranco.

DEATON A. (1997), The Analysis of Household Surveys, a Microeconemetric Approach to Development Policy, London: John Hopkins University Press, *Baltimore, Maryland.*

DEFOURNY J., FAVREAU L., LAVILLE J.-L. (1998), *Insertion et nouvelle économie sociale : un bilan international*, (ed.) Desclée de Brouwer, Paris, 369 p.

DELATTRE E., DORMONT B. (2000), Introduction de la demande de soins par les médecins libéraux français : étude micro-économétrique sur données de Panel, *Economie et Prévision*, n° 142, 2000-2001, p. 137-161.

DEVELTERE P., DOYEN G., FONTENEAU B. (2004), *Micro-insurance and health care in developing countries. An international Picture,* Horizonten Series, Leuven : Cerafoundation.

DNSI et MACRO International (2002), *Troisième Enquête Démographique et de Santé du Mali, 2001, Rapport final,* Cellule de Planification et de Statistique (Ministère de la Santé), juin 2002.

DONALDSON C., GERARD K. (1993), *Economics of the Health Care Finance*, Macmillan, London.

DOR A., VAN DER GAAG J. (1993), Quantity Rationing and the Demand of Adults for Medical Care in Rural Ivory Coast, in A. Mills et K. Lee (ed.), *Health Economies Research in Developing Countries*, Oxford University Press, 1993. p. 193-213.

DSRP/INS (2003), Document de Stratégie de Réduction de la pauvreté au Cameroun.

DUMOULIN J. (2001), Le Développement des Travaux d'Economie de la Santé, *Economies et Sociétés,* F, 89, p. 1477-1489.

DUPUY J.P. (1989), Convention et Common knowledge, *Revue Economique*, vol. 40, n° 2, p. 361-400.

EME B., LAVILLE J-L. (2006), Economie solidaire, in Laville J-L, Cattani A.D., *Dictionnaire de l'autre économie*, Paris, Gallimard, « Folio », p. 303-312.

FAMBON S., AMIN A.A., BAYE F.M., NOUMBA I., TAMBA I., TAWAH R. (2001), *Pauvreté et répartition des revenus au Cameroun durant les années 90*, Consortium pour la Recherche en Economie de l'Afrique (CREA), Cahier de Recherche N° 01-06 du CRÉFA,

Département d'économie, Université Laval, Canada, Université de Yaoundé II, 162 p.

FAVEREAU O. (1989), Marchés internes, marchés externes, *Revue économique*, vol. 40, n° 2, p. 273-328.

FAWCUS S., MBIZVO M. T., LINDMARK G., NYSTRÖM LA (1996), Community-based investigation of avoidable factors for maternal mortality in Zimbabwe, *Studies in Family planning,* 27, 6, 19-327.

FAYE S. L., LALOU R., ADJAMAGBO A. (2004), Soigner les enfants exclusivement à domicile en cas de paludisme en milieu rural sénégalais : un effet de la pauvreté ? African *Population Studies/Étude de la Population Africaine*, vol. 19, n°. 2, Sup. A, 2004, p. 221-240.

FIELDS G. (1990), La modélisation du marché du travail et le secteur informel urbain : le théorique et l'empirique, in Turnham D., Salomé B. et A. Schwarz, (ed.) *Nouvelles approches du secteur informel*, OCDE, Paris, p. 53-79

FONTENEAU B. (2003), Les défis des politiques de micro-assurance santé en Afrique de l'Ouest. Cadre politique, environnement institutionnel, fonctionnement et viabilité, Hoger Instituut voor de arbeid, Leuven.

FORGEOT G., GAUTIE J. (1997), Insertion professionnelle des jeunes et processus de déclassement, in *Economie et Statistique*, n° 304-305, p. 53-74.

FOUAKENG F., SCHROEDER S. (2009), Mise en place d'un système de mutualisation du risque maladie au Cameroun : état des lieux, problèmes et perspectives des initiatives en cours depuis quelques années, Ministère de la Santé Publique, CERDESS – Cameroun, janvier 2009.

FOURNIER P., HADDAD S., (1995), Les Facteurs associés à l'utilisation des services de santé dans les pays en Développement, in Gérard H., Piché V. (dir.), *Sociologie des populations*, PUM-AUPELF-UREF, Montréal, p. 289-325.

FREW E., WOLSTENHOLME J. L., ATKIN W., WHYNES D. K. (1999), Estimating Time and Travel Costs Incurred in Clinic Screening: Flexible Sigmoidoscopy Screening for Colorectal Cancer, *Journal of Medical Screening,* 6, p. 119-123.

FREYSSINET J. (1976), Méthodes d'analyse des structures de l'emploi en économie sous-développée, IREP, Université de Nanterre-Paris.

GAIGER L.I. (2000), *A economia popular solidária no horizonte do terceiro sector*, Groupe de recherches sur l'économie solidaire au Brésil, www.ecosol.org.br, 28 p.

GALLISSOT R. (1991), Société formelle ou organique et société informelle, in C. Coquery-Vidrovitch et S. Nedelec, *Tiers-Monde : l'informel en question ?* L'Harmattan, Paris, 285 p.

GERTLER P., VAN DER GAAG J. (1988), Measuring the willingness to pay for social services in developing countries, LSMS WORKING PAPER, n°45, World Bank, Washington.

GERTLER P., VAN DER GAAG J., (1990), *Willingness to pay for Medical care: Evidence from two developing countries*, Johns Hopkins University Press, Baltimore.

GOMEZ P.Y. (1995), Des règles du jeu pour une modélisation conventionnaliste, *Revue française d'économie*, n° 3, vol. 10.

GREUNAIS M. E. (2002), *Un Système de Santé en Mutation : le cas du Cameroun*, Association Euro-Africaine pour l'Anthropologie du changement social et du développement (APAD), Bulletin n° 21, 179 p.

GRIFFIN C. C. (1988), *User Charges for Health Care in Principle and Practice*, EDI Seminar paper n° 37, World Bank, Washington D.C.

GRIGNON M., PARIS V., *et al.* (2002), L'influence des modes de rémunération des médecins sur l'efficience du système de soins, in *Commission sur l'avenir des soins de santé au Canada*, étude n°35, CREDES, Paris.

GROSSMAN M. (1972), On the concept of health capital and demand for health, *Journal of Political Economic*, 2, 80, p. 223–255.

GROSSMAN M. ET R. KAESTNER (1997), Effects of Education on Health, In J. Behrman and N. Stacey, *The social benefits of education*, University of Michigan Press, Ann Arbor, p. 69-123.

GTZ (2008), Prise en charge du traitement et du suivi biologique des personnes vivant avec le VIH/SIDA par les systèmes de micro-assurance et mutuelles de santé au Cameroun, Rapport Volet MAMS Yaoundé Cameroun.

HART K. (1973), Informal income opportunities and urban employment in Ghana, *Journal of Modern African Studies*, 2, 11, p.61-89.

HAUSMAN J., MCFADDEN D. (1984), Specification Tests for the Multinomial Logit Model, *Econometrica*, 52, 5, p. 1219-1240.

HAYEK F. A. (1994), *La constitution de la liberté*, Paris, Litec, Paris, 285 p.

HELLER P. (1982), A Model of the Demand for Medical and Health Services in Peninsular Malaysia, *Social Science and Medicine,* 16, p. 267-284.

HITTESH J. (1996), Perceptions and Constraints of Pregnancy Related Referrals in Rural Rajasthan, *Journal of Family Welfare,* 42, 1, p. 24-29.

HOTCHKISS D. (1993), The role of quality in the demand for health care Cebu, Philippines, *Small Applied Research Paper*, n° 12, AID.

HOUETO D., D'HOORE W., OUENDO E. M., HOUNSA A., DECCACHE A. (2007), Fièvre chez l'enfant en zone d'endémie palustre au Bénin : analyse qualitative des facteurs associés au recours aux soins, *Santé Publique,* vol. 19, p. 363-372.

HOURS B. (1985), l'Etat sorcier : santé publique et société au Cameroun, Paris, l'Harmattan, 165 p.

HUBER J. H. (1993), Ensuring access to health care with the introduction of user fees: A Kenyan example, *Social Science and Medicine*, 36, 4, p. 485-494.

HUGON P. (1980), Dualisme sectoriel ou soumission des formes de production au capital, peut-on dépasser le débat, *Revue Tiers monde*, 82, p. 235-260.

IGUE J. (2003), Le secteur informel en Afrique de l'Ouest : le cas du tissu traditionnel. L'Afrique de l'Ouest dans la compétition mondiale, quels atouts possibles ? Paris, Editions Karthala, 503 p.

INS (2006), Rapport principal de l'enquête sur l'emploi et le secteur informel. Phase 1: Enquête sur l'emploi, Yaoundé, Cameroun.

INS/ECAM (2007), Troisième Enquête Camerounaise Auprès des Ménages.

INS/EESI (2005), Deuxième enquête sur l'emploi et le secteur informel au Cameroun. Phase 1 : Enquête sur l'emploi. Rapport principal. Cameroun-décembre.

INS/EESI (2010), Enquête sur l'emploi et le secteur informel au Cameroun en 2005. Phase 1 : Enquête sur l'emploi. Rapport principal.

INS/PETS (2004), Enquête Démographique et de Santé (EDS III), Rapport final, Cameroun.

INS/PETS (2010), Rapport Principal enquête sur le suivi des dépenses publiques et la satisfaction des bénéficiaires dans les secteurs de l'éducation et de la santé, Yaoundé.

JAMES C. (2005), Impact on child mortality of removing user fees: simulation model, *British Medical Journal*, Londres, 331, 7519, p. 747-749.

JIMENEZ E. (1995), Human and physical infrastructure: Public investment and pricing policies in Developing countries. Chapter 43, in T N. Srinivasan and J. Behrman, (ed.), *Handbook of Development economics*, Amsterdam: North Holland Press, 3, p. 2773-2843.

JUILLET A (1998), *Approche économétrique de la demande de soins dans les pays en voie de développement*, Thèse d'économie, Université de Paris 1, UFR des sciences économiques, 1998, 319 p.

JUSOT F. (2003), Revenu et Mortalité : Analyse économique des inégalités sociales de santé en France, Thèse de doctorat de l'EHESS, soutenue le 12 décembre 2003.

JÜTTING J. (2000), Social security systems in low income countries: concepts, constraints, and the need for cooperation, *International Social Security Review*, 53, 4, p. 3-25

JÜTTING J., MORRISSON C. (2005), Renforcer le rôle économique des femmes dans les pays en développement : pour le changement des institutions sociales, Cahier de politique économique N° 27, Centre de développement de l'OCDE, Paris.

KAMGNIA D. (2008), *Distributional impact of public spending in Cameroon: the case of health care,* African Economic Research Consortium (AERC-CREA), AERC Research Paper 179, 40 p.

KEANE M. (1994), A Computationally Pratical Simulation Estimator for Panel Data Review of Economics and Statistics, *Econometrica*, 62, p. 95-116.

KONE M. (2001), L'équité dans l'accès aux soins à Abidjan (Abobo-Sagbé, Yopougon-Attié, et Attécoubé-centre), Etude socio-anthropologique : Rapport final, UNICEF/Coopération française/IRD/GIDIS-Cl.

KOUADIO A. et al. (2005), *Bien-être social et demande de soins de santé en milieu urbain ivoirien*, African Economic Research Consortium (AERC-CREA).

KROEGE A. (1983), Anthropological and socio- medical health care research in developing countries, *Social Sciences and Medicine,* 17, 3, p. 147-161.

L'HORTY Y., QUINET A., RUPPRECHT F. (1997), Expliquer la croissance des dépenses de santé : le rôle du niveau de vie et du progrès technique, *Economie et Prévision,* p. 129-130.

LACHAUD J.-P. (2000), *Pauvreté et inégalité en Afrique, contribution à l'analyse spatiale*, Série de recherche n°4, Université Montesquieu Bordeaux IV, Centre d'Economie du Développement.

LACHAUD J.-P. (2002), *Pauvreté monétaire et privation des capacités en Afrique – contribution à l'analyse des interactions*, Série de recherche n°6, Université Montesquieu Bordeaux IV, Centre d'Economie du Développement.

LAUTIER B. (1994), *L'économie informelle dans le tiers monde,* Paris, Repères, La découverte, 155, 125 p.

LAUTIER B. (2004), *L'économie informelle dans le tiers monde*, 2e (ed.), Paris, La Découverte, Repères, 2004, 128 p.

LAVY V., QUIGLEY J. M. (1993), *Willingness to Pay for the Quality and Intensity of Medical Care: Low-Income Households in Ghana*, World Bank Living Standards Measurement Study Working Paper, n° 94, World Bank, Washington, DC, 39 p.

LAVY V., GERMAIN J.M. (1994), *Quality and cost in health care choice in developing countries*, working paper n° 105, The World Bank, Living Standards Measurement Study.

LETOURMY A. (2003), État et assurance maladie dans les pays africains. Communication aux XXVIème Journées des Économistes français de la santé, CERDI, Clermont-Ferrand, 9-10 janvier 2003.

LEWIS W.A., (1954), Economic development with unlimited supplies of labor, *The Manchester School of Economic and Social,* 22, 2, p. 139-191

LITVACK J. I., BODART C. (1993), User fees plus quality equals improved access to health care: results of a field experiment in Cameroon, *Social Science and Medicine*, 37, 3, p. 369-383.

MADDALA G. S. (1983), *Limited-dependent and qualitative variables in econometrics*, New York : Cambridge University Press.

MAHIEU R. (2000), *Les déterminants des dépenses de santé : une approche macroéconomique*, Série des documents de travail de la Direction des études et synthèses économiques, G2000/01, INSEE, Paris, Janvier.

MAJNONI D'INDIGNANO B., ULMANN P. (2001), *Economie de la santé*, Coll. Thémis, PUF, 438 p.

MALDONADO C. (1995), Entre illusion de la normalisation et le laisser- faire. Vers la légalisation du secteur informel ? *Revue internationale du travail*, vol. 134, n° 6, p. 777-801.

MALONEY W. F. (2004), Informality revisited, *World Development,* vol. 32, n° 7, p. 1159-1178.

MALONEY W. F., WILLIAM F. (1998), *Are Labor Markets in Developing Countries Dualistic*? IBRD Working Paper 1941, Latin America and the Caribbean Region, Poverty Reduction and Economic Management Unit, World Bank, Washington, D.C. Processed.

MARIKO M (2003), Accès aux soins et qualité : résultats d'une étude empirique menée à Bamako (Mali), *in* M. Audibert, J. Mathonnat, E. de Roodenbeke (ed*.),* Le Financement de la Santé dans les *Pays d'Afrique et d'Asie à Faible Revenu*, p. 41-58.

MARIKO M., (1999), *Qualité des soins et demande des services de santé : Application des modèles à choix discrets pour Bamako*, Thèse d'économie, Université d'Auvergne (France), Centre d'études et de recherches sur le développement international (CERDI), 252 p.

MAUSS M. (1985), *Sociologie et anthropologie*, PUF, Paris, 482 p.

MAZUMDER D. (1976), The urban informal sector, *World Development*, 4, 8, p. 655-679.

McFADDEN D., TRAIN K. (2000), Mixed MNL Models for Discrete Response, *Journal of Applied Econometrics*, 15, 5, p. 447-470.

MCFADDEN, D. (1987), Regression-based specification tests for the Multinomial Logit model, *Journal of Econometrics*, 34, ½, p. 63-82.

MCFADDEN, D. (1989), A Method of Simulated Moments for Estimation of Discrete Response Models Without Numerical Integration, *Econometrica*, 57, 5, p. 995–1026.

MEDARD J-F. (2001), *Décentralisation du système de santé publique et ressources humaines au Cameroun*, Bulletin de l'APAD, mis en ligne le 27 mars 2006, URL : http://apad.revues.org/35, Consulté le 16 octobre 2013.

MEZZARA J. (1984), *Medicion del empleo urbano*, Socialismo et participacion, septembre, Lima.

MOATTI J.P., VENTELOU B. (2009), Economie de la santé dans les pays en développement des Paradigmes en mutation, *Revue économique*, 60,2, p. 241- 256.

MORICE A. (1985), A propos de m'économie populaire spontanée : pour une version sociopolitique de la reproduction urbaine, *Politique Africaine*, 18, p. 114- 124

MORRIS, D. (1979), *Measuring the Condition of the World's Poor: the Physical Quality of Life Index,* Pergamon policy studies, Pergamon International Library, Pergamon Press, 176 p.

MORRISON M.A., HALEY E., SHEEHAN K. B., TAYLOR R.E. (2002), *Using Qualitative Research in Advertising: Strategies, Techniques, and Applications,* Sage Publications, Thousand Oaks, CA.

MOUGEOT M. (1989), *Economie du secteur public*, Economica, Paris, 485 p.

MSP (2008), Annuaire statistique du Ministère de la Santé Publique du Cameroun.

MSP (2009), Annuaire statistique du Ministère de la Santé Publique du Cameroun.

MSP (2011), Annuaire statistique du Ministère de la Santé Publique du Cameroun.

MWABU G. (1986), Health care decisions at the household level: results of a rural health survey in Kenya, *Social Science and Medicine*, 22, 3, p. 315-319.

MWABU G. (1989), Non-monetary factors in household choice of medical facilities, *Economic Development and cultural change,* 37, 2, p. 383-392

MWABU G. (1990), *Financing health services in Africa: an assessment of alternative approaches*, World Bank Washington DC.

MWABU G., AINSWORTH M., NYAMETE A. (1993), Quality of medical care and choice of medical treatment in Kenya: an empirical analysis, *The journal of Human Resources*, 28, 4, p. 838-862.

MWABU G., WANG'OMBE J. K., KIMANI V.N. (1991), *Health service pricing reforms and health care demand in Kenya*, Paper presented at the 4th annual meeting of the IHPP in Nyon, Switzerland. 1991.

NAYARAN D. (1997), *Voices of the Poor: Poverty and Social Capital in Tanzania*, Environmentally and Socially Sustainable Development Studies and Monographs Series, Washington DC 20, 80 p.

N'DIAYE P. (2006), Développement des Mutuelles des Santé en Afrique : Une analyse comparative des approches et de leurs impacts, Thèse de Médecine, Dakar, juin 2006.

NEWHOUSE J., MANNING W. B., KEELER E. B. (1989), Adjusting capitation rates using objective health measures and prior utilization, *Health Care Financing Review*, 10, 3, p. 41-54.

NEWHOUSE J.P., PHELPS C.E. (1974), Price and income elasticities for medical services, *The Economics of health and Medical Care*, Wiley and Sons, New York, chap. 9, p. 140-161.

NGUENA O. J. (2005), *Initiative PPTE : quels enjeux pour l'Afrique ?* Editions L'Harmattan, 35 p.

NIHAN G. (1980), Le secteur non structuré : signification, aire d'extension du concept et application expérimentale, *Revue Tiers Monde*, tome 21, 82, p. 261- 284

NOISEUX Y. (2000), *Le secteur informel au Mexique, revue de littérature, Notes de recherche*, Groupe de Recherche sur l'Intégration Continentale Université du Québec à Montréal Département de science politique C.P. 8888, Montréal, H3C 3P8.

NOZICK, R. (1988), *Anarchy, State and Utopia*, Oxford, Blackwell cop. 1974, 367 p.

OKALLA R., LE VIGOUROUX A. (2006), Cameroun : de la réorientation des soins de santé primaires au plan national de développement sanitaire, in bulletin de l'APAD, *Un système de santé en mutation : le cas du Cameroun*, juin, n° 21, *7 p.*

OMS (1978), Les soins de santé primaires, Rapport de la conférence internationale sur les soins de santé primaires à Alma Ata (URSS), septembre 1978. Genève, OMS, 1978, 88 p.

OMS (2009), *Profil en ressources humaines pour la santé du Cameroun*, Observatoire de Ressources Humaines pour la Santé de l'Afrique de l'OMS, mars 2009, 80 p.

ONUSIDA (2012), Rapport national de suivi de la déclaration politique sur le VIH/SIDA Cameroun, ONUSIDA, 30 mars 2012, 57 p.

OUIJANO (1974), The marginal pole of the economy and marginalised labour force, *Economy and Society*, 1974, p. 393-428.

PAIRAULT T. (1990), Sociétés de tontines et Banques de petites et moyennes entreprises à Taiwan, in M. LELART (ed.), *La tontine : pratique informelle d'épargne et de crédit dans les pays en voie de développement,* Paris, AUPELF-UREF, John Libbey Eurotext, p. 281-308.

PAKES A., POLLARD D. (1989), Simulation and the Asymptotics of Optimization Estimators, *Econometrica*, 57, 5, p. 1027–1057.

PARK R. E. (1928), Human migration and the marginal man, *American Journal of Sociology, 33,* p. 881–893.

PAULY M.V., M.A. SATTERTHWAITE (1981), The Pricing of Primary Care Physicians Services: A Test of the Role of Consumer Information, *Bell Journal of Economics,* 12, 2, p. 488-506.

PENOUIL M. ET LACHAUD M. (1985), *Le développement spontané. Les activités informelles en Afrique*, Paris, Pedone, 1985, XI, 303 p.

PERRIN H. (2001), *Justice Sociale et Santé. L'accès aux soins à Abidjan.* Thèse de Doctorat en Science Economiques, Université de Toulouse (IRD).

PIET-PELON N.J., ROB U., KHAN M. E. (1999), *Men in Bangladesh, India and Pakistan: Reproductive Health Issues*, Dhaka, Bangladesh: Kashraf Publications.

PIGEAUD F. (2011), *Au Cameroun de Paul Biya*, Les terrains du siècle, Paris, (ed.) Karthala, 266 p.

PINEAULT R., LEVESQUE J-F., SIMARD B., ROBERGE D., HAMEL M., KAPETANAKIS C., ROBERT L. (2007), *L'expérience de soins de la population, Portrait des variations intra-régionales à Montréal et en Montérégie*, Institut national de santé publique du Québec, Rapport et résumé, mars 2007.

PNUD (2006), Rapport sur le développement Humain au Cameroun.

PORTES A., CASTELLS M. Y., BENTON L. (1989), *The Informal Economy, Studies in Advance and Less Developed Countries*, The Johns Hopkins University, Press, Baltimore-London.

POST M. (1997), *Preventing maternal mortality through emergency obstetric care*, SARA issues papers. Academy for educational development, support for analysis and research in Africa project, Washington D.C.

PSACHAROPOULOS G. (2007), *The costs of school failure: A feasibility study*, European Expert Network on Economics of Education (EENEE) for the European Commission.

QIAN D., PONG R. W, YIN A, NAGARAJAN K V and MENG Q. (2009), Determinants of health care demand in poor, rural China:

the case of Gansu Province, *Health Policy Plan*, 24, 5, Published by Oxford University Press in association with, the London School of Hygiene and Tropical Medicine, p. 324-334.

RAGHUPATHY S. (1996), Education and the use of maternal health care in Thailand, *Social Science and Medicine,* 43, 4, p. 459-471.

RAILLON F. (2000), Les réseaux chinois en Asie du Sud-est : sociétés secrètes, sociétés commerciales, société civiles, in M. HAUBERT et P.P. REY (ed.), *Les sociétés civiles face au marché : le changement social dans le monde postcolonial*, Paris Karthala, p.163-186.

RAKOTOMANANA F. (2011), Les travailleurs du secteur informel sont-ils plus heureux ? Le cas de l'agglomération d'Antananarivo, in *Secteur informel urbain, marché du travail et pauvreté*, in *Essais d'analyse sur le cas de Madagascar*, Thèse de doctorat, Université Bordeaux IV.

RASHID S. F., HADI A., AFSANA K., BEGUM S. A. (2001), Acute respiratory infections in rural Bengladesh: cultural understandings, practices and the roles of mothers and community Health Volounteers, *Tropical Medicine and International Health,* 6, 4, p. 249-255.

RAWLS J. (1971), *A Theory of Justice*, Harvard paperback, Harvard University Press, 607 p.

RICE T, (1983), The impact of changing medical care reimbursement rates on physician-induced demand, *Medical care*, 21, 8, p. 803-815.

RIDDE, V., BLANCHET, K. (2009), Débats et défis autour de la gratuité des soins en Afrique : « retour vers le futur » ? *Cahiers d'études et de recherches francophones* 2009, *19*, 2, p. 101-106.

RIDDE V., GIRARD J.-E. (2004), Douze ans après l'initiative de Bamako : constats et implications politiques pour l'équité d'accès aux services de santé des indigents africains, *Santé publique*, 16, 41, p. 37-51.

ROBERTS, B. (1994), Informal Economy and Family Strategies, *International Journal of Urban and Regional Research*, 18, 1, p. 6-23.

ROBEYNS I. (2005), Assessing Global Poverty and Inequality: Income, Resources, and Capabilities, *Metaphilosophy*, 36, p. 30-49.

ROCHAIX L., JACOBZONE S. (1997), L'hypothèse de demande induite : un bilan économique, *Economie et prévision*, numéro spécial santé n°129-130, p. 25-36

ROCHAIX L. (1989), Information asymmetry and search in the market for physician's services, *Journal of health economics,* 8, p. 53-84.

ROUBAUD F. (1994), L'économie informelle au Mexique : de la sphère domestique à la dynamique macro-économique, Karthala-Paris en coédition avec l'ORSTOM, 453 p.

ROUGEMONT A., BRUNET-JAILLY J. (1989), *Planifier, gérer, évaluer la santé en pays tropicaux*, Paris : Doin, 751 p.

SAINZ J. (1998), *Notes on the Informal sector and urban poverty in latin america*, séminaire organisé par la Banque Mondiale, Rio de Janeiro, 14-16 mai 1998, 12 p.

SARRIA ICAZA A.M., TIRIBA L. (2007), Economie Populaire, *in* Laville J.-L., Cattani A.D., *Dictionnaire de l'autre économie,* Paris, Gallimard, p. 259-269.

SAUERBORN R., BODART C., ESSOMBA R., (1995), Recovery of recurrent health services costs through provincial Health Funds in Cameroon, *Social Science and Medicine,* 40, 12, p. 1731-1739.

SAUERBORN R., NOUGTARA A., LATIMER E. (1994), The elasticity of demand for health care in Burkina Faso: difference across age and income groups, *Health policy planning*, 9, 2, p. 185-172.

SCHWARTZ J., AKIN J. S. et POPKIN M. (1996), Economic determinants of demand for modern infant-delivery in Low-Income Countries the case of the Phillippines, in Mills and K. Lee, *Health Economics Research in developing Countries*, (ed.) New York: Oxford Medical Publications.

SEGALL M., TIPPING G., LUCAS H. (2000), *Health care seeking by the poor in Transitional Economies: the case of Vietnam*, Institute of Development Studies (IDS), research report, University of Sussex, Brighton, United Kingdom.

SEN A. K. (1985), *Commodities and Capabilities*, New York, Oxford university press, coll. professor Dr. P. Hnipmann Lectures in Economics: Theory, Institution, Policy.

SEN A. K. (1987), *On ethics and economics*, Oxford: Blackwell. Traduction française in : *Ethique et économie et autres essais*, 1993, Paris, PUF, 364 p.

SEN A. K. (1992), *Inequality re-examined,* Clarendon Press, Oxford, Sugden.

SEN A. K. (2000), *Repenser l'inégalité,* Paris, Seuil.

SETHURAMAN S. V. (1976), Le secteur urbain non structuré, concept, mesure et action, *Revue Internationale du Travail*, 114, 1, p. 79-92.

SETHURAMAN S. V. (1981), *the urban informal sector in developing countries*, The International Labour Office, Geneva.

SIRVEN N. (2007), De la pauvreté à la vulnérabilité : évolutions conceptuelles et méthodologiques, *Mondes en développement, numéro spécial*, 35, 4, p. 9-24.

SOUZA A., PETERSON K. E., GARDNER J., ASCHERIO A. (2000), Circumstances of post-neonatal death in Ceara northeast, Brazil: mother's health-care seeking behaviours during their infants fatal illness, *Social Science and Medicine*, 51, 11, p. 1675-1693.

STEEL W. F. (1980), Intensité du capital, dimension de la firme et choix entre emploi et production : l'importance d'analyse multisectorielle, *Revue Tiers-Monde,* XXI, 82, p. 285-305.

TANTI-HARDOUIN N. (2009), *Regards d'économiste sur les défis de la santé dans les pays en voie de développement,* Bulletin Amades, mis en ligne le 04 février 2009, Consulté le 28 février 2012. URL : http://amades.revues.org/index429.html.

TAPE YAGBA B. (2007), Analyse économétrique de l'itinéraire thérapeutique des ménages de Côte d'Ivoire, Université Laval (Canada), 160 p.

TIZIO S., FLORI Y.-A. (1997), L'initiative de Bamako : santé pour tous ou maladie pour chacun ? *Revue Tiers-Monde*, tome 38, 152, p. 837-858.

TOUNA M. (2007), *L'Economie Camerounaise : un nouveau départ*, extrait du projet éditorial paru dans le journal Repères n° 028 du 27 juin 2007.

TRAIN, K. (2003), *Discrete Choice Methods with Simulation,* Cambridge University Press, 334 p.

VISSANDJEE B., R. BARLOW, FRASER D. W. (1997), Utilization of health services among rural women in Gujarat, India, *Public Health,* 111, 3, p. 135-148.

WAGSTAFF A. (1991), QALYS and the equity efficiency trade-off, *Journal of Health Economics*, 10, p. 21-41.

WILLARD J-C. (1989), L'économie souterraine dans les comptes nationaux, In *Economie et statistique*, N°226, *Le marché de l'emploi en 1988,* Dossier : Agriculture / Économie souterraine et comptabilité nationale, p. 35-51.

WYSS M., BRUGGER R., KRONENBERGER A., RÉMY R., FIMBEL R., OESTERHELT G., LEH- MANN M., VAN LOON APGM. (1999), Biophysical characterization of fungal phytases myo inositol hexakisphosphate *phosphohydrolases*: (myo-inositol hexakisphosphate phosphohydrolases), Catalytic properties, *Apply and Environmental Microbiology,* 65, p. 367–373.

Annexes

Annexe 1 : Carte de la CEMAC

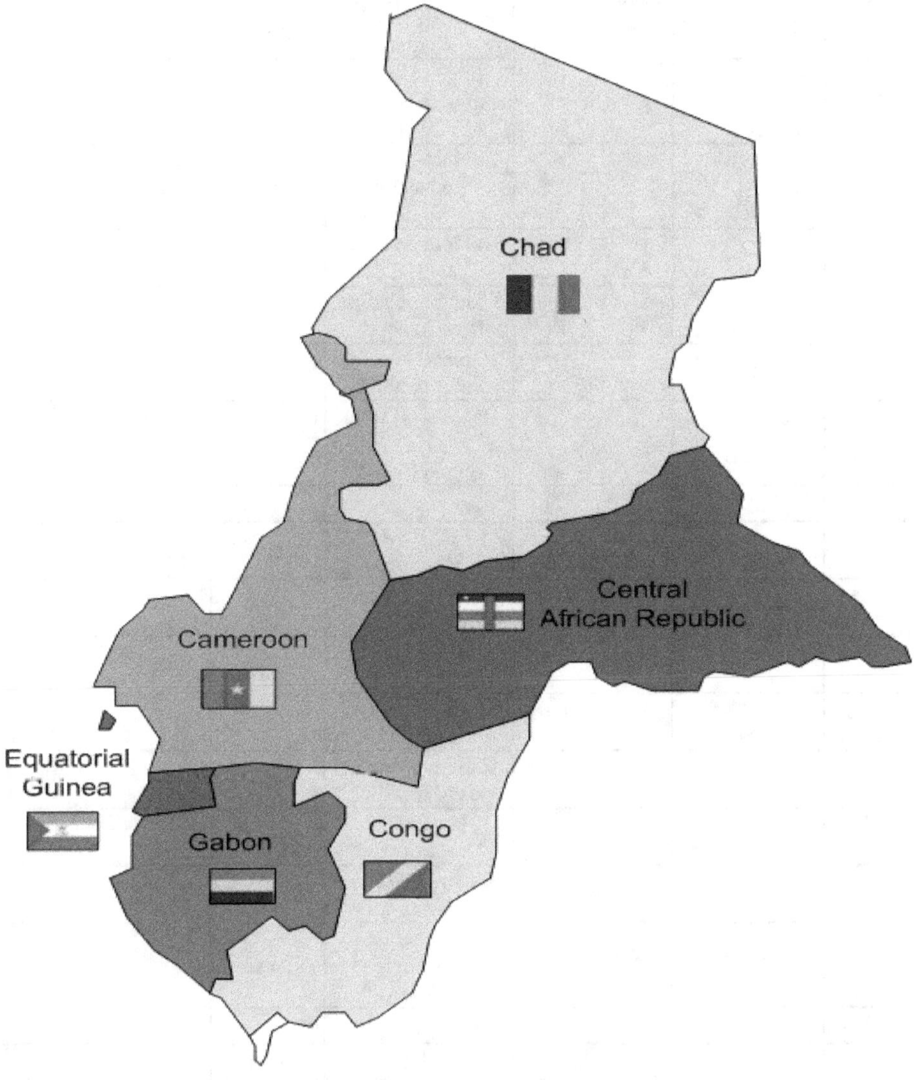

Source : <u>NP</u> http: //nerrati.net/afrique-dossier/images/centre-afrique/carte/afrique

Annexe 2 : Carte sanitaire de Yaoundé

N° D'ordre	Districts	Aires de Santé	Formations	Statut	Population /District
			Sanitaires		
1	Biyem-Assi	Biyem-Assi	HD de Biyem	Public	158356
			Baptist Heath Center	Privé	
			Dipen Djoun Annexe Biyem-Assi	Privé	
			Cabinet de soins Le Nectar	Privé	
			Cabinet de soins INSOL	Privé	
			Cabinet de soins Les Acacias	Privé	
			Cabinet de soins Saint Antoine	Privé	
			Cabinet de soins La Bienveillance	Privé	
		Mendong	CSIUM Mendong	Public	
			Cabinet de soins Oxygéne	Privé	
			Cabinet de soins Le Polyvalent	Privé	
			Centre de santé Marie Imma	Privé	
			Cabinet de soins les Merveilles	Privé	
			Nolfowop Kemest	Privé	
			Centre de santé communal	Privé	
			Cabinet de Soins Santé et Vie	Privé	
		Melen	CHU	Public	
			Infirmerie du Camp Yayap	Public	
			Infirmerie de la Garde Présidentielle	Public	

			Cabinet de soins La Référence	Privé	
			Cabinet de Soins Espoir	Privé	
			Cabinet de Soins EMIA	Privé	
		Mvog Betsi	CSIU MVOG-BETSI	Public	
			Cabinet de Soins Premiers Secours	Privé	
			Cabinet de soins La Patience	Privé	
			Cabinet de soins La Confiance	Privé	
			Cabinet de soins médicaux Autoclave	Privé	
			CNRH	Privé	
			Centre de Santé Les Dominicaines	Privé	
			Cabinet de Soins La Charité	Privé	
			Cabinet de Soins Bon Secours	Privé	
			SSD	Public	
2	Cité Verte	Cité Verte	Hôpital de District de la Cité Verte	Public	279228
			Fondation Fouenang	Privé	
			Centre de Santé Fraternité Etetak	Privé	
		Briqueterie	PMI	Public	
			Centre Médical de la Police	Public	
			Dispensaire Catholique Notre Dame la Merci	Privé	
		Carrière	CS Messa	Privé	

			Carriére		
			Centre de santé La Carriére	Privé	
			CS La Référence	Privé	
		Ekoudou	Centre de santé Privé Etetak	Privé	
			Centre de santé Santo Domingo	Privé	
		Messa	Centre de santé de Briqueterie	Privé	
			Fondation Chantal Biya	Public	
		Mokolo	Centre de santé Pour La Vie	Privé	
			CSI de Nkolbisson	Public	
		Nkolbisson	Quality Health Care Unit	Privé	
			Centre de santé Le Rédempteur	Privé	
		Nkomkana	Centre de santé Dorothy Orem	Privé	
			Centre de santé Pilte Odzon	Privé	
			Centre de santé Usine Des Eaux	Privé	
			Centre de santé Sainte Marthe	Privé	
			Centre de santé Les Merveilles	Privé	
			Centre de santé 3ème Millénaire	Privé	
		Oyom Abang	CM Mandela	Privé	
			Dispensaire Catholique Oyom-Abang	Privé	
		Tsinga	Centre de santé Espérance	Privé	
			Cabinet médical La Passerelle	Privé	
			Centre de santé Les Pèlerins	Privé	
			Association	Privé	

			Promoteur de La Santé Communale		
			PMI Tsinga	Public	
			Hôpital Bathesda	Privé	
			Centre de santé Pour Tous	Privé	
			Centre de santé koutchou	Privé	
		Tsinga Oliga	Tsinga Oliga	Privé	
3	Djoungolo	Elig Essono	CMA Elig-Essono	Public	428042
			Clinique Cathédrale	Privé	
			Marché Central	Communal	
			Dispensaire Camrail	Para Public	
			Fouda André	Privé	
			Charité	Privé	
			Dr Tonye A.	Privé	
		Emana	Centre de santé d'Emana	Privé	
			Le Salut	Privé	
			Afrique Future	Privé Confessionnel	
			Santé et Vie	Privé	
			La Grace	Privé	
			Persévérance	Privé	
			Santé Plus	Privé	
			Notre Santé	Privé	
			Centre de santé catholique Etoudi	Privé Confessionnel	
			CM Temgoua	Privé	
			CSI D'étoudi	Privé Confessionnel	
		Essos	Hôpital CNPS	Para Public	
			Dr Mafiamba	Privé	
			FROT Dr: Minyem	Privé	
			Dr Makang M.	Privé	

			Chirurgical	Privé	
			Pougoue	Privé	
			Kesseng	Privé	
			Solidarité	Privé	
			Mains Benies	Privé	
			SS Frontières	Privé	
			Saint Paul	Privé	
		Etoa Meki	Hôpital EPC	Privé Confessionel	
			Ophtalmologie	Privé	
			CETAM	Privé	
		Mballa II	Hôpital Jamot de Yaoundé	Public	
			Mère & Enfant	Privé	
			Centre Jamot	Public	
		Mballa V	Résurrection	Privé	
			Saint Dominique	Privé	
			Promo	Privé	
			Roseraie	Privé	
			Bonne Volonté	Privé	
			Siemelweiss	Privé	
			MOE	Privé	
			Espoir	Privé	
			CIFAS PAMA	Privé	
		Mvog Ada	CMA Mvog-Ada	Public	
			Clinique de la paix	Privé	
			Hope Service Clinic	Privé	
			Mont Calvaire	Privé	
		Nfandena	Hôpital Général de Yaoundé	Public	
			Accouchement	Privé	
			Hôpital Gynéco-Obstétrique Pédiatrique de Yaoundé	Public	
			Nfandena II	Privé	

			Protection	Privé	
			LA Clinique	Privé	
			Kitou	Privé	
			Maison de la Santé	Privé	
			SENDE	Privé	
			BETHEL	Privé Confessionnel	
			CAP SANTÉ	Privé	
			BETHESDA	Privé	
			CAARD	Privé	
			Centre de santé Catholique NGOUSSO	Privé	
			Dr. Nkada Zogo	Privé	
		Nkolmesseng	Virginia Henderson	Privé	
			Protection	Privé	
			Main Douce	Privé	
			Sainte Thérèse	Privé	
			Premiers Secours	Privé	
			Petits Secours	Privé	
			APSAD		
			KIT	Privé	
			Centre de santé intégré Abom	Privé	
		Nkolondom	CMA Olembé	Public	
			Sainte Cathérine	Privé	
			Centre de santé catholique Nkolondom	Communal	
			Santé Pour Tous	Privé	
			Main Douce	Privé	
			Centre de santé Virginia Henderson	Privé	
		Nlongkak	A.M. MBIDA	Privé	
			Mère et Enfant	Privé	
			Bastos	Privé	
			Nkol Eton	Privé	

				Confessionnel	
			Adventiste	Privé Confessionnel	
			Innel	Privé	
			Bidias	Privé	
			Centre Humanitaire	Privé	
4	Efoulan	Efoulan	Hôpital de District d'Efoulan	Public	95366
			Centre de Santé Catholique de Mvolyé	Privé Confessionnel	
			Centre de Santé Psychiatrique	Privé Confessionnel	
		Nsimeyong	Cabinet de Soins Innocents	Privé	
			Centre de Santé Trinité	Privé	
			Centre de Santé Samaritaine	Privé	
			Centre de Santé Réconfort	Privé	
			Centre de Santé de Sécurité Sociale	Privé	
			Centre de Santé de RENA		
		Ahala	CMA Ahala	Privé	
			Solidarité Africaine	Privé	
			Fondation Médicale Etoundi Edzoa	Privé	
			Réseau Santé Ethique	Privé	
			Hôpital AD LUCEM	Privé Confessionnel	
		Ngoa Ekelle	Hôpital Militaire	Public	
			NGC	Privé	
			Centre de Recherches-en Aliment et	Public	

			Nutrition		
			Centre Médico-Universitaire	Public	
		Afaonyoa	CMA Afanoyoa	Public	
		Obili	Fondation Médicale Eugène Jamot	Privé	
			Centre de Santé Spéradio Maternity	Privé	
			Centre de santé Promotion Sociale	Privé	
			Centre de Santé SAREF	Privé	
			Centre de Santé Santa Cruz	Privé	
			Centre de Santé Dorothée Marie	Privé	
			Centre de santé Bon Secours	Privé	
5	Nkolndongo	Nkolndongo	Hôpital de District Nkoldongo		286961
			CSI Catho, Mgr. Jean Zoa		
			CSI Catholique St Kisito		
			CSI St Marc		
			Cabinet médical du Bon Secours		
			Cabinet médical Mbarga		
			CM Tobie		
			Cabinet médical de Brasseries du Cameroun		
		Ekounou	Infirmerie CFTA		
			CSI Nicolas Barre		
			CSI Luigi Variara		
			CSI Baptiste d'Ekounou		

			Cabinet médicale Medicare		
			CSI LADADC		
			Cabinet médical d'Ekounou		
		Kondengui	CSI St Thésèse		
			CSI Mont Carmel		
		Minboman	CSI Minboman		
			CAMNAFAW		
			Cabinet médical FEICOM		
			CSI Catholique Minboman		
			CSI Catholique Nkolodou		
			CSI Santé Pour tous		
			CSI SADEC		
			CSI Source Sociale		
		Nkomo			
		Odza			
6	Soa	Soa	HD SOA	Public	27797
			CSU -SOA	Public	
			Clinique ZOS	Privé	
		Ngali II	CSI Ngali II	Public	
			CSI Koulou	Public	
		Ebang	CSI Ebang	Public	
		Ntouessong	CSI Ntouessong	Public	
		Ting Melen	CSI Ting-Melen	Public	

Source *: MSP (2008), Annuaire statistique du Ministère de la Santé Publique du Cameroun*

Annexe 3 : classement des structures de santé confessionnelles par ordre d'ancienneté au Cameroun

- La Fondation Ad Lucem (FALC)

La Fondation AD LUCEM au Cameroun (FALC) a été créée en 1936, à Lille en France, par le Dr Louis Paul Aujoulat. A ce jour, elle compte, au Cameroun, 13 hôpitaux, 23 centres de santé et une centrale d'approvisionnement en médicaments et consommables médicaux qui alimente 3 antennes régionales. Elle a été reconnue d'utilité publique en 1988 par décret n°88/1129 du 30 août 1988 du Chef de l'Etat. Elle est administrée par un conseil d'administration de 12 membres dont 6 de la société civile, 2 représentants du personnel, un représentant des partenaires extérieurs, un représentant de la CENC (La Conférence Episcopale Nationale du Cameroun), un représentant du MSP et un représentant du Ministère des Finances. La direction générale coordonne la gestion et le contrôle des établissements hospitaliers et pharmaceutiques. La FALC collabore avec le MSP. Une convention cadre a été signée avec celui-ci, le 12 octobre 2007, délégant à la fondation une mission de service public.

- L'Organisation Catholique Pour La Santé Au Cameroun (OCASC) :

Cette organisation a été créée à la Conférence Episcopale Nationale du Cameroun (CENC) en 1968.

- Le Conseil Supérieur Islamique du Cameroun (CSIC) :

En mars 1984, plusieurs leaders musulmans ont décidé de créer le CSIC qui ne sera légalisé qu'en juin 1999. A ce jour, il a pour organisations membres toutes les associations musulmanes implantées sur le territoire camerounais[170]. Pour adhérer au CSIC, toute structure postulante doit avoir une autorisation d'exercer de l'Etat Camerounais, doit également accepter les principes de base énoncés du CSIC, adresser une demande officielle d'adhésion au Président du CSIC, accepter de se conformer aux statuts et règlement intérieur du CSIC ainsi qu'au respect des conventions, doctrines et formes administratives des autres membres.

La présence du CSIC est visible à travers la participation régulière à la concertation des partenaires du Secteur de la santé avec la Représentation de L'OMS et à la réunion de coordination des partenaires avec le MSP. La lutte contre le VIH/SIDA, la lèpre, la tuberculose et le paludisme est au centre d'un vaste projet élaboré par le CSIC. Ce dernier assiste également les orphelins et enfants vulnérables, grâce au soutien de la Conférence

---

[170] *1- Association de la Vocation Islamique du Cameroun (ASSOVIC)*
2- Association Culturelle Islamique Moujtahidine (ACIM)
3- Union Islamique du Cameroun (UIC)
4- Ligue Musulmane pour le Dialogue la Paix et la Solidarité (LMDPS)
5- Ligue des Diplômes des Universités Arabes et Islamiques du Cameroun (LDUAIC)
6- Mission Moujtaba (MIM)
7- OPEFAMUC
8- Organisation de la Femme pour l'Islam sans Frontières (OFIF)
9- Cameroon Muslim Women Association (CAMUWA)
10- Association des Femmes Musulmanes du Diamaré (AFEMDI)
11 – SESOQAR (Maroua)
12- Dynamique Islamique Justice Paix et Sauvegarde de la Création (DIJPSC)
13- Muslim Student Association Bamenda (MUSAB)

Mondiale des Religions pour la Paix (en anglais WCRP) dans le cadre du projet HACI (Hope for African Children Initiative) et de quelques opérateurs économiques nationaux.

- **Le Conseil des Eglises Protestantes du Cameroun (CEPCA)** : Créé en 1941, la Fédération des Eglises Protestantes du Cameroun (FEMEC) aujourd'hui appelée CEPCA, a pour but la défense des intérêts des missions protestantes d'origine anglo-saxonne devant une administration essentiellement francophone.

La FEMEC, appelée CEPCA, compte aujourd'hui 11 Eglises qui regroupent 5 millions de fidèles[171]. Pour son fonctionnement, le CEPCA a créé plusieurs départements dont 2 travaillant étroitement avec l'Etat camerounais (santé et éducation). Chaque département est dirigé par un secrétaire exécutif. Dans le cadre du Contrat de Désendettement et de Développement (C2D-Santé), le Ministère de la Santé finance certaines activités des structures de santé confessionnelles.

---

[171]- *Eglise Anglicane (EA),*
- *Cameroon Baptist Convention (CBC),*
- *Eglise Evangélique du Cameroun (EEC),*
- *Eglise Evangélique Luthérienne du Cameroun (EELC),*
- *Eglise Fraternelle Luthérienne du Cameroun (EFLC),*
- *Eglise Presbytérienne Camerounaise (EPC),*
- *Eglise protestante Africaine (EPA),*
- *Native Baptist Church (NBC),*
- *Presbyterian Church in Cameroon (PCC),*
- *Union des Eglises Baptistes du Cameroun (UEBC),*
- *Union des Eglises Evangéliques du Cameroun (UECC)*

Annexe 4 : questionnaire relatif à l'offre de soins dans les MUSI

Mr/Mme nous vous remercions d'avoir accepté répondre à ce questionnaire portant sur **« Les Micro-Unités de santé au Cameroun ».** La qualité de vos réponses nous permettra sans doute d'améliorer ce travail de recherche.
Les données ainsi collectées ne seront qu'à usage académique et ne pourront pas être utilisées à d'autres fins conformément à la loi N°91/023 du 16 décembre 1991 sur les recensements et enquêtes statistiques au Cameroun qui stipule en son article 5 que « les renseignements individuels d'ordre économique ou

S01	NUMERO DU QUESTIONNAIRE_______________	|__|__|__|
S02	NOM DE LA STRUCTURE_______________	|__|__|__|__|__|__|
S03	DATE DE CREATION _______________	|__|__|__|__|
S04	NOM DU PROMOTEUR_______________	|__|__|__|__|__|__|
S05	POURQUOI AVEZ-VOUS CREE CETTE STRUCTURE DE SOINS ?_______________	|__|
S05	NIVEAU D'INSCTRUCTION DU PROMOTEUR *1. Sans niveau 2. Primaire 3. Secondaire 4. Supérieur*	
S06	LE PROMOTEUR A-T-IL FAIT UNE FORMATION DANS LE DOMAINE DE LA SANTE ? *1. Oui 2.Non* ***(Sinon aller à S07)***	|__|
S07	SI OUI PRECISEZ LA FORMATION LA PLUS ELEVEE _______________	|__|
S08	LE PROMOTEUR DE CETTE STRUCTURE A-T-IL UNE AUTRE ACTIVITE ? *1. Oui 2. Non* ***(Sinon aller à S09)***	|__|
S09	SI OUI DANS QUEL TYPE DE STRUCTURE ? *1. Structure de santé publique* *2. Structure de santé privée formelle* *3. Structure de santé privée informelle* 4. *Autre à préciser*_______________	|__|
S10	STATUT DE LA STRUCTURE *1. Publique 2. ONG/GIC 3. Privée formelle* *4. Micro- unité de santé privée informelle*	|__|
S11	COMBIEN DE MALADES RECEVEZ-VOUS DANS VOTRE STRUCTURE PAR SEMAINE ?_______________	|__|__|
S12	A COMBIEN ESTIMEZ-VOUS LE COUT MOYEN DE TRAITEMENT DANS VOTRE STRUCTURE ?_______________	|__|__|__|__||__| **Milliers de FCFA**
S13	VOTRE STRUCTURE REÇOIT-ELLE DE L'AIDE PUBLIQUE OU DES ORGANISMES INTERNATIONAUX EN MATIERE DE TRAITEMENT? *1. Oui 2. Non* ***(Sinon aller à S14)***	|__|
S14	SI OUI PRECISEZ_______________ _______________ _______________	|__
__
__	

S15	VOTRE STRUCTURE OFFRE T-ELLE DE L'AIDE AUX MALADES ? *1. Oui* *2. Non* ***(Sinon aller à S16)***	|__|
S16	SI OUI PRECISEZ____________________________________ ____________________________________ ____________________________________	|__| |__| |__|
S17	QUELLES SONT VOS SUGGESTIONS EN CE QUI CONCERNE L'ACCES AUX SOINS DE SANTE DANS LES MICRO-UNITES DE SANTE (PETITS CABINETS MEDICAUX PRIVES) ? ____________________________________ ____________________________________ ____________________________________	|__| |__| |__|
S18	QUEL EST LE NOMBRE DE TYPES DE MEDICAMENTS GENERIQUES DISPONIBLES DURANT LES TROIS DERNIERS MOIS SANS RUPTURE DE STOCKS DE PLUS DE 10 JOURS ?__________	|__|
S19	QUEL EST L'EFFECTIF DU PERSONNEL MEDICAL SUIVANT : ***1. Médecins_____*** ***2. Infirmiers______*** ***3. Sages- femmes_________*** ***4. Aides- soignants___________***	|__| |__| |__| |__|
S20	QUEL EST LE NOMBRE DE PRESTATIONS MEDICALES ET CHIRURGICALES OFFERTES PAR LE CENTRE AUX MALADES ? *1. Prestations médicales___________* 2. *Prestations chirurgicales_____________*	|__|__| |__|__|
S21	QUEL EST LE NOMBRE DE TYPES D'EXAMENS MEDICAUX PRATIQUES ?______________________________	|__|__|

Annexe 5 : grille d'entretien sur l'offre de soins dans les MUSI

Etape préalable aux entretiens : description des quartiers et des MUSI

1) **Quartiers :**

- Environnement
- Habitat
- Type de population (en moyenne jeune, vieille, pauvre, instruite, cultivée, etc.)
- Les différentes activités dans le quartier

2) **MUSI :**

- Description externe (les murs, les portes, les fenêtres, l'entrée,…)
- Description interne (la luminosité, les infrastructures, les murs, le sol, le nombre de pièces, comment sont organisées les pièces, les rapports hiérarchiques, le respect de la déontologie médicale : « est ce que tout le monde est en blouse ? » …)

Entretiens avec les promoteurs d'unités de santé

E01 Date de l'entretien : ________________ |__|__| |__|__| |_1_|_1_

0E02 Nom de l'intervieweur : ________________ |__|__|

S0E03 Heure du début de l'entretien : ________________ |__||__|__|__|

S0E04 Heure de fin de l'entretien: ________________ |__||__|__|__|

SECTION 0 : EQUIPE D'ENTRETIEN ET SAISIE

SECTION 1: IDENTIFICATION ET LOCALISATION DE LA MUSI

S1E01 Nom de l'arrondissement: ________________ |__|__|

S1E02 Nom du quartier: ________________ |__|__|__|

SECTION 3 : HISTORIQUE DE LA CREATION DES MUSI

S3E01	Qu'est-ce qui vous a poussé à créer votre structure de santé ?
S3E02	Comment avez-vous procédé pour arriver à créer cette structure (fonds propres ou emprunts), en d'autres termes, comment s'est montée la structure jusqu'à l'achat du premier matériel ?
S3E03	Avez-vous rencontré des difficultés particulières pour créer ces centres de santé ? Si oui de quelles natures ?

SECTION 4: ORGANISATION DES MUSI

S4E01	Combien de malades recevez-vous en moyenne ?
S4E02	A combien estimez-vous le coût moyen du traitement dans votre structure ?
S4E03	Bénéficiez-vous d'une aide dans le cadre de cette activité ? Si oui, de quelle nature ?
S4E04	Offrez-vous de l'aide aux malades ? Si oui, de quel(s) type(s) ?
S4E05	A votre avis qu'est ce qui explique le recours des populations vers votre structure ?
S4E06	Quel est l'effectif et quel est le type de personnel médical que l'on trouve dans votre structure ? Pensez-vous qu'il arrive à bien répondre aux attentes des malades ?
S4E07	Comment avez-vous constitué ce personnel (réseaux de cooptation familial ou amical) ?
S4E08	A qui, un malade, peut-il s'adresser de manière pertinente dès son entrée dans votre centre ?
S4E09	Que faites-vous quand vous n'arrivez pas à soigner un malade ?
S4E10	Quel est le nombre et le type de prestations médicales et chirurgicales offertes par votre structure ?
S4E11	Comment achetez-vous le matériel, qui décide de ce qu'il faut acheter ?
S4E12	Quel est le nombre et quel est le type d'examens médicaux pratiqués dans votre structure ?
S4E13	Comment prescrivez-vous les médicaments aux malades ?
S4E14	Avez-vous des suggestions relatives à votre activité, à faire au gouvernement et à la communauté internationale ?

Annexe 6 : questionnaire relatif aux déterminants de la demande de soins dans les micro-unités de santé informelles au Cameroun

SECTION 00 : IDENTIFICATION DU QUESTIONNAIRE

S01	NUMERO DU QUESTIONNAIRE	|_|_|_|_|
S02	NOM DE L'ENQUETEUR	|_|_|_|_|_|_|_|_|_|_|

SECTION 1 : CARACTERISTIQUES SOCIODEMOGRAPHIQUES DU CHEF DE MENAGE

(Encercler le code correspondant puis reportez-le dans le bac prévu à cet effet)

S11	NOM DU CHEF DE MENAGE	|_|_|_|_|_|_|_|_|_|_|
S12	QUEL EST LE SEXE DU CHEF DE MENAGE ? *1. Masculin 2. Féminin*	|_|
S13	QUEL EST L'AGE DU CHEF DE MENAGE ? 1. *Moins de 15 ans 2. Entre 15 et 25 ans 3.Entre 25 et 45 ans 4. Entre 45 et 60 ans 5. Plus de 60 ans*	|_|
S14	QUELLE EST LA RELIGION DU CHEF DE MENAGE ? *1. Catholique 2. Protestante 3. Musulmane 4. Autres (à préciser) ………………………………*	|_|
S15	QUEL EST LE NIVEAU D'INSTRUCTION DU CHEF DE MENAGE ? *1. Sans niveau 2. Primaire 3. Secondaire 4. Supérieur*	|_|
S16	QUELLE EST LA CATEGORIE SOCIOPROFESSIONNELLE DU CHEF DE MENAGE ? *1. Cadre supérieur 2. Cadre moyen 3. Travailleur indépendant 4. Employé qualifié 5. Employé semi qualifié ouvrier 6. Elève/Etudiant/Retraité*	|_|
S17	QUELLE EST LA SITUATION MATRIMONIALE DU CHEF DE MENAGE ? *1. Célibataire 2. Marié(e) 3. Veuf/Veuve 4. Divorcé(e)*	|_|
S18	QUEL EST LE NOMBRE DE PERSONNES A LA CHARGE DU CHEF DE MENAGE ?	|_|_|

SECTION 2 : ACTIVITE ET REVENU DU CHEF DE MENAGE

S21	QUEL EST LE SECTEUR D'ACTIVITE DU CHEF DE MENAGE ? *1. Fonction publique 2. Parapublic 3. Privé formel 4. Privé informel 5. Autres (à préciser)* ____________	|_|
S22	DANS QUELLE FOURCHETTE SE SITUE LE REVENU MENSUEL DU CHEF DE MENAGE ? *1. Moins de 23 500 FCFA* *2. De 23 500 FCFA à moins de 50 000 FCFA* *3. De 50 000 FCFA à moins de 100 000 FCFA*	|_|

	4. De 100 000 FCFA à moins de 150 000 FCFA *5. De 150 000 FCFA à moins de 200 000 FCFA* *6. De 200 000 FCFA à moins de 300 000 FCFA* *7. 300 000 FCFA et plus*	

SECTION 3 : SITUATION SANITAIRE DU MENAGE

S31	QUELQU'UN DE VOTRE MENAGE A-T-IL ETE MALADE AU COURS DE CES DEUX DERNIERES SEMAINES ? *1. Oui 2. Non*	|_ _|
S32	QUAND QUELQU'UN DE VOTRE MENAGE A-T-IL EU SA DERNIERE CONSULTATION ? *1. Moins de 2 semaines* *2. De 2 semaines à moins d'1 mois* *3. De 1 mois à moins de 6 mois* *4. Plus de 6 mois*	|_ _|
S33	PAR QUI A-T-IL ETE CONSULTE CETTE DERNIERE FOIS ? *1. Pharmacien 2. Médecin 3. Autres Personnels de santé 4. Tradipraticien 5. Vendeur informel de médicaments 6. Autres (à préciser)* ____________	|_ _|
S34	DANS QUELLE STRUCTURE A-T-IL ETE CONSULTE ? *1. Hôpital 2. Centre de santé 3. Pharmacie 4. Clinique 5. Chez le Tradipraticien 6. Micro-unités de santé (petites structures privées informelles de santé) 7. Autres (à préciser)* ________________	|_ _|
S35	OU A-T- IL L'HABITUDE DE SE FAIRE SOIGNER ? *1. Hôpital 2. Pharmacie 3. Clinique 4. Chez le Tradipraticien* *5. Micro- unités de santé (petites structures privées informelles de santé)* *6. Chez les vendeurs ambulants de médicaments 8. Autres (à préciser)* ______________	|_ _|
S36	QUEL EST LE PRINCIPAL MOTIF DE CE CHOIX ? *1. Prix acceptable 2. Proximité 3. Décision familiale 4. Qualité des soins* *5. Croyance/coutume 6. Relation 7. Maladie légère/connue* *8. Autres (à préciser)* __________________	|_ _|
S37	QUELLE SOMME AVEZ-VOUS DEPENSEE LORS DE CETTE DERNIERE CONSULTATION ? *1. Moins de 5 000 FCFA 2. De 5 000 à 10 000 FCFA* *3. De 10 000 à 20 000 FCFA 4. De 20 000FCFA à 30 000FCFA* *5. Plus de 30 000FCFA*	|_ _|
S38	QUEL TEMPS D'ATTENTE (EN MINUTES) AVEZ-VOUS SUPPORTE AVANT D'ETRE REÇU PAR LE PROFESSIONNEL DE SANTE ? *1. Moins de 30 minutes 2.Plus de 30 minutes*	|_ _|
S39	AVEZ-VOUS ETE SATISFAIT PAR LE TRAITEMENT QUI VOUS A ETE ADMINISTRE ? *1. Oui 2.Non*	|_ _|
S39 B	SUGGESTIONS POUR AMELIORER L'EFFICACITE DES UNITES DE SANTE INFORMELLES A YAOUNDE______________________________ ____________________	|_ _| |_ _|

Annexe 7 : grille d'entretien sur la demande de soins dans les MUSI

S5E01	Pour quelle(s) raison(s) avez-vous choisi de recourir à une structure de santé informelle, est-ce dû aux prix des soins, à la proximité ou à la qualité des soins offerts dans ces structures ou toute autre chose ?
S5E02	Avez-vous l'habitude de vous y rendre ?
S5E03	Comment avez-vous procédé pour vous y rendre (partant de votre domicile) ?
S5E04	Comment avez-vous été accueilli dans cette structure ?
S5E05	Après diagnostic, quelle était la nature de votre maladie ?
S5E06	Avez-vous été satisfait par la consultation et le traitement qui vous a été proposé dans cette formation de santé ?
S5E07	Avez-vous croisé d'autres malades ?
S5E08	Pensez-vous que les micro-unités de santé informelles ont un rôle à jouer dans le système de santé Camerounais ?
S5E09	Quelles sont les suggestions, relatives à l'activité de ces formations de santé informelles, que vous pouvez apporter aux promoteurs de ces structures, à l'Etat et à la communauté internationale?

Annexe 8 : définition du besoin, de la demande et de l'offre de santé

En santé publique, selon l'approche macroéconomique, **le « besoin de santé » peut être défini comme un écart entre l'état de santé existant et observé (l'état de santé constaté) d'une part, et l'état de santé désiré (état de santé souhaité par la collectivité ou les pouvoirs publics) d'autre part** (Pineault et al, 2007). Le besoin de santé est donc ce qu'il reste à accomplir par rapport aux indicateurs actuels de santé (niveau de mortalité, de morbidité etc.). C'est l'action à mener en matière de politique de santé. Les besoins de santé varient dans le temps, selon le milieu social, les cultures, les sociétés etc. Ils évoluent sans cesse avec l'amélioration de la qualité de vie et le développement du progrès médical. La société se crée également de nouveaux besoins (lutte contre les épidémies). L'économie répond aux besoins de la santé par la production de biens (médicaments) et de services (consultations) proposés par les établissements de soins et les médecins.

Les « besoins de santé » découlent d'un problème de santé, c'est-à-dire d'un état de santé jugé déficient par des individus (des chercheurs ou des scientifiques), des professionnels et des collectivités. Il correspond donc à ce qu'il faut faire pour que la situation jugée problématique (état de santé actuel) en vienne à correspondre à la situation désirée (état de santé ciblé ou défini de façon normative). Dans ce sens, le besoin exprime de façon explicite l'écart par rapport à une norme et il s'inscrit dans une démarche active pour solutionner le problème.

Le problème primordial dans la définition des « besoins de santé » est : le choix de la norme d'état de santé souhaité dans une collectivité ou dans un pays (Cases et Baubeau, 2004), l'état de santé souhaité pouvant être défini de façon absolue ou relative. Dans une approche absolue, on peut s'appuyer sur des travaux scientifiques ou d'experts validés, Mais dans une vision relative, on peut travailler par comparaison avec des zones géographiques comparables ou par comparaison à la moyenne. Comme exemple d'indicateur ou d'indice de besoins de santé on a la mortalité, la morbidité etc.

Selon l'approche individuelle « le besoin de santé » correspond à l'écart entre l'état de santé actuel d'un individu et l'état de santé souhaité par ce dernier. Cet état de santé est ressenti par l'individu (un malade) et diagnostiqué par un professionnel de santé qui présente le « besoin de santé réel » de cet individu. Cette approche s'inscrit dans le cadre restreint de la relation patient-professionnel. Notre analyse des besoins de santé dans le cadre de cette étude est basée sur cette approche individuelle, puisque nous étudions le comportement des agents économiques pris individuellement en matière de choix thérapeutique.

Cependant, la notion de « besoin de santé » diffère de celle de « besoin de soins ». Les besoins de santé couvrent un champ très vaste concernant les comportements des populations, leurs attitudes face aux risques, l'alimentation, les addictions etc. Cela renvoie à la prévention, les « besoins de soins » quant à eux concernent le recours effectif au système de soins et renvoient aux questions d'accès aux soins : accessibilité (géographique et financière), disponibilité et efficacité (recours aux soins appropriés).

La demande de soins est l'action de faire connaître ce qu'on désire. Il s'agit au niveau individuel de soumettre son état de santé à un diagnostic et à une prescription de mode de traitement par un professionnel, mais au niveau collectif d'exprimer les désirs sanitaires des populations. L'offre de santé vise à répondre à cette demande de santé, aux besoins exprimés.

Source : Pineault et al, 2007 ; Cases et Baubeau, 2004

Annexe 9 : les techniques de régulation sanitaires

Les différentes techniques de régulation sanitaire sont :

La régulation par la demande ou la participation financière des malades : Elle est basée sur les lois d marché ou sur l'imposition des malades.

En ce qui concerne la régulation par les lois du marché, le demandeur de soins est libre de choisir les acte médicaux qui l'intéressent. Il est informé des différentes alternatives qui s'offrent à lui. Cette forme de régulation s fonde à la fois sur des raisons économiques et sociales. Selon Majnoni d'Indignano (2001) : « Quand la demande d soins est élastique par rapport au prix et le malade bien informé et rationnel (ce qui est rarement le cas), le ticke modérateur devrait le pousser à ne pas dépasser le niveau de consommation où l'utilité marginale de la dépens dépasse son coût marginal. Enfin, elle limite l'effet du hasard moral ».

L'imposition du malade consiste en des prélèvements pour financer le secteur de la santé. Il s'agit d transférer la charge du financement de la sécurité sociale de l'Etat vers les populations.

La régulation par le financement : Elle se fonde sur les enveloppes globales de dépenses et sur l'Object des Dépenses d'Assurance Maladie (l'ODAM).

En ce qui concerne la régulation par les enveloppes globales, une enveloppe limitée de dépenses (cash limi doit être votée par le parlement et effectivement utilisée dans le secteur de la santé, dans le respect des principe démocratiques. Elle permet au budget affecté à la santé d'être bien utilisé afin de garantir l'équilib macroéconomique et éviter l'augmentation des dépenses. L'ODAM, quant à lui s'appuie sur la régulation d système de santé par l'Etat, en recherchant l'atteinte des objectifs financiers que se fixe le système de l'assuranc maladie.

Le contrôle de l'offre : Il s'appuie sur la planification (au travers du contrôle de l'offre de soins, po établir une adéquation entre cette offre et la demande, en vue de garantir l'égalité d'accès aux soins), sur répartition régionale des dépenses ou sur la répartition de l'enveloppe par spécialité médicale. Il peut également s baser sur le « médecin référent » (l'ajustement par le médecin de famille ou le médecin généraliste qui influenc considérablement la demande de soins) et les filières de soins intégrées, la régulation des médicaments et de dispositifs médicaux, ou encore la maîtrise médicalisée (elle consiste à imposer l'évaluation scientifique économique des techniques dans la pratique médicale courante qui privilégie alors les soins les plus efficaces et/c les moins coûteux).

La concurrence et les quasi-marchés : Elle porte, soit sur la concurrence entre assureurs (ou opérateurs d soins), soit sur la concurrence entre producteurs de soins pour pouvoir obtenir des soins peu coûteux et d bonne qualité

Annexe 10 : entretien n° 1 relatif à l'offre de soins dans les MUSI

Qu'est-ce qui vous a poussé à créer votre structure de santé ?

Le manque d'emploi ; j'ai été formée en 2004/2005, je suis technicienne de laboratoire. J'ai travaillé pendant 4 ans dans un centre de santé où on ne payait pas très bien et ils m'ont mis à la porte après 4 ans. Je me suis battue, partout où j'allais, on me donnait 10 000 FCFA ou 20000 FCFA de rémunération mensuelle. J'ai réfléchi et j'ai investi moi-même dans le domaine de la santé.

Comment avez-vous procédé pour arriver à créer cette structure (grâce à vos fonds propres ou à des emprunts), en d'autres termes, comment s'est montée la structure jusqu'à l'achat du premier matériel ?

J'ai pris des crédits dans des tontines, je suis encore en train de les rembourser, pour le moment, je n'ai pas encore de profits. On a du petit matériel qu'on a acheté à l'ouverture du centre (compresses, injections, alcool, pinces, thermomètres etc.), les examens par exemple, on les fait encore ailleurs.

Avez-vous rencontré des difficultés particulières pour créer ces centres de santé ? Si oui de quelles natures ?

Cela a été difficile de trouver un local, puisque quand quelqu'un construit sa maison et vous décidez de la louer à 20 000 FCFA c'est difficile qu'elle accepte votre proposition. En plus quand on sent que c'est un truc commercial, on monte les enchères, ça a été vraiment difficile.

Combien de malades recevez-vous en moyenne par semaine ?

Cela dépend, 5 à 10 personnes environ, comme on vient d'ouvrir, on reçoit plus la famille et les amis. Ces personnes informent également leurs amis qui viennent aussi chez nous.

Bénéficiez-vous d'une aide dans le cadre de votre activité ? Si oui de quelle nature ?

Non, l'Etat ne nous connait pas, nous sommes sans papiers. On ne bénéficie pas non plus des aides des ONG ou des organismes internationaux.

Offrez-vous de l'aide aux malades ?

Oui, la consultation est déjà gratuite. Nous accordons également des crédits aux malades, c'est pourquoi les gens viennent beaucoup plus chez nous, non seulement on prend soin du malade, mais on le soigne à crédit.

A votre avis, qu'est ce qui explique le recours des populations à votre structure ?

C'est parce qu'on les accueille ici mieux que dans les grands hôpitaux, nos consultations sont parfois gratuites ;

Quel est l'effectif et le type de personnel médical que l'on trouve dans votre structure ?

Nous sommes deux, ma collègue est infirmière brevetée d'Etat, elle s'occupe des soins généraux, elle a eu le même problème que moi, elle a d'abord travaillé dans un centre de santé où elle n'était pas bien payée et elle a également été mise à la porte dans ce centre de santé.

Comment avez-vous constitué ce personnel (réseaux de cooptation familial ou amical) ?

On a travaillé avant dans un même centre de santé, quand on a perdu chacune notre premier travail, on s'est associé.

Que faites-vous quand vous n'arrivez pas à soigner un malade ?

On les réfère à l'hôpital central ou au CHU.

Quel est le nombre et le type de prestations médicales et chirurgicales offertes par votre structure ?

On soigne beaucoup plus le paludisme, les parasitoses intestinales, les diarrhées et la typhoïde. On pratique également la petite chirurgie (les pansements, les sutures et on incise les abcès).

Comment achetez-vous le matériel, qui décide de ce qu'il faut acheter ?

On a renouvelé le matériel ce mois, mais il y a un matériel qu'on a depuis l'ouverture de la structure (comme le spéculum pour le prélèvement, c'est en inox, on le stérilise juste). On décide toutes les deux de ce qu'il faut acheter, puisque nous sommes associées ma collègue et moi.

Comment prescrivez-vous les médicaments aux malades ?

Pour la plupart des cas, on passe par un examen, mais il y a des gens qui n'ont pas d'argent pour les examens, la personne te dit par exemple qu'elle n'a que 1000FCFA, on tient compte de ses plaintes. On lui prescrit déjà un médicament par tâtonnement qui peut l'aider et on lui dit de faire des examens quand il aura l'argent.

***Source** : Auteur*

Annexe 11 : Enquête relative à la demande de soins dans les MUSI

Êtes-vous déjà allé vous faire soigner dans une micro-unité de santé ?

Oui, c'est fondamentalement pour trois raisons :

- *la première raison c'est la proximité*
- *la deuxième raison c'est le prix des soins, ce prix est relativement faible par rapport aux hôpitaux.*
- *La troisième raison est l'immédiateté dans la prise en charge, dès que vous vous y rendez, on vous prend directement en charge.*

Avez-vous l'habitude de vous y rendre ?

J'y vais souvent, j'y suis allé très récemment.

Quand vous êtes allé là-bas la dernière fois, êtes vous allé à pied ?

J'y suis allé à pied, je vous ai dit que l'un des avantages c'est la proximité, c'est par raccourci que je me retrouve là-bas.

Comment avez-vous été accueilli là-bas ?

Merveilleusement bien, avec le sourire, l'attention. Quand quelqu'un est malade, il a besoin que le personnel médical qui le reçoit soit attentionné. La prise en charge est aussi immédiate, quand vous arrivez, vous n'avez pas besoin d'attendre pendant une à deux heures avant d'être servi.

Avez-vous été satisfait par le traitement proposé et la consultation dans cette MUSI ?

*Quand je partais là-bas, je savais précisément déjà ce que j'avais, je m'étais blessé à la tête après un rasage, je saignais. Il était donc question de pouvoir arrêter ce saignement. J'ai été très satisfait par le traitement étant donné qu'ils ont pu arrêter le saignement et j'y repartais pendant quelques jours pour le pansement. Au bout d'une semaine, la blessure était déjà fermée****Avez-vous croisé d'autres malades là-bas ?***

Oui j'ai croisé des malades pour multiples raisons, par exemple, j'ai croisé une dame qui était venu pour ses injections et une autre qui était venue pour des pansements.

Pensez-vous que ces petits centres de santé ont un rôle à jouer dans le système de santé camerounais ?

Ces structures ont fondamentalement un rôle à jouer dans le système de santé camerounais étant donné le nombre de centres de santé publics qu'il y a, et étant donné aussi la qualité des soins dans les centres de santé publics. Il faut le dire, quand vous arrivez dans les hôpitaux publics, on vous envoie vous balader pendant deux heures ou trois heures, voire un jour. Vous êtes parfois obligé de corrompre le personnel sanitaire. Vous pouvez même perdre un malade pour quelque chose qui pourrait se faire rapidement. Pour les MUSI, ils jouent un rôle important parce que les coûts sont faibles, comme presque la moitié de la population camerounaise est pauvre. Déjà, même avec 1500 ou 2000 de consultation qu'on paye à l'hôpital, avec ces mêmes montants, vous vous consultez et vous vous soignez là-bas.

Quelles sont les suggestions que vous pouvez apporter à ces structures et à la communauté internationale ?

L'Etat devrait initier des formations rapides pour les personnes qui exercent dans ces structures. Il devrait également s'efforcer de donner les agréments à ceux qui n'ont pas encore d'autorisation d'exercer plutôt que de les fermer, parce que ça peut provoquer un problème plus grave. L'Etat devrait en partenariat avec les bailleurs de fond doter ces structures de plateau technique ou du matériel spécialisé, mais également de consommables médicaux c'est-à-dire des produits à un prix plus bas que ceux des hôpitaux. En retour l'Etat contrôlerait leur activité, surtout s'assurerait de la bonne gestion des subventions qu'il pourrait apporter à ces centres de santé.

Source : Auteur

Table des matières

Liste des tableaux

Liste des figures

Liste des encadrés

Le Cameroun
aux éditions L'Harmattan

Dernières parutions

LA TRAGÉDIE DU PEUPLE FANG
Essai d'anthropologie sociale africaine
Moane Eya
Après plusieurs décennies de pleurs, d'angoisses et de souffrances, le peuple fang doit sécher ses larmes et travailler avec courage, persévérance et espoir afin de briser le mythe de l'obscurantisme dans lequel il est plongé. L'auteur, chercheur, défenseur et gardien de l'authenticité culturelle fang, caresse un espoir : voir les fils et filles fang chanter et danser à l'unisson au rythme profond d'un peuple reconstitué. Après diagnostic, il prescrit un ensemble de thérapies non exhaustives à la misère qui sévit chez les Fangs aujourd'hui.
(Harmattan Cameroun, 17.50 euros, 160 p.)
ISBN : 978-2-343-12023-2, ISBN EBOOK : 978-2-14-004119-8

TRAJECTOIRES DES FEMMES AU CAMEROUN
Entre complexe du masculin et contestation de l'ordre des apparences
Mbede Raymond - Sous la coordination de Raymond Mbede
Ces contributions reproblématisent les représentations culturelles sur les trajectoires des femmes camerounaises à travers leurs stratégies personnelle, locale, sectorielle ou collective autour de deux notions clés : le complexe du masculin et la contestation de l'ordre des apparences. Quels que soient les points de vue abordés, il se dégage de l'ensemble des changements notables en ce qui concerne les trajectoires des femmes au Cameroun. Ces trajectoires combinent à la fois assignation, engagement, innovation et authenticité.
(Coll. Emergences africaines, 26.50 euros, 266 p.)
ISBN : 978-2-343-11713-3, ISBN EBOOK : 978-2-14-004337-6

LE CAMEROUN ET LA GRANDE GUERRE (1914-1916)
Cameroon and the Great War (1914-1916)
Commission camerounaise d'histoire militaire
Préface de Joseph Beti Assomo
Le déclenchement rapide des hostilités, au-delà des causes immédiates connues de la guerre, pourrait faire penser que le Cameroun était l'un des enjeux majeurs de la Grande Guerre hors des frontières européennes. Il est donc indiqué que ce pays, qui porte à jamais les marques indélébiles de cette guerre en Afrique, ne reste pas historiquement passif au moment où les débats à travers le monde sur son histoire ont lieu à l'occasion de la célébration du centenaire de cet évènement.
(Harmattan Cameroun, 42.00 euros, 450 p.)
ISBN : 978-2-343-11769-0, ISBN EBOOK : 978-2-14-004068-9

PROBLÉMATIQUES AUTOUR DE L'ÉMERGENCE NUMÉRIQUE DU CAMEROUN À L'HORIZON 2025
Mouté Guillaume Paul
Le Cameroun a fixé l'horizon 2035 comme date butoir pour son émergence globale. Après coup, il a donné à penser que le développement de son économie numérique était érigé en priorité de

premier ordre, sans toutefois avoir élaboré sa politique qui indiquerait la vision censée baliser les étapes de sa mise en œuvre, les objectifs à atteindre ainsi que les diverses sources de financement.
(Coll. Études africaines, 22.50 euros, 224 p.)
ISBN : 978-2-343-10868-1, ISBN EBOOK : 978-2-14-003938-6

DROIT DU CONTENTIEUX FISCAL CAMEROUNAIS
(nouvelle édition)
Ateck A Djam Félix
Le principal mérite de cette nouvelle édition, dont la première datant de 2009 reste une référence dans la littérature fiscale camerounaise, est de prendre en compte toutes les évolutions portant sur les modifications des textes relatifs aux procédures fiscales contentieuses et sur la mise en place effective des tribunaux administratifs. L'autre mérite est d'apporter des clarifications utiles sur les procédures d'assiette et de contrôle des impôts, dont le non-respect est la principale cause des contestations des impositions.
(Coll. Finances publiques, 35.00 euros, 426 p.)
ISBN : 978-2-343-11322-7, ISBN EBOOK : 978-2-14-004061-0

LES GRANDES DÉCISIONS ANNOTÉES DE LA JURIDICTION ADMINISTRATIVE DU CAMEROUN (1re édition 2017)
Keutcha Tchapnga Célestin - Préface de Léopold Donfack Sokeng
La juridiction administrative du Cameroun a connu ces 20 dernières années des «éclats de lumière» aux niveaux structurel, procédural puis de la protection des droits et des libertés fondamentaux, même s'il reste un ensemble «d'ombres». Le foisonnement des solutions qu'elle a eu à apporter aux nombreuses demandes a rendu indispensable la réalisation de ce recueil, clair et précis, extrêmement riche sur les plans théorique puis pratique et qui revisite plusieurs concepts fondamentaux du droit public national.
(Harmattan Cameroun, 55.00 euros, 734 p.)
ISBN : 978-2-343-12227-4, ISBN EBOOK : 978-2-14-003982-9

KARL RAIMUND POPPER (Volume 2)
Une épistémologie sans visage et sans rivage
Analyses perspectivistes
Cahiers épistémo-logiques 5, 17Nguimbi Marcel
Ce deuxième volume se concentre sur un ensemble d'analyses perspectivistes autour de cette épistémologie sans visage et sans rivage de K.R. Popper : on scrute, sur la base de l'existant, ce qui peut permettre de comprendre le «non-dit» de Popper, cette ouverture indéfinie de la méthodologie à la métaphysique.
(33.00 euros, 324 p.)
ISBN : 978-2-343-12122-2, ISBN EBOOK : 978-2-14-003879-2

WATER AS A WEAPON OF INTERNATIONAL CONFRONTATIONS
Ajeagah Gideon Aghaindum
«More than over land or oil, it is over water that the bitterest conlicts of the near future may be fought.» The thoughts on the unconditionality of water for future life survival are carefully exploited in this book, that gives a clear picture on national and international water battles, with clear examples and sustainable strategies in order to overcome this human upheaval.
(Harmattan Cameroun, 22.50 euros, 220 p.)
ISBN : 978-2-343-12209-0, ISBN EBOOK : 978-2-14-003961-4

LA GOUVERNANCE CLIMATIQUE AU CAMEROUN
Sociologie d'une action publique internationale en contexte africain
Kede Eugène Yves - Préface de Nadine Machikou
La multiplication des événements climatiques extrêmes (sécheresses, inondations) du fait de la hausse de la température mondiale a conduit les États de la planète à mettre la question du changement climatique sur leur agenda politique. Le Cameroun ne fait pas exception. Traiter de la gouvernance climatique au Cameroun conduit nécessairement à analyser comment se construit

l'action publique de lutte contre le changement climatique au Cameroun. Elle apparaît comme une configuration d'action publique multiniveaux.
(Coll. Études africaines, 22.50 euros, 222 p.)
ISBN : 978-2-343-10414-0, ISBN EBOOK : 978-2-14-003630-9

ECO-AUTOPSY OF THE LAKE NYOS DISASTER IN CAMEROON
30 years after calamity
Ajeagah Gideon Aghaindum
The Nyos disaster is a terriic and unprecedented environmental tragedy that took in 1986.This is a synopsis of highly specialized scientific research, information in newspapers, documents and articles in specialized media, information from the radio, the television or oral literature from concerned scientists, anthropologists, sociologists or victims that are directly linked to this geo-hazards that killed thousands in Nyos.
(Harmattan Cameroun, 16.50 euros, 148 p.)
ISBN : 978-2-343-12224-3, ISBN EBOOK : 978-2-14-003971-3

LA CRISE DES RESSOURCES HUMAINES ET L'ÉCHEC DES POLITIQUES PUBLIQUES AU CAMEROUN
Vers la construction d'une administration moderne
Nga Efouba Sosthène
Cet ouvrage cherche à comprendre les raisons de l'échec des politiques publiques au Cameroun au regard des efforts déployés par la République en termes de dépenses colossales englouties pour répondre aux besoins de plus en plus nombreux des populations. Il est au cœur de cette réflexion qui place la crise des ressources humaines au centre de cette problématique en cherchant à savoir : quelles sont les origines de cette crise ? Quelles en sont les manifestations et les conséquences ? Et comment la résoudre ?
(Harmattan Cameroun, 29.00 euros, 290 p.)
ISBN : 978-2-343-11458-3, ISBN EBOOK : 978-2-14-003789-4

LES ENFANTS DE LA RUE AU CAMEROUN
Itinérance, histoire et histoires de vie
Nzhie Engono Jean, Nana Njiki Estelle Marline
Dans l'imagerie populaire, les enfants de la rue au Cameroun sont perçus comme les naufragés d'un système social et les victimes désignées d'une société qui les éjecte. Les recherches menées sur le terrain, étayées par les histoires de vie recueillies par les auteurs, montrent bien plus qu'au départ, c'est la rue qui attire en elle-même ces enfants ; elle les enferme ensuite et les retient une fois dedans.
(Harmattan Cameroun, 25.00 euros, 246 p.)
ISBN : 978-2-343-11794-2, ISBN EBOOK : 978-2-14-003772-6

LA RENAISSANCE DE LA CHEFFERIE MILOMBÈ DU NORD MAKOMBÉ DANS LE LITTORAL CAMEROUNAIS
(XIXe s. - 2015) – Une contribution historique à la connaissance des peuples du Cameroun
Signié Christophe - Préface du Pr Hugues Mouckaga
Retracer l'histoire d'une chefferie disparue il y a 40 ans est une véritable gageure pour l'historien. La chefferie de Milombè fait partie des cantons du Nord du Nkam dans la région du littoral camerounais et appartient à l'aire socioculturelle sawa. L'ouvrage analyse la structure politique de la chefferie Milombè, son organisation économique et sociale, sa vie culturelle, ses rapports avec les chefferies attenantes.
(Coll. Émergences africaines, 19.00 euros, 178 p.)
ISBN : 978-2-343-12090-4, ISBN EBOOK : 978-2-14-003708-5

LA GARANTIE DES DROITS FONDAMENTAUX AU CAMEROUN
Jeugue Doungue Martial - Préface du Docteur Mahouve Michel
Les droits fondamentaux, l'État de droit et la démocratie sont à l'ordre du jour. Ils sont partout dans le monde, dans les organisations internationales et dans chacun de nos pays. Au Cameroun,

les droits fondamentaux resteront des «concepts illusoires et décoratifs» tant que les populations ne s'en approprieront pas l'esprit et ne les intègreront pas dans les pratiques quotidiennes. Cet ouvrage est essentiel pour comprendre les enjeux autour de ces droits au Cameroun.
(Coll. Études africaines, 20.50 euros, 202 p.)
ISBN : 978-2-343-11513-9, ISBN EBOOK : 978-2-14-003598-2

PAUL BIYA, AMINATOU AHIDJO ET LE RDPC
Bella Victor-Joseph
L'auteur essaie de montrer ce qui aurait poussé Aminatou Ahidjo, la fille de feu le président Ahidjo, à soutenir Paul Biya. Il attire l'attention sur le destin unique du Cameroun dont l'avenir semblait douteux. Le pays étonne plutôt par ses institutions, l'efficacité de ses forces de défense et de sécurité, ainsi que le patriotisme élevé de son peuple même en discorde. C'est l'histoire présente d'un peuple qui est fier d'être debout.
(Coll. Émergences africaines, 25.50 euros, 238 p.)
ISBN : 978-2-343-10039-5, ISBN EBOOK : 978-2-14-003580-7

LA SOCIOLOGIE CAMEROUNAISE
Un demi-siècle de lente mais dynamique construction
Nga Ndongo Valentin
La construction de la sociologie, dans le Cameroun moderne, remonte aux années 1960, avec l'arrivée des ethnologues, dans le cadre de la Fondation française de l'enseignement supérieur. Balbutiante au départ, cette construction a progressé, en épousant les diverses mutations de la société. Ancrée dans la sociohistoire, cette analyse éclaire le chemin parcouru par cette science, au Cameroun particulièrement.
(Coll. Sociologie africaine, 19.00 euros, 168 p.)
ISBN : 978-2-343-11287-9, ISBN EBOOK : 978-2-14-003561-6

L'ISLAM EN PAYS BAMUM
De Ibrahim Njoya à Ibrahim Nbombo Njoya (1895-2016)
Mane Souley - Préface du Pr. Eugène Désiré Eloundou
Au Cameroun à la fin du XIXe siècle, l'islam fait une percée en direction du Sud, et notamment dans le département du Noun, chez les Bamum. Cet ouvrage permet de saisir le cadre physique et humain, l'introduction et la diffusion de l'islam, la pratique et l'organisation de la religion musulmane. Le vécu de l'islam chez les Bamum se caractérise par une grande tolérance religieuse et une coexistence pacifique avec le christianisme et la religion traditionnelle, ce qui éloigne le spectre de la violence.
(Coll. Émergences africaines, 22.00 euros, 220 p.)
ISBN : 978-2-343-11615-0, ISBN EBOOK : 978-2-14-003442-8

MULTIPARTISME ET DÉMOCRATIE AU CAMEROUN
Les grandes occasions manquées pour l'alternance
Tingueu Sepo Julins Herman
En Afrique subsaharienne, depuis le fameux vent de l'Est de la fin des années 1980 et du début des années 1990, jamais opposition n'aura eu autant d'occasions de renverser un régime qui avait atteint un seuil d'impopularité incroyable. Les dissensions et les ego surdimensionnés des différents leaders de cette opposition ont privé le peuple camerounais d'une alternance au sommet de l'État. Voici retracées ces occasions qui auraient favorisé une alternance au sommet de l'État qui reste la première respiration de la démocratie.
(Harmattan Cameroun, 17.50 euros, 164 p.)
ISBN : 978-2-343-11646-4, ISBN EBOOK : 978-2-14-003465-7

L'HARMATTAN ITALIA
Via Degli Artisti 15; 10124 Torino
harmattan.italia@gmail.com

L'HARMATTAN HONGRIE
Könyvesbolt ; Kossuth L. u. 14-16
1053 Budapest

L'HARMATTAN KINSHASA
185, avenue Nyangwe
Commune de Lingwala
Kinshasa, R.D. Congo
(00243) 998697603 ou (00243) 999229662

L'HARMATTAN CONGO
67, av. E. P. Lumumba
Bât. – Congo Pharmacie (Bib. Nat.)
BP2874 Brazzaville
harmattan.congo@yahoo.fr

L'HARMATTAN GUINÉE
Almamya Rue KA 028, en face
du restaurant Le Cèdre
OKB agency BP 3470 Conakry
(00224) 657 20 85 08 / 664 28 91 96
harmattanguinee@yahoo.fr

L'HARMATTAN MALI
Rue 73, Porte 536, Niamakoro,
Cité Unicef, Bamako
Tél. 00 (223) 20205724 / +(223) 76378082
poudiougopaul@yahoo.fr
pp.harmattan@gmail.com

L'HARMATTAN CAMEROUN
TSINGA/FECAFOOT
BP 11486 Yaoundé
699198028/675441949
harmattancam@yahoo.com

L'HARMATTAN CÔTE D'IVOIRE
Résidence Karl / cité des arts
Abidjan-Cocody 03 BP 1588 Abidjan 03
(00225) 05 77 87 31
etien_nda@yahoo.fr

L'HARMATTAN BURKINA
Penou Achille Some
Ouagadougou
(+226) 70 26 88 27

L'HARMATTAN SÉNÉGAL
10 VDN en face Mermoz, après le pont de Fann
BP 45034 Dakar Fann
33 825 98 58 / 33 860 9858
senharmattan@gmail.com / senlibraire@gmail.com
www.harmattansenegal.com

www.ingramcontent.com/pod-product-compliance
Lightning Source LLC
LaVergne TN
LVHW011136061026
849535LV00003B/501
* 9 7 8 2 3 4 3 1 3 2 9 6 9 *